reinhardt

Heike Walper

Basale Stimulation in der Palliativpflege

3., aktualisierte Auflage

Mit Vorworten von Christel Bienstein und Martina Kern

Mit 44 Abbildungen und 6 Tabellen

Ernst Reinhardt Verlag München

Heike Walper ist Palliativpflegefachkraft, M. Sc. Palliative Care und freiberufliche Referentin für Basale Stimulation und Palliative Care und arbeitet als Pflegedienstleitung in einem Münchener Hospiz.

Bibliografische Information der Deutschen Nationalbibliothek

Die Deutsche Nationalbibliothek verzeichnet diese Publikation in der Deutschen Nationalbibliografie; detaillierte bibliografische Daten sind im Internet über <http://dnb.d-nb.de> abrufbar.

ISBN 978-3-497-03279-2 (Print)
ISBN 978-3-497-61911-5 (PDF- E-Book)
3., aktualisierte Auflage

Printed in EU
Lektorat / Redaktion im Auftrag des Ernst Reinhardt Verlages:
Cornelia Fichtl, München
Covermotiv: © lina kro #15016330 / Fotolia.com
Satz: ew print & medien service gmbh, Würzburg

Ernst Reinhardt Verlag, Kemnatenstr. 46, D-80639 München
Net: www.reinhardt-verlag.de E-Mail: info@reinhardt-verlag.de

Inhalt

Vorwort von Christel Bienstein zur ersten Auflage

Mit diesem Buch liegt eine Veröffentlichung vor, die das Konzept der palliativen Versorgung mit dem Konzept der Basalen Stimulation verbindet. Es gibt Einblick in Unterstützungs- und Begleitungsmöglichkeiten von Sterbenden, nicht nur für beruflich Pflegende, sondern besonders für pflegende Angehörige und ehrenamtlich unterstützende Menschen.

Dabei richtete sich das Konzept der Basalen Stimulation zu Beginn primär an Menschen mit schweren Wahrnehmungsbeeinträchtigungen. Erst nach und nach wurde es gezielt für Menschen genutzt, die sich auf ihr Lebensende zubewegen. Deutlich wurde, dass es für diese Menschen eine Unterstützung in der Bewältigung ihrer letzten Lebensphase darstellen konnte.

Besonders die gezielte Beobachtung und die daraus abgeleiteten Unterstützungsangebote standen und stehen im Vordergrund der Begleitung. Für viele Menschen ist es wichtig, dass sie bewusst, aber möglichst schmerzfrei aus dem Leben scheiden. Dabei steht nicht nur die Reduktion von Schmerzen im Zentrum, sondern auch die Verminderung unangenehmer Symptome, wie Kälteempfinden, Übelkeit oder Parästhesien.

Angehörige sind häufig in der Lage, ohne langes Überlegen, dem sterbenden Angehörigen die Unterstützung zu geben, die im Hier und Jetzt Erleichterung verschafft. Sie wissen viel darüber, was sich dieser Mensch wünscht und versuchen intuitiv, auf seine Bedürfnisse einzugehen. Hierbei kann das Konzept der Basalen Stimulation eine Hilfe darstellen, der wie ein wichtiger Begleiter Halt, Trost und Hoffnung bieten kann.

Besonders, wenn die Möglichkeit des sprachlichen Austausches geringer wird, es den sterbenden Menschen viel Kraft kostet, seine Bedürfnisse mitzuteilen, kann der nonverbale Austausch über eine einfühlsame Berührung, die Linderung von Durst, die Unterstützung der Bewegung und eine wärmende Fuß- oder Rückenmassage die Sprache ersetzen und gleichzeitig deutlich werden lassen, dass der Sterbende nicht allein ist, sondern Menschen ihn begleiten, die nah bei ihm sind.

Es ist für viele sterbende Menschen, wie für ihre Angehörigen eine einschneidende Erfahrung wahrzunehmen, dass das Zusammensein eine Endlichkeit hat, die bevorsteht und Abschied nehmen bedeutet. Das Konzept der Basalen Stimulation kann mithelfen, den letzten gemeinsamen Lebenstagen eine Sprache zu geben, die über unsere verbale Sprache hinausgeht.

Ich wünsche dem Buch eine hohe Verbreitung und bedanke mich bei Heike Walper, die sich auf den Weg gemacht hat, diese schwierige Lebensphase anzusprechen und dafür Hilfs- und Hoffnungsangebote zur Seite zu stellen.

Recklinghausen,
März 2012

Christel Bienstein, Professorin Pflegewissenschaft:
„Therapeutische Grundlagen“
an der Universität Witten/Herdecke

Vorwort von Martina Kern zur dritten Auflage

Wahrnehmung und Berührung gehören zu den Kernkompetenzen in der Palliativpflege, insbesondere in der letzten Lebensphase. Diese können von zahlreichen Symptomen und Veränderungen geprägt sein, die Unsicherheit und Hilflosigkeit auslösen. Besonders herausfordernd wird es, wenn sich der Bewusstseinszustand des Menschen in seiner letzten Lebensphase ändert und die verbale Kommunikation an ihre Grenzen kommt. Wie können wir hilfreich sein, wenn Worte fehlen oder zu versagen scheinen? Können wir auch in dieser Situation Nähe spüren lassen und Sicherheit vermitteln?

Das Konzept der Basalen Stimulation gibt konkrete Antworten. Basal bedeutet grundlegend und voraussetzungslos, Stimulation wiederum Anreiz und Anregung. Gewohnte Muster und selbstverständliche Handlungen werden also in Frage gestellt, indem sie genau und möglichst vorbehaltlos betrachtet werden. So können sich neue Handlungs- und Haltungshorizonte erschließen, die neue, individuelle Zugangswege zum schwerkranken und sterbenden Menschen eröffnen.

Die suchende Haltung ist das Kennzeichen der Basalen Stimulation, ebenso wie in der Palliativpflege. Es geht darum, die Ressourcen eines schwerkranken Menschen wie Goldadern aufzuspüren, sie ins tägliche Tun zu integrieren und damit Resonanzerfahrungen zu ermöglichen. Dies kann gelingen, wenn Pflegehandlungen zugleich zielführend und suchend ausgeführt werden, getragen von Vertrauen und Sicherheit.

Diese Neuauflage trägt dazu in besonderer Weise bei. Die Grundlagen der Basalen Stimulation werden unter Berücksichtigung der unterschiedlichen Wahrnehmungsebenen auf typische Situationen der Palliativpflege übertragen und anhand vieler Beispiele praxisnah erklärt.

Die Beiträge schaffen ein Bewusstsein für die nötige Kompetenz und Kreativität, aber auch die vorhandenen Ressourcen der Pflegefachpersonen im Bereich der Palliativpflege. Sie zeigen auf, dass sehr Vieles möglich ist.

Wahrnehmen, handeln, beobachten, suchen, an die eigene Wirksamkeit glauben und darauf vertrauen, dass Resonanz und Wertschätzung im Anderen erfahrbar werden – das sind gemeinsame Grundannahmen, die wir Menschen zur Letztverlässlichkeit am Lebensende anbieten können.

Ich wünsche dem vorliegenden Buch weitmöglichste Verbreitung, damit viele Menschen von seinen Inhalten profitieren können.

Bonn, Mai 2024 — Martina Kern,
Leiterin des Zentrums für Palliativmedizin

1 Hospizbewegung, Palliative Care und Palliativpflege

Hospiz – eine Bewegung die bewegt: In dem Spielfilm „Halt auf freier Strecke“ von Andreas Dresen, der 2011 in die Kinos kam, wird gezeigt, wie sich eine unheilbare Krankheit auf das Leben einer jungen Familie auswirken kann. Es wird verdeutlicht, wie wichtig es für viele Menschen ist, in ihrer gewohnten Umgebung, gemeinsam mit Familie und Freunden diese letzte Zeit zu er-leben. Ohne die Unterstützung eines *Hospizdienstes* (→ Kap. 1.3.1) ist dies für viele Patienten nicht möglich. Die *Hospizbewegung* will dem Sterben wieder einen Platz in der Gesellschaft geben. *Palliative Care* versucht, den Betroffenen die letzte Lebensphase ohne quälende Symptome und mit einer subjektiv als gut empfundenen Lebensqualität zu ermöglichen.

Einerseits stellt der Arbeitsbereich der Palliativpflege für Pflegende eine große Herausforderung dar, da die Pflege und Begleitung schwerstkranker Menschen über die persönlichen Grenzen gehen kann. Auf der anderen Seite entspricht die Arbeit in einem multiprofessionellen Team einer ganzheitlichen (→ Kap. 1.3.5), auf Selbstbestimmung ausgelegten, würdevollen Begegnung mit Menschen, dem beruflichen Selbstverständnis von Pflegenden und bietet Möglichkeiten, sich fachlich und persönlich weiterzuentwickeln.

1.1 Die Hospizidee – Eine Kultur des Lebens und Sterbens

Der Name „Hospiz“ leitet sich vom lateinischen hospitium – Herberge – ab. Schon im Mittelalter waren Hospize Zufluchtsort für Pilger, Bedürftige, Fremde oder Kranke. Ein Hospiz will eine Herberge für sterbenskranke Menschen sein.

Im Jahr 1842 gründete Madame Jeanne Garnier in Lyon (Frankreich) ein Hospiz für die Pflege Sterbender. 1879 wurde in Dublin „Our Lady‘s Hospice for the Care of the Dying“ von den „Schwestern der Nächstenliebe“ eröffnet. In London entstand 1905 das St. Joseph’s Hospice.

Die moderne Hospizbewegung begann, als Cicely Saunders (1918–2005), eine englische Ärztin, Krankenschwester und Sozialarbeiterin 1967 das St. Christopher’s Hospice in Sydenham bei London gründete. Cicely Saunders wurde 1980 in den Adelsstand erhoben (Dame Commander of the Order of the British Empire). Sie erhielt den Ehrendoktor der Medizin und weitere Ehrungen.

Obwohl die meisten Menschen zu Hause sterben wollen, erfüllt sich dieser Wunsch, laut einer Erhebung im Jahr 2011, nur für 23 % der Menschen. 51,2 % sterben in einem Krankenhaus, 1 % auf einer Palliativstation, 4,6 % im Hospiz und 19 % in einer Pflegeeinrichtung (Dasch et al. 2015, 496). Die

Hospizbewegung will dies durch eine neue Kultur des Sterbens und Lebens ändern. Das Ziel der Hospizidee ist, das Leiden Sterbenskranker zu lindern und ihnen zu ermöglichen, in ihrer vertrauten Umgebung zu bleiben. Der Bereich der *ambulanten Hospizbetreuung* unterstützt diesen Wunsch, solange die Betreuung zu Hause möglich ist. Wenn dies aufgrund einer unzureichenden Versorgungsstruktur oder einer zu komplexen Symptomlast nicht durchführbar ist, besteht die Möglichkeit, die letzte Lebenszeit in einem stationären Hospiz zu wohnen. Hier werden schwerkranke Menschen und deren Zugehörige in der letzten Lebensphase durch ehrenamtliche, speziell ausgebildete Hospizhelfer gemeinsam mit Pflegekräften, Medizinern, Sozialarbeitern und Seelsorgern begleitet.

Das Ehrenamt der Hospizhelfer als Bürgerbewegung bildet bis heute den Kern der Hospizarbeit. Die Ehrenamtlichen bringen durch die alltägliche Unterstützung beim Einkaufen, Kochen, durch Gesellschaft mit Gespräch oder Vorlesen den Alltag in die Hospizarbeit. Gleichzeitig geben sie dadurch dem Sterben wieder einen Platz in der Gesellschaft.

Die Hospizbewegung hat in Deutschland viel bewegt. In der Zeit der 1970er Jahre, in der allgemein große Skepsis und Ablehnung dem Hospizgedanken gegenüber herrschte, erschien 1971 das Buch „Interviews mit Sterbenden“ von Elisabeth Kübler-Ross, der Wegbereiterin in der Sterbebegleitung, in deutscher Sprache. Ebenfalls 1971 sorgte der Jesuitenpater Reinhold Iblacker mit dem Film „Noch 16 Tage“ für ein geteiltes Echo. Der Film wurde im St. Christopher‘s Hospiz in London gedreht und berichtet über die letzten Tage eines Menschen im Hospiz. Es kam zu Missverständnissen und polarisierenden Meinungsbildern, da es zu diesem Zeitpunkt kaum Informationen über die Hospizbewegung gab.

Erst in den 1980er Jahren kam das Tabuthema Tod und Sterben durch die Entstehung von *ambulanten* und *stationären Hospizdiensten* sowie *Palliativstationen* langsam im Bewusstsein der Menschen in Deutschland an. Die englische Pionierin Cicely Saunders stellte zu dieser Zeit fest, die Hospizbewegung sei aus dem Gesundheitswesen ausgezogen und habe ihre eigenen Modelle entwickelt. Es gelte nun, die Haltungen, die Kompetenzen sowie die Erfahrungen, die diesen Modellen zugrunde liegen, in die Regelversorgung zu reintegrieren (Saunders/Clark 2005, 242).

Aus den Ideen der Hospizbewegung entwickelte sich Palliative Care als Konzept. Dieses gewann immer mehr an Bedeutung, und die Integration in bestehende Institutionen, wie Pflegeeinrichtungen und ambulante Pflegedienste, führte dazu, dass der Wunsch vieler Menschen nach einem Sterben in der gewohnten Umgebung verwirklicht werden konnte. Damit haben Hospizarbeit und Palliative Care Eingang in die ambulante Pflege, Altenheime, Krankenhäuser, stationären Hospize, Palliativstationen und die Weiterbildung in Pflege und Medizin gefunden.

Die Hospizbewegung hat ihre Wurzeln auch in der stigmatisierten Krankheit AIDS. Da besonders Menschen, die an dieser Erkrankung leiden, einen Ort der Sicherheit vor Diskriminierung brauchen, entstand 1990 das Haus Maria Frieden in Oberharmersbach als erstes „AIDS-Hospiz“ in Deutschland. Es ist nicht nur ein Ort, an dem die Betroffenen fachkundige medizinische und pflegerische Betreuung erhalten, sondern gerade auch ein Platz, an dem sie sich vor Ausgrenzung und Diskriminierung sicher fühlen können. Längst werden in diesem Hospiz mit seiner kompetenten palliativen Behandlung und Versorgung auch andere schwerkranke Menschen betreut. Auch das Hospiz München ist nach einer betreuten Krankenwohnung als Kooperation der Münchener AIDS-Hilfe und dem Christophorus Hospizverein entstanden.

Die Betreuung von AIDS Patienten erfordert ein besonderes Eingehen auf die Lebensumstände der Betroffenen. In diesem Zusammenhang ist der in diesem Buch für Angehörige verwendete Begriff der „Zugehörigen“ zu sehen. In der heutigen Zeit gibt es viele Menschen, die die Kontakte zu ihrer Herkunftsfamilie abgebrochen haben. Die sozialen Netzwerke, die für sie von Bedeutung sind, sind nicht nur von einem Verwandtschaftsgrad abhängig. „Zugehörige“ bezeichnet die Gesamtheit der Menschen, die dem Erkrankten nahe stehen, also Familie, aber auch Freunde. Zugehörige sind die Menschen, die eine bedeutsame "Seelennähe“ verbindet.

1.2 Palliative Care – die Geschichte

Cicely Saunders (→ Kap. 1.1) stellte ein modernes Hospizkonzept vor, bei dem weder der Name noch die Idee der Sterbebegleitung neu waren, sondern die Ergänzung des Konzeptes durch fundiertes medizinisches Fachwissen. Das Ziel war, eine flexible Struktur einzuführen, von dem alle schwerkranken Menschen profitieren konnten, unabhängig davon, ob sie in einem Krankenhaus, Pflegeheim oder zu Hause sterben wollten. Der besondere Fokus auf die Begleitung Sterbender in ihrer gewohnten und gewünschten Umgebung ist bis heute ein Grundsatz der Hospizbewegung (Albrecht et al. 1995, 15–16).

Ihre Kenntnisse der Palliativmedizin hat Saunders in einer Reihe von Prinzipien zusammengefasst, die bis heute Gültigkeit besitzen.

Prinzipien der modernen Palliativmedizin:

- Behandlung des Patienten in der Umgebung seiner Wahl, (ambulant, stationär, zu Hause, Pflegeheim o.a.),
- Beachtung der physischen, psychischen, sozialen und spirituellen Bedürfnisse von Patienten, Angehörigen und Behandlungsteam,
- „High person, low technology“, d.h. das Menschliche tritt in den Vordergrund, das medizinisch, mit viel technischem Aufwand Machbare in den Hintergrund. Ziel der Therapie ist die Verbesserung der Lebensqualität des Patienten.

- Individuelle Behandlung jedes Patienten im multidisziplinären Team rund um die Uhr,
- Offenheit und Wahrhaftigkeit sind Grundlage des Vertrauensverhältnisses zwischen allen Beteiligten,
- Symptomkontrolle (Schmerzen und andere Symptome) durch Spezialisten,
- fachliche Pflege durch speziell geschulte Pflegekräfte,
- Integration von Ehrenamtlichen,
- kontinuierliche Betreuung des Patienten bis zum Tod, bzw. in der Trauerzeit,
- Bejahung des Lebens, Akzeptanz von Sterben und Tod als Teil des Lebens. Der Tod wird weder beschleunigt noch hinausgezögert. Aktive Sterbehilfe wird strikt abgelehnt.

(Saunders 1977, in: Bausewein et al. 2010, 4)

In Deutschland wurde 1983 am Universitätsklinikum Köln die erste Palliativstation mit einem angeschlossenen Hausbetreuungsdienst eingerichtet, 1986 wurde das erste stationäre Hospiz in Aachen eröffnet.

Wenige Jahre später (1992) wurde der Deutsche Hospiz– und Palliativ-Verband e.V. (DHPV) unter dem Namen Bundesarbeitsgemeinschaft Hospiz e.V. als gemeinnütziger Verein gegründet und ist die bundesweite Interessensvertretung der Hospizbewegung sowie der Hospiz- und Palliativeinrichtungen in Deutschland (www.dhpv.de).

Mit der Gründung der Deutschen Gesellschaft für Palliativmedizin (DGP) entstand 1994 die erste medizinische Fachgesellschaft, die ganz im Sinne von Palliative Care auch Angehörige nichtmedizinischer Berufsgruppen zu ihren Mitgliedern zählt. Die DGP denkt und arbeitet interdisziplinär und multiprofessionell: 55 % der DGP-Mitglieder kommen aus der Medizin, fast 31 % aus der Pflege und insgesamt über 14 % aus der Psychologie, der Seelsorge, den Sozial-Berufen, der Physiotherapie, der Pharmazie und vereinzelt auch aus der Rechtswissenschaft und der Medizinpädagogik (Mitgliederzahlen und -verteilung laut Mitgliederversammlung der DGP, September 2015, www.dgpalliativmedizin.de).

Mit dem von Kern, Müller und Aurnhammer entwickelten Basiscurriculum Palliative Care (Kern/Müller/Aurnhammer 2009) erschien 1996 eine Zusammenfassung der Schwerpunkte von Palliative Care.

Das Curriculum ist Grundlage von Weiterbildungen im Bereich Palliative Care, die auf die verschiedenen Berufsgruppen zugeschnitten wurden.

1997 wurde § 39a SGB V als Rechtsgrundlage für die Bezuschussung von Aufenthalten in stationären Hospizeinrichtungen durch die gesetzlichen Krankenkassen implementiert, wobei sich die stationären Hospize zu einer zehnprozentigen Eigenleistung in Form von Spenden und zur Einbindung ehrenamtlicher Hospizhelfer verpflichten. 2007 trat die gesetzliche Grundlage zur Finanzierung der *spezialisierten ambulanten Palliativversorgung* (SAPV) in Kraft. Speziell geschulte *Palliative Care Teams* organisieren die umfassende palliativmedizinische und palliativpflegerische Behandlung sowie die psychosoziale und seelsorgerliche Begleitung Rahmen der SAPV (→ Kap. 1.3.2).

Die deutsche Gesellschaft für Palliativmedizin, der Deutsche Hospiz- und PalliativVerband und die Bundesärztekammer haben 2010 die Charta zur Betreuung schwerstkranker und sterbender Menschen als gemeinsamer Träger verabschiedet. Diese verbindet Handlungsoptionen und eine Selbstverpflichtung für die Zukunft (www.charta-zur-betreuung-sterbender.de).

Die Bundesärztekammer hat 2011 in den Grundsätzen zur ärztlichen Sterbebegleitung die ärztliche Pflichten bei Sterbenden, das Verhalten bei Patienten mit infauster Prognose, die Behandlung bei schwerster zerebraler Schädigung, die Ermittlung des Patientenwillens, die Betreuung von schwerstkranken und sterbenden Kindern und Jugendlichen und die Vorsorgliche Willensbekundungen des Patienten (Patientenverfügung) neu überarbeitet. Damit positioniert sie sich deutlich zur Verpflichtung gegenüber dem Patientenwillen und ebenso deutlich gegen die Mitwirkung von Ärzten bei der Selbsttötung (Deutsches Ärzteblatt 2011, 7). 2015 wird das Hospiz- und Palliativgesetz (HPG) verabschiedet: Eine gesetzliche Verpflichtung für eine flächendeckende Palliativversorgung in Deutschland.

1967	• St. Christophers Hospice London
1971	• Elisabeth Kübler Ross „Interviews mit Sterbenden" • Reinhold Iblacker „Noch 16 Tage"
1983	• Erste Palliativstation mit Hausbetreuungsdienst Universitätsklinikum Köln
1985	• Christophorus Hospiz Verein München
1986	• Erstes stationäres Hospiz in Aachen
1990	• Erstes AIDS-Hospiz, Haus Maria Frieden Oberharmersbach
1992	• Deutscher Hospiz- und PalliativVerband e.V. (DHPV) Bundesarbeitsgemeinschaft Hospiz e. V.
1994	• Deutsche Gesellschaft für Palliativmedizin (DGP)
1996	• Basiscurriculum Palliative Care (Kern, Müller, Auernhammer)
1997	• §39a SGB V Rechtsgrundlage für stationäre Hospizeinrichtungen
2007	• Gesetzliche Regelung der Spezialisierten Ambulanten Palliativen Versorgung (SAPV) im SGB V
2010	• Charta zur Betreuung schwerstkranker und sterbender Menschen
2011	• BÄK Überarbeitung der Grundsätze zur ärztlichen Sterbebegleitung
2015	• Hospiz- und Palliativgesetz

Abb. 1.1: Geschichte Hospizbewegung und Palliative Care

Ebenfalls 2015 tritt das Gesetz zur Strafbarkeit der geschäftsmäßigen Förderung der Selbsttötung in Kraft und unterstützt den Grundsatz der Hospizbewegung, das Leben weder zu verkürzen, noch das Sterben zu beschleunigen.

1.3 Palliative Care – Begriff, Organisationsformen

Palliative Care bezeichnet die multiprofessionelle Begleitung und Betreuung von schwer- und schwerstkranken, sterbenden Menschen mit ihren körperlichen, psychischen, sozialen und spirituellen Fragen, Problemen und Ressourcen durch ein multiprofessionelles Team. Zu einem Palliative Care Team gehören Ärzte, Pflegende, Sozialarbeiter, Psychologen, Seelsorger, Therapeuten und speziell ausgebildete, ehrenamtliche Hospizhelfer.

> „Palliativmedizin ist ein Ansatz zur Verbesserung der Lebensqualität von Patienten und deren Familien, die mit den Problemen konfrontiert sind, die mit einer lebensbedrohlichen Erkrankung einhergehen, durch Vorbeugen und Lindern von Leiden, durch frühzeitiges Erkennen, untadelige Einschätzung und Behandlung von Schmerzen sowie anderen belastenden Beschwerden körperlicher, psychosozialer und spiritueller Art.“ (Definition der Weltgesundheitsorganisation WHO 2002, zit. n. Bausewein et al. 2010, 3)

„Palliativ“ – das Wort kommt aus dem Lateinischen und bedeutet „pallium“ – der Mantel, bzw. „palliare“ – mit dem Mantel bedecken, umhüllen.

„Care“ – (englisch) steht für Sorgfalt, Vorsicht, Obhut, Fürsorge, Betreuung, Pflege, Interesse haben.

Das multiprofessionelle Konzept der palliativen Betreuung steht Menschen sowohl *ambulant*, in der häuslichen Umgebung, als auch stationär in *Hospizen* und *Palliativeinheiten* zur Verfügung.

1.3.1 Allgemeine Ambulante Palliativversorgung oder ambulanter Hospizdienst

Bei einem allgemeinen ambulanten Hospizdienst stehen haupt- und ehrenamtliche Mitarbeiter dem betroffenen Menschen, seinen Zugehörigen, dem Pflegedienst und den behandelnden Ärzten beratend zur Seite. Pflegende Zugehörige können auf Wunsch durch ehrenamtliche Hospizhelfer unterstützt werden, sie erhalten durch Pflegekräfte und Sozialarbeiter Unterstützung bei Verhandlungen mit der Krankenkasse oder dem Sozialamt. Eine spirituelle Begleitung kann ebenfalls vermittelt werden. Palliativfachkräfte beraten oder leiten bei der speziellen Pflege an und erarbeiten Pläne für akute Krisensituationen, um eine ungewollte Krankenhauseinweisung zu verhindern. Diese Hilfestellung ist ergänzend zu bestehenden Versorgungssystemen. Sie ist für die betroffenen Menschen kostenfrei, da sie über Spenden finanziert wird.

Einige ambulante Pflegdienste haben sich auf schwerstkranke Patienten, die sich in ihrer letzten Lebensphase befinden, spezialisiert und führen die Pflege in Kooperation mit einem ambulanten Palliative Care Team durch.

1.3.2 Spezialisierte Ambulante Palliativversorgung

Die spezialisierte ambulante Palliativversorgung (SAPV) ist dann sinnvoll, wenn eine besonders aufwändige Versorgungssituation vorliegt, die nur von speziell ausgebildeten Fachkräften bewältigt werden kann. Die SAPV ist eine ergänzende Leistung zu den weiterhin beteiligten Hausärztinnen und Hausärzten, Pflegediensten und ambulanten Hospizdiensten. Einen Anspruch haben alle krankenversicherten Personen, die an einer nicht heilbaren, fortgeschrittenen Erkrankung mit begrenzter Lebenserwartung und komplexen Symptomen leiden. SAPV wird von Hausärzten verordnet und durch den Medizinischen Dienst (MDK) auf Plausibilität geprüft. Das SAPV-Team, auch Palliative Care Team genannt, ist ein multiprofessionelles Team, welches einen Versorgungsvertrag nach § 37b und § 132d Sozialgesetzbuch V mit den Krankenkassen abgeschlossen hat. Dieses kann beratend, koordinierend oder vollständig versorgend im ambulanten Bereich, sowie in stationären Pflege- und Behinderteneinrichtungen, in Wohngruppen und Wohngemeinschaften tätig werden (Christophorus Hospiz Verein 2011, 40).

Zu einem SAPV-Team gehören Palliativmediziner, Palliativfachkräfte und Sozialarbeiter. Die Leistungen sind ähnlich der eines allgemeinen ambulanten Hospizdienstes, umfassen aber auch spezielle palliativmedizinische und palliativpflegerische Maßnahmen.

1.3.3 Palliativ-Geriatrischer Dienst

Ein *Palliativ-Geriatrischer Dienst* berät Zugehörige, Pflegedienste und Heime bei speziellen Fragestellungen zu medizinischen oder pflegerischen Maßnahmen bei alten Menschen. Patienten, die aufgrund von fortschreitenden degenerativen Erkrankungen wie Demenz oder anderen Bewusstseinsveränderungen nicht mehr entscheidungsfähig sind, bedürfen besonderen Schutzes und eines fachkundigen Umgangs mit ethischen Fragestellungen. Die palliativ geriatrischen Dienste sind auf den Umgang mit den ethischen Fragen des Alters, z.B. Entscheidungsfähigkeit, Konflikte im Umgang mit Patientenverfügungen, Nutzen und Risiken von medizinischen Eingriffen, sowie den besonderen Bedürfnissen alter Menschen spezialisiert. Pflegeheime, Hausärzte sowie Zugehörige nehmen die beratende Unterstützung in Anspruch. Der palliativgeriatrische Dienst berät zu Fragen nach diagnostischen oder therapeutischen Interventionen, Nutzen oder Schaden von Flüssigkeitsgabe in der Sterbephase, er vermittelt Hospizhelfer oder unterstützt den Hausarzt in der Umsetzung einer fundierten Symptomkontrolle.

Ist eine gute Betreuung zuhause ambulant nicht möglich, sind eine *Palliativstation* oder ein *stationäres Hospiz* der Ort, wo Sterbende umfassend betreut werden.

1.3.4 Palliativstationen

Palliativstationen sind an Krankenhäuser angegliederte stationäre Einrichtungen, in denen palliativmedizinisch und pflegerisch gearbeitet wird und eine psychologische, spirituelle und sozialrechtliche Betreuung gewährleistet ist. Das Ziel ist, Menschen mit einer fortgeschrittenen unheilbaren Krankheit Linderung der Krankheitssymptome zu verschaffen. Die Indikation weiterer Diagnostik und mögliche palliative Therapieverfahren werden geprüft und ggf. angeboten. Die verbleibende Lebenszeit soll, mit einer möglichst hohen Lebensqualität, in der vertrauten Umgebung verbracht werden. Die Patienten werden nach Hause entlassen. In der Regel werden sie dort von einem ambulanten Hospizdienst oder durch eine Spezialisierte ambulante Palliativversorgung weiter betreut. Wenn dies nicht möglich ist, kann der betroffene Mensch in einem *stationären Hospiz* aufgenommen werden.

1.3.5 Hospiz

Ein Hospiz versteht sich als Wohnort für Menschen in ihrer letzten Lebensphase. Wohnort heißt, ein Hospiz ist nicht in eine Klinik integriert und auch die Atmosphäre entspricht nicht der eines Krankenhauses. Vielfach wird von einem Sterbehaus gesprochen und von der Begleitung Sterbender. Sterbende Menschen sind jedoch lebende Menschen, und so ist ein Hospiz ein Ort des Lebens und der Lebensgestaltung. So ändert sich auch der Blickwinkel von einer Sterbebegleitung zur Lebensbegleitung. Die Aufnahmekriterien sind von der Krankenkasse festgelegt. Die Finanzierung erfolgt durch die Pflege- und Krankenversicherung, sowie einen durch Spenden getragenen Eigenanteil des Hospizträgers. Das betreuende Team besteht aus Pflegenden, Sozialarbeitern, Seelsorgern, Therapeuten und Hauswirtschaftskräften. Die ärztliche Versorgung erfolgt durch niedergelassene Palliativmediziner oder den eigenen Hausarzt.

Die gesetzliche Grundlage der Hospizversorgung ist in SGB V § 39a „Stationäre und ambulante Hospizleistungen“ festgelegt. Die Rahmenvereinbarung nach § 39a Abs. 1 Satz 4 SGB V regelt Art und Umfang sowie Sicherung der Qualität der stationären Hospizversorgung. Die Heimaufsichtsbehörden kontrollieren und beraten Heime im Sinne des Heimgesetzes (HeimG). Zu diesen gehören auch Hospize.

Student et al. (2004) beschreiben die Wünsche sterbender Menschen als Ich-Botschaften und ordnen diese den vier Dimensionen menschlichen Lebens zu.

Die Wünsche sterbender Menschen:

- Ich möchte nicht alleine sterben" – soziale Dimension.
- „Ich möchte ohne Schmerzen sterben" – physische Dimension.
- „Ich möchte Dinge noch zu Ende bringen dürfen" – psychische Dimension.
- „Ich brauche Menschen, die es aushalten, wenn ich jetzt alles infrage stelle" – spirituelle Dimension.

(Student et al. 2004, 21)

Mit diesen Wünschen umschreibt er den Begriff der *Ganzheitlichkeit* und nennt sterbende Menschen die Lehrmeister der Hospizbewegung. Während am Anfang der Hospizbewegung der Begriff „Hospiz" oftmals für ein konkretes Haus verwendet wurde, bezeichnet er jetzt ein umfassendes Unterstützungskonzept für sterbende Menschen und ihre Zugehörigen. Kennzeichen, die allen Hospizangeboten gemeinsam sind, können zugleich als Qualitätskriterien für Hospize gesehen werden.

Qualitätskriterien für Hospize:

- Der sterbende Mensch und seine Angehörigen stehen im Zentrum des Dienstes, das bedeutet, die Wünsche sterbender Menschen und ihrer Zugehörigen in den 4 Dimensionen menschlicher Existenz (physisch, psychisch, sozial, spirituell) sind die Leitgedanken der Fürsorge, die Behandlung folgt nicht abstrakten Therapiekonzepten.
- Unterstützung erfolgt durch ein interdisziplinäres Team bestehend aus Ärzten, Pflegenden, Sozialarbeitern und Seelsorgern.
- Einbeziehung freiwilliger Begleiterinnen und Begleiter (ehrenamtlicher Hospizhelfer), dadurch wird Sterbebegleitung Teil alltäglicher, mitmenschlicher Begegnung. Sterben wird in den Alltag und in die Gesellschaft integriert.
- Palliative Care – gute Kenntnisse und Fertigkeiten der Symptomkontrolle, Lebensqualität statt Lebensquantität.
- Kontinuität der Fürsorge, z.B. Erreichbarkeit zu jeder Zeit und Begleitung der Angehörigen über den Tod des Patienten hinaus als Trauerbegleitung.

(Student et al. 2004, 27–29 und Student 1999, 23ff.)

Ziel der ambulanten sowie der stationären Palliativeinrichtungen ist es, ein Netzwerk zu bilden und die kranken Menschen in allen genannten Dimensionen so zu versorgen, dass sie, wenn irgend möglich, in ihrer gewohnten Umgebung sterben können. Die Pflegenden als direkte Bezugspersonen stehen meist dem Patienten und seinen Zugehörigen am nächsten und haben die Möglichkeit andere Spezialisten heranzuziehen.

Bei allen pflegerischen und medizinischen Handlungen steht der (geäußerte oder mutmaßliche) Wille des Kranken an erster Stelle. Dieser Wille ist in einer Patientenverfügung festgehalten, oder wird aktuell und direkt bei dem Betroffenen erfragt. Der mutmaßliche Wille wird anhand der persönlichen Äußerung des Patienten, seiner Werte und Lebenseinstellung ermittelt.

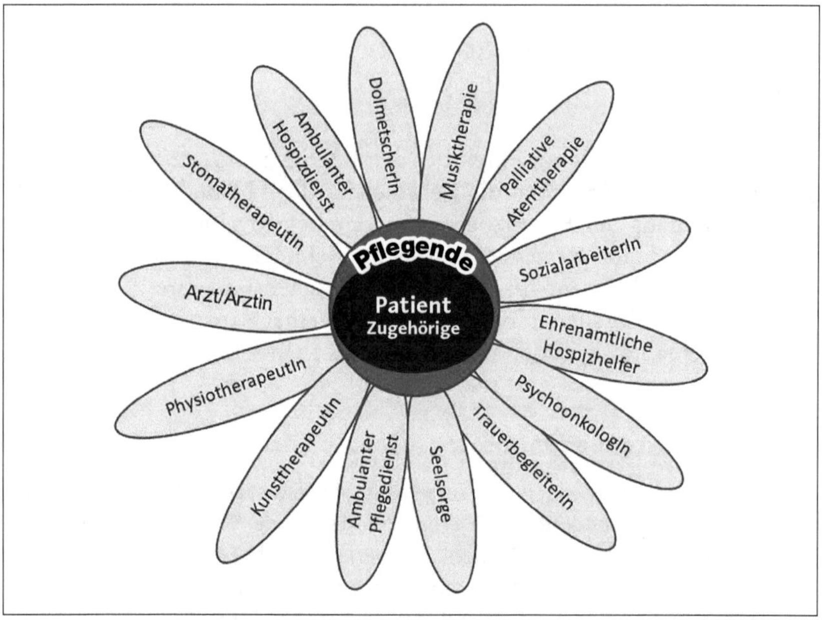

Abb. 1.2: Netzwerk der Versorgung

Das Netzwerk umschließt auch die Zugehörigen. Sie erhalten über den Tod der Patienten hinaus begleitende Beratung, zum Beispiel in Form von Trauerbegleitung. Auf Trauergruppen wird vielfach durch entsprechende Flyer hingewiesen. In der Begleitung der Zugehörigen wird diese Möglichkeit des Austausches mit anderen Trauernden als Unterstützung angeboten. Bei einer regelmäßig stattfindenden Gedenkfeier, zu der alle Zugehörigen eingeladen sind, wird noch einmal auf diese Unterstützungsangebote hingewiesen und entsprechende Kontakte entstehen, oder werden wiederbelebt. Trauergruppen sind eine Form von Selbsthilfegruppen, die von speziell ausgebildeten Trauerbegleitern geleitet werden.

1.4 Palliative Care – verschiedene Professionen – ein Konzept

1.4.1 Palliativmedizin

Einen bedeutenden Teil von Palliative Care stellt die Palliativmedizin dar. Die *Medizin* sieht sich hier im Dienst der ganzheitlichen Betreuung (→ Kap. 1.3.5) des betroffenen Menschen. Dies machen die Leitgedanken der Palliativmedizin deutlich, die Klaschik folgendermaßen zusammengefasst hat:

Leitgedanken der Palliativmedizin:

- Wahrhaftigkeit in der Kommunikation.
- Realistische Hoffnung und Respekt vor der Selbstbestimmung des Patienten.
- Respekt vor der Würde des Menschen im Leben, im Sterben und danach.
- Es ist nicht die Frage „Behandeln oder nicht behandeln?", sondern: „Welche Behandlung ist die angemessene für diesen Patienten?"
- Verzicht auf belastende, unnütze Therapiemaßnahmen.
- Gute Palliativmedizin ist in der Regel antizipativ und seltener eine Form der Krisenintervention.
- Nicht der Schmerz, sondern der Mensch, der Schmerzen hat, muss behandelt werden.
- Der Patient muss bei Fortschreiten der Krankheit Verluste hinnehmen.
- Trotz Verlust der Integrität des Körpers, Erhalten der Integrität der Person.
- Auseinandersetzung mit der zunehmenden Reduktion ehemals voller Lebensmöglichkeiten.
- Nicht das Sterben, sondern die Qualität des verbleibenden Lebens steht im Mittelpunkt.
- Nicht das medizinisch Machbare steht im Vordergrund sondern das ethisch Vertretbare.
- Hilfe zum Leben und Hoffnung für das Sterben.
- Lernen durch Zuhören.
- Niemals: Da ist nichts mehr zu machen, sondern immer: Da ist noch viel das getan werden kann und das getan werden muss.
- Exzellente Symptomkontrolle durch Selbstverpflichtung zur Erlangung der größtmöglichen fachlichen und sozialen Kompetenz.

(Klaschik 2008, 8)

Symptomkontrolle

Da das körperliche Befinden im Sterbeprozess für den Betroffenen so wenig belastend wie möglich sein soll, hat die Symptomkontrolle eine hohe Priorität. Durch diese sollen die zu erwartenden und vorhandenen krankheits- und therapiebedingten Symptome verhindert, behoben, oder auf ein erträgliches Maß reduziert werden. Zu diesen Symptomen gehören:

- Schmerzen,
- respiratorische Symptome (Dyspnoe),
- gastrointestinale Symptome (Übelkeit, Erbrechen, Obstipation, Diarrhö),
- Anorexie, Ernährung und Flüssigkeitssubstitution in der Finalphase,
- neurologische Symptome (Verwirrtheit, Agitation, Delir),
- Folgeerscheinungen einer Hirndruckerhöhung und Bewusstseinsstörungen,
- Schwäche und Fatiquesyndrom.

Die Symptomkontrolle ist eine medizinische Aufgabe, die der multiprofessionellen Zusammenarbeit bedarf. Das setzt bei den Pflegenden spezielles Fachwissen in der pharmakologischen Therapie genauso voraus, wie kommunikative und pflegerische Fähigkeiten. Nur so können die Symptome schwerkranker Menschen in allen Dimensionen (→ Kap. 1.3.5) behandelt werden. Spezialwissen der medikamentösen Therapie bedeutet unter anderem, dass Medikamente als sogenannte Off-Label-Uses zum Einsatz kommen (Beispiel: Opiate werden zur Linderung von Atemnot verwendet, sind aber als potente Analgetika zugelassen). Darüber hinaus sind viele Medikamente für eine bestimmte Applikationsart zugelassen, werden aber in der Palliativmedizin gemäß der Empfehlung von Fachgesellschaften auf einem anderen Zugangsweg verabreicht (Beispiel: Medikamente für intravenöse Gabe werden vielfach als subkutane Injektion angewendet).

Wie in jedem anderen medizinischen Spezialgebiet gibt es Fachärzte für Palliativmedizin. Außerdem haben sich einige Pharmakologen auf die besonderen Bedürfnisse in der Palliativmedizin spezialisiert.

1.4.2 Spiritual Care

Die spirituelle Begleitung ist wichtiger Bestandteil von Palliative Care und versteht sich als spirituelle und nicht religiöse Begleitung. Eine Seelsorgerin beschreibt ihre Arbeit im Hospiz als: „Eine gemeinsame Suche nach dem, was diesen Menschen trägt." Neben Fragen nach dem Sinn von Leiderfahrungen und Überlegungen zur eigenen Trauerfeier, ist auch die Sorge um die zurückbleibenden Zugehörigen ein Thema von gemeinsamer Lebensreflexion. Manche Menschen verzichten bewusst auf „Seelsorge", findet jedoch das Gespräch mit dem Seelsorger statt, bringt es oft einen, für sie unerwarteten, guten Austausch. In Fallbesprechungen im Team können die Sichtweisen der spirituellen Begleiter durch Perspektivenwechsel häufig für Entlastung sorgen.

Die Aufgaben von Spiritual Care beschreibt der Arbeitskreis Spirituelle Begleitung der DGP wie folgt:

> „Seelsorge ist ein spirituell ausgerichteter Dienst, der jedem Menschen offen steht – unabhängig von seiner Konfession, Religion und Weltanschauung. Nach der WHO-Definition von Palliative Care besitzt neben der Linderung von körperlichen, psychischen und sozialen Problemen, die spirituelle Begleitung hohe Priorität. Dabei ist Seelsorge wesentlicher Teil in der spirituellen Begleitung von Menschen. Durch Gespräch, Beratung und Rituale zielt sie auf die Befähigung, für die eigene Seele zu sorgen. Dies geschieht im Vertrauen auf tragende Lebensfundamente und Lebenseinsichten (…). Seelsorge in der Palliativversorgung richtet sich an kranke Menschen, ihre Angehörigen sowie an Mitarbeitende des Behandlungsteams. Sie wird zurzeit im Wesentlichen von den großen christlichen Kirchen getragen.“ (https://www.dgpalliativmedizin.de/sektionen/sektion-spirituelle-begleitung.html, 09.04.2024).

1.4.3 Soziale Arbeit

Die Aufgaben der Sozialarbeit reichen von der sozialrechtlichen Beratung, beispielsweise bei Verhandlungen mit dem Sozialamt, bis hin zur psychosozialen Begleitung, beispielsweise in der Vermittlung von Selbsthilfegruppen oder Trauergruppen. Darüber hinaus werden die Auswahl, die Schulung, der Einsatz und die Betreuung der ehrenamtlichen Helfer von den Sozialarbeitern koordiniert. Die Notwendigkeit der sozialen Arbeit in einem Palliative Care Team wird durch eine Stellungnahme des Arbeitskreises Soziale Arbeit der DGP verdeutlicht (zusammengefasst, gekürzt):

> „Sozialarbeiter (…) bringen psychologische, soziologische, erziehungswissenschaftliche, sozialmedizinische, methodische und rechtliche Kenntnisse mit, die aber auf das spezielle Arbeitsgebiet adaptiert werden müssen.
>
> Schwerstkranke Menschen und deren Angehörige können nur in dieser Kombination ganzheitliche Beratung und Unterstützung erfahren.
>
> Der Einsatz von Ehrenamtlichen Helfern ist zudem ergänzend notwendig. Ehrenamtliche Helfer brauchen professionelle Koordination, Beratung und Supervision. Auch dies ist selbstverständlich ein Aufgabenfeld von Sozialarbeitern. (…)
>
> Somit sind es mindestens zwei zentrale Aufgabengebiete, die nur durch professionelle psychosoziale Fachkräfte erledigt werden können:

1. die sozialrechtliche Beratung und psychosoziale Einzelfallhilfe bei schwierigen Problemkonstellationen
2. die Gewinnung/Auswahl, Befähigung, Koordination und Beratung der Ehrenamtlichen Helfer.“ (https://www.dgpalliativmedizin.de/images/stories/StellungnahmeNotwendigkeit.pdf, 09.04.2024).

1.4.4 Psychosoziale Arbeit

In einer krisenhaften Lebenssituation unterstützen Psychologen die Patienten selbst, aber auch die Zugehörigen und die Teammitglieder. Sie bieten Zugehörigen Unterstützung an, beispielsweise durch Gesprächsangebote für trauernde Kinder oder bei schwierigen Familienkonstellationen.

Menschen in einer palliativen Situation und einer psychiatrischen Vorerkrankungen können massive Krisen mit Selbstgefährdung und fremdgefährdendem Verhalten entwickeln. Dies einzuschätzen und präventive Maßnahmen zu treffen, ist Aufgabe von Psychologen in einem Palliative Care Team. Der Arbeitskreis der Psychologen beschreibt ihr Berufsbild in Palliative Care wie folgt (zusammengefasst, gekürzt):

> (…) Neben der physischen und spirituellen Begleitung ist die psychosoziale Unterstützung eine der drei Hauptsäulen der Palliativmedizin, wobei nicht nur die Behandlung, sondern auch die Prävention zu den Aufgaben der Psychologen im Bereich Palliative Care zählt.
>
> Die wesentlichen klinischen Aufgaben gliedern sich in:
> (I) die Arbeit mit Patienten,
> (II) die Arbeit mit deren Angehörigen und
> (III) die Arbeit im Palliative Care Team
>
> (…) Eine klinisch-psychologische bzw. psychotherapeutische Unterstützung soll dazu beitragen, Konflikte, Belastungen und Störungen im Erleben und Verhalten frühzeitig zu erkennen und mit wissenschaftlich überprüften Methoden zu behandeln. In der Palliativsituation bezieht sich dies in erster Linie auf die psychischen Auswirkungen der körperlichen Erkrankung und die Krankheitsbewältigung. Darüber hinaus können auch spirituelle Fragen Themen in der psychologischen Begleitung sein.
>
> (…) Im Bereich Palliative Care ist Krisenintervention eine wichtige Aufgabe. Eine Krise ist dadurch definiert, dass äußere Belastungsfaktoren, oder deren subjektive Interpretation als bedrohlich und als nicht zu bewältigen erlebt werden. In der Behandlung suizidaler Krisen ist ein komplexes Urteilsvermögen vonnöten, um das Gefährdungspotential abzuschätzen. Neben der Erarbeitung von Notfallplänen und kognitiven Interventionen, können Psychologen helfen, Perspektiven zu erarbeiten, Ressourcen zu mobilisieren und abzuschätzen, ob ein psychiatrisches Krankheitsbild vorliegt. (https://www.dgpalliativmedizin.de/images/stories/Berufsbild_v12_Psychologen.pdf, 09.04.2024)

1.5 Palliativpflege

Palliativpflege wird international als *Palliative Care Nursing* bezeichnet. In der Pflegewissenschaft existiert der Begriff „End-of-Life-Care". Dieser Begriff ist irreführend, da sich Palliative Care als Lebensbegleitung für schwerkranke Menschen versteht und daher auch Palliativpflege nicht nur am Ende des Lebens stattfindet, sondern auch in einem früheren Krankheitsstadium. Palliativpflege versteht sich als über den Tod hinausgehende, bedürfnisorientierte Begleitung, die die individuelle Lebensqualität verbessern und Sicherheit und Geborgenheit in allen Stadien des Leidens und Sterbens vermitteln will. Palliativpflege ist ein integraler Bestandteil des Konzeptes Palliative Care und ist an allen Bereichen der Therapie und der psychosozialen und spirituellen Betreuung beteiligt.

Gesundheits- und Krankenpflegerinnen sowie Altenpflegerinnen werden gemeinsam in Palliative Care weitergebildet. Die Weiterbildung nach dem Basiscurriculum Palliative Care (Kern et. al 2009) umfasst 160 Unterrichtsstunden und entspricht den Anforderungen des § 39a SGB V. Die im Curriculum vorgegebenen Themen sind:

- Grundkenntnisse der Tumorschmerztherapie und Symptomkontrolle,
- psychologische Aspekte der Krankheitsbewältigung,
- Kommunikation,
- spezielle Möglichkeiten der Grundpflege sowie der Behandlungspflege,
- Umgang mit Sterben, Tod und Trauer,
- religiöse, kulturelle und ethische Aspekte der Sterbebegleitung.

Das Curriculum enthält neben den Vorgaben zur Organisation von Palliative Care Kursen eine didaktische Grundstruktur, anhand derer Basiswissen wie *Haltung* und *praktische Fertigkeiten* vermittelt wird. Durch das Vorgehen nach dieser Struktur sind die körperlichen, psychosozialen, spirituellen und ethisch rechtlichen Aspekte der Pflege, sowie die Themen Teampflege, Selbstpflege und Qualitätssicherung abgedeckt. Die Vermittlung einer Haltung von Wertschätzung, Respekt, Sensibilität, unvoreingenommener Wahrnehmung, Präsenz und Achtsamkeit sowie die Erkenntnis eigener Grenzen haben einen hohen Stellenwert.

Die Palliativpflege vollzieht sich in einem radikal bedürfnisorientierten Pflegeprozess. Der Verlauf wird aktiv durch die individuellen und autonomen Wünsche, Bedürfnisse, Ressourcen und die subjektive Wahrnehmung des Pflegebedürftigen bestimmt. Die Bedürfnisse und Notwendigkeiten der Pflege, z.B. regelmäßige Körperpflege, Prophylaxen, Umlagerung oder Nahrungsaufnahme treten in den Hintergrund. Dafür nehmen die palliativpflegerische Haltung, das Menschenbild und die zugrunde liegenden ethischen Prinzipien der Pflege einen hohen Stellenwert ein.

Das Menschenbild in Palliative Care sieht den Menschen als ganzheitliches Wesen (→ Kap.1.3.5) und einzigartig im Erleben seiner Erkrankung mit individuellen Bedürfnissen und einem individuellen Potenzial an Ressourcen, dessen Einzigartigkeit und Würde geachtet wird. Die medizinethischen Prinzipien, von *Beauchamp und Childress 1979* definiert, sind Respekt vor der *Autonomie*, *Non-Malefizienz* (Vermeidung von Schaden), *Benefizienz* (allgemeinen Verpflichtung, das Wohlergehen des einzelnen sicherzustellen), und *Gerechtigkeit* (in der Verteilung von Aufwand, Nutzen und Lasten) (Beauchamp/Childress 1994, 120ff) (→ Kap. 3.9).

Die Wahrung der Autonomie und der Würde des Gepflegten über dessen Tod hinaus, die Integration eigener und familiärer Ressourcen und deren Einbindung in den Pflegeprozess, sowie eine Akzeptanz von „Tun und Lassen“ pflegerischer Maßnahmen, bestimmen die Begleitung. Nicht selten ist diese Grundhaltung mit der eigenen Pflegeauffassung schwer zu vereinbaren und es entstehen Konflikte über die Frage der Fürsorgepflicht der Pflegenden und der Selbstbestimmung des Patienten. Benefizienz und Non-Malefizienz fordert hier immer wieder ein Abwägen eigener ethischer Grundsätze – ein sich wiederholender Konflikt zwischen Wohlergehen, Schutz und Unversehrtheit auf der einen Seite und Selbstbestimmung des Menschen auf der anderen Seite. Dies fordert die Bereitschaft zum fortlaufenden kommunikativen Prozess mit allen Beteiligten und immer wieder eine Auseinandersetzung mit sich selbst.

Der Arbeitskreis Palliativpflege als Teil der Deutschen Gesellschaft für Palliativmedizin hat ein Leitbild für die Palliativpflege erstellt:

Leitbild für die Palliativpflege

Die Palliativpflege begreift den Menschen mit seinen in Abhängigkeit stehenden physischen, psychischen, spirituellen und sozialen Dimensionen.
Pflegende in der Palliativversorgung gewährleisten eine individuelle Zuwendung im Erleben der Erkrankung, als auch in der Versorgung und Fürsorge der verschiedenartigen Bedürfnisse schwerstkranker und sterbender Menschen. Sie erkennen das individuelle Ressourcenpotential des zu Betreuenden und unterstützen sein Leben bis zum Tod.
Pflegende in der Palliativversorgung achten die individuelle Würde jedes einzelnen Menschen und unterstützen seine Autonomie und Einzigartigkeit im Leben und über den Tod hinaus.
Durch die Pflegenden in der Palliativversorgung erfährt jeder Mensch eine respektvolle Versorgung und Fürsorge, unabhängig von seinem Glauben, seiner Weltanschauung, seiner Herkunft, seinem Alter und seinem Geschlecht. Pflegende in der Palliativversorgung wahren den verantwortungsvollen und vertraulichen Umgang mit Informationen und deren Weitergabe.

Pflegende in der Palliativversorgung und die Berufsausübung:

Die Pflegenden in der Palliativversorgung sind selbstverantwortlich für die regelmäßige Inanspruchnahme von Fortbildung. Sie bringen die daraus resultierenden Maßnahmen, basierend auf den aktuellen wissenschaftlichen Erkenntnissen, in das multiprofessionelle Team ein und arbeiten an einer kontinuierlichen Umsetzung im Rahmen des Pflegeprozesses mit.

Pflegende in der Palliativversorgung verpflichten sich zu einem engen Austausch innerhalb der eigenen Profession, der die Profilbildung schärft und somit eine multiprofessionelle Zusammenarbeit fördert. Dabei achten sie auf eigene Ressourcen im Interesse der Erhaltung ihrer Berufsausübung. Pflegende in der Palliativversorgung nehmen den gesellschaftlichen Auftrag der Aufklärung und Öffentlichkeitsarbeit wahr. Pflegende in der Palliativversorgung sind verantwortlich für die individuelle Anpassung pflegerischer Ziele und leiten, unter Wahrung der Selbstbestimmung des zu Betreuenden, individualisierte Maßnahmen ein. Schwerstkranke und sterbende Menschen, ihre An- und Zugehörigen sowie Bezugspersonen werden, im informierten Einverständnis und unter Wahrung der Selbstbestimmung, selbstverständlich mit in die Versorgung und Fürsorge einbezogen.

Teamarbeit:

Pflegende in der Palliativversorgung sind zentraler Bestandteil des multiprofessionellen Teams und arbeiten mit allen an der Versorgung beteiligten Berufsgruppen und ehrenamtlich engagierten Menschen eng zusammen.

Pflegende in der Palliativversorgung verpflichten sich zu einem engen, reflektierten Austausch innerhalb und außerhalb der eigenen Profession. Basierend auf einer konstruktiven Konfliktkultur tragen sie zu einem klaren Rollenbild und einer Aufgabenverteilung bei.

Dabei unterstützen sie sich gegenseitig, lernen ihre Grenzen zu akzeptieren und fördern ihre Stärken. Situationsbedingt übernehmen sie auch, im Sinne einer Inter- und Transprofessionalität, nach persönlichen Kompetenzen und nach Absprache im Team, Aufgaben, die ursprünglich dem Rollenbild der anderen beteiligten Professionen zuzuschreiben sind. Die Arbeitsorganisation ist sektorenübergreifend und gleichberechtigt ausgerichtet und orientiert sich an den Bedürfnissen der schwerstkranken und sterbenden Menschen sowie ihrer An- und Zugehörigen (*Deutsche Gesellschaft für Palliativmedizin 2012*).

1.5.1 Palliativpflege – physische Dimension und die Bedeutung von Basaler Stimulation

Die *Palliativpflege* arbeitet in der körperlichen Dimension. Sie dient der Vorbeugung und Behandlung von krankheits- und therapiebedingten Symptomen. Pharmakologische Grundlagen dieser Symptomkontrolle gehören wie pflegerische und komplementäre Möglichkeiten der Unterstützung in das Wissensspektrum von Palliativfachkräften (→ Kap. 1.4.1).

In diesem Bereich der Palliativpflege ist *Haltung* im Sinne der Basalen Stimulation (→ Kap. 1.5) und damit die Interaktion mit den betreuten Menschen sehr stimmig und wird von vielen palliativ Pflegenden intuitiv umgesetzt. In der Begleitung von schwerkranken Menschen nehmen Pflegekräfte eine zentrale Rolle ein, da sie in der Regel die meiste Zeit mit ihnen verbringen.

Ganzheitliche Symptomkontrolle im Pflegeprozess heißt zuerst Symptomerfassung: dazu gehört, neben den körperlichen Symptomen, auch die Ressourcen und die persönlichen Bedürfnisse des Menschen zu sehen. Hier sind die Ziele der Basalen Stimulation (→ Kap. 3) richtungsweisend.

Die Symptome werden vom Patienten genannt, oder in der Beobachtung von Pflegenden als belastende Symptome wahrgenommen. Für das komplexe Symptom „Schmerzen" wird in der Pflegediagnostik mit zielgruppenspezifischen *Schmerzassessmentinstrumenten* das quantitative und qualitative Ausmaß individueller Schmerzwahrnehmung erfasst und dokumentiert. Für die Symptomlinderung bietet die Palliativpflege innerhalb eines interdisziplinären Therapieplanes, d.h. auch parallel zur medikamentösen Therapie, symptomlindernde Pflegemaßnahmen, zum Beispiel in Form von entlastenden Lagerungen oder spezieller schmerzlindernder Mundpflege an. Auch hier haben viele der angebotenen Pflegemaßnahmen ihre Wurzeln und ihre Motivation in der Basalen Stimulation. Die Evaluation erfolgt in der Dokumentation, die Bewertung des Erfolgs einer Maßnahme und der Verlauf der Symptomatik finden in den verschiedenen Instrumenten der Pflegedokumentation und der Pflegeplanung ihren Platz.

Am Beispiel der Schmerztherapie wird die Bedeutung der Pflege in Palliative Care deutlich: Pflegende haben zum Beispiel die Möglichkeit, den Bedarf bzw. die Wirksamkeit einer Schmerztherapie über einen längeren Zeitraum, zu verschiedenen Tageszeiten und unter verschiedenen Bedingungen, zu erfassen. Sie kennen und erkennen Nebenwirkungen und sie können beurteilen, welcher Applikationsweg für den Menschen angemessen ist. Außerdem greifen sie vermittelnd ein, wenn Angst oder Fehlinformation eine Medikamenteneinnahme erschweren. Die Basale Stimulation legt Wert auf die Beobachtung von nonverbalen Informationen (Mimik, Körperspannung, etc.) zur Symptomerfassung und Evaluation. Dieses „Lesen" eines kranken Menschen ist bei Kommunikationsstörungen, zum Beispiel durch eine Aphasie, bei Hirntumoren oder bei sterbenden Menschen, die möglicherweise zu jeder Form von sprachlicher Äußerung zu schwach sind, oft die einzige Möglichkeit, Anspannung, Angst oder einen veränderten Muskeltonus zu beobachten. Die Interpretation dieser Beobachtung ist der zweite Schritt, der sowohl einer gewisse Vertrautheit mit dem Patienten, der Einschätzung der Zugehörigen und auch einer professionellen fachlichen Kompetenz bedarf, um mit dem breiten Spektrum von Pflegeangeboten aus der Basalen Stimulation, die Linderung der Symptome unterstützen zu können (→ Kap. 3).

1.5.2 Palliativpflege – psychosoziale und spirituelle Dimension

Die Pflegenden in Palliative Care arbeiten auf der psychosozialen Ebene in einem kompetenten Verhalten zwischen Nähe und Distanz mit den pflegebedürftigen Menschen und ihren Zugehörigen. Durch das Wissen um eine unheilbare Erkrankung und deren sichtbaren und spürbaren Fortschreiten, befinden sich Menschen in einer existenziellen Grenzsituation, die Gefühle wie Wut, Trauer, Verlust, Hoffnungslosigkeit, Einsamkeit, Angst, etc. mit sich bringt. Pflegende sind oft die ersten Ansprechpartner für die betroffenen Menschen und deren Zugehörige, die im palliativen Kontext selbstverständlich mit einbezogen sind. Die Aufgabe der Palliativpflege ist es, Raum zu geben, damit Emotionen geäußert werden können und Sicherheit zu vermitteln, dass die Menschen gehört und ihre Gefühle ernstgenommen werden.

Palliativpflege unterstützt die individuelle Krankheitsbewältigung, die eigene Bewältigungsstrategie (Copingstrategie). Coping – aus dem Englischen, „to cope with“, „bewältigen, überwinden“ – bezeichnet die Art des Umgangs mit einem als bedeutsam und schwierig empfundenen Lebensereignis oder einer Lebensphase von Patient und Zugehörigen. Pflegende sind Gesprächspartner oder Vermittler zwischen den Professionen im Palliative Care Team. Eine wichtige, vielleicht zentrale Aufgabe in der Palliativpflege ist es, das soziale Netzwerk des Patienten in die Pflege zu integrieren. Die Bearbeitung von unerledigten Dingen, vielleicht auch eine Konfliktbewältigung und nicht zuletzt das Wissen um den spezifischen Willen nicht äußerungsfähiger Patienten, sind nur einige elementare Gründe dafür.

Somit ist der Bereich der Arbeit mit Zugehörigen ein grundlegender Teil der Aufgaben von Palliativpflege und des Pflegeverständnisses in Palliative Care.

Die Integration von Zugehörigen erfolgt nicht nur in beratender Funktion, sondern auch ganz praktisch, indem Zugehörige direkt in den Pflegeprozess mit eingebunden werden. Auf der einen Seite geschieht dies, um die Lebensqualität des Patienten zu erhalten oder zu verbessern und auf der anderen Seite, um die Zugehörigen zu unterstützen, aktiv etwas für ihren kranken Menschen tun zu können. Die Integration der Zugehörigen in die Pflege eines schwerkranken, sterbenden Menschen muss mit dem Wissen um die praktische, körperliche, vor allem starke psychische Belastung erfolgen. Palliativpflege versucht, die Zugehörigen sowohl für die eigenen Bedürfnisse als auch Grenzen zu sensibilisieren.

Die Vermittlung zwischen differenten Bedürfnissen von Patient, Betreuungspersonen, Zugehörigen und anderen Mitgliedern im therapeutischen Team ist eine schwierige Aufgabe der Palliativpflege. Besondere Fälle müssen im multiprofessionellen Team bearbeitet werden.

Eine lebensbedrohliche Erkrankung konfrontiert den Menschen unweigerlich mit seiner persönlichen Einstellung zum Tod, mit Fragen nach der Sinnhaftigkeit des Lebens, nach einer Lebensbilanz und nach der eigenen Spiritualität. Palliativpflege unterstützt den Patienten und sein soziales Umfeld mit Achtung und akzeptiert seine Spiritualität. Durch die Bereitschaft zum Gespräch bieten Pflegende Unterstützung für Trauer und Abschiedsrituale an. Im multiprofessionellen Team werden Formen der Begleitung für individuelle religiöse und weltanschauliche Bedürfnisse organisiert. Im Kontext von Palliative Care wird hier der Begriff von „Spiritual Care“ verwendet.

In diesem Bereich ist es für Pflegende notwendig, eine eigene Haltung in der Auseinandersetzung mit Sterben, Tod und Trauer zu entwickeln, da unreflektierte Ängste und Unsicherheiten zu einer Übertragung auf den Patienten führen können, und so eine Begleitung nicht unterstützend erlebt werden kann. Palliativpflege betrachtet das Sterben als einen normalen Vorgang und versucht, den Patienten derart zu unterstützen, dass innerhalb dieses Prozesses noch Energie und Aufmerksamkeit zum Leben bleibt.

Literaturtipp: Müller, M. (2006): Dem Sterben Leben geben. Die Begleitung sterbender und trauernder Menschen als spiritueller Weg. Gütersloher Verlagshaus

1.6 Erfolgskultur in Palliative Care?

In allen Bereichen der Pflege gibt es eine eigene, nicht immer benannte Definition für den Erfolg der geleisteten Arbeit. Eine gelungene Wiederbelebung und die Stabilisierung von vital gefährdenden Situationen in der Notfallmedizin, oder die erfolgreiche Entwöhnung vom Beatmungsgerät bei einem Intensivpatienten, das „Heilen“ von sekundär heilenden Wunden, die Rehabilitation von Patienten mit Apoplexie, das „Einleben“ und die größtmögliche Selbstständigkeit von Bewohnern in Pflegebereichen – jeder medizinisch-pflegerische Bereich hat eigene Ziele, die eine erfolgreiche Arbeit belegen und die meisten sind mit Heilung, Überleben, Rehabilitation verknüpft. Palliative Care ist ein Konzept zur Betreuung von Menschen in ihrer letzten Lebensphase. Hier ist Heilung nicht zu erwarten. Eine Wunde wird möglicherweise nicht saniert werden können, und ein entstellter Körper wird nicht heilen. Selbst das Verhindern von Komplikationen in Form von prophylaktischen Maßnahmen ist manchmal nicht möglich, oder wird durch die Ablehnung des Bewohners verhindert. Fast jede Begleitung endet mit dem Tod und mit dem Aushalten von Trauer und „negativen" Gefühlen.

Menschen, die im Bereich Palliative Care arbeiten, müssen ihre Arbeit mit anderen Maßstäben bewerten und eine eigene Erfolgskultur entwickeln. Folgende Erfolgskriterien könnten angewendet werden:

- Eine gute Begleitung kann heißen, dass die Symptomkontrolle gelungen ist und der Mensch ohne oder mit für ihn erträglichen Schmerzen sterben konnte.
- Die gelebte Selbstbestimmung eines Menschen hat eine hohe Priorität, auch wenn sie nur noch in den eigenen Willensbekundungen greifbar ist und manchmal mit den Prinzipien der pflegerischen Fürsorge kollidiert.
- Ein Indiz für gute Palliativbegleitung ist es auch, wenn die Zugehörigen sich selbst und den betroffenen Menschen in einer guten Betreuung wissen.
- Ebenso kann es wertvoll sein, einen Raum für gelungene, vielleicht auch lösungsfreie Kommunikation mit dem Patient und/oder den Zugehörigen zu schaffen.

Ein Bewusstsein für die eigenen Maßstäbe der Beurteilung einer guten und gelungenen Palliativpflege und ein tragfähiges Team, welches die gleiche Erfolgskultur lebt, sind wichtig für alle, die im Palliativbereich arbeiten. Cicely Saunders und Andreas Fröhlich haben das Ziel der Arbeit in den begleiteten Menschen selbst gesehen:

> „Sie sind wichtig, weil Sie eben Sie sind. Sie sind bis zum letzten Augenblick Ihres Lebens wichtig und wir werden alles tun, damit Sie nicht nur in Frieden sterben sondern in Würde bis zum Ende leben." (Saunders 2006, 137)

> „Im Zentrum steht der Mensch in seiner physischen Realität, die uns auch dann einen Zugang eröffnet, wenn scheinbar alle kommunikativen und geistigen Beziehungen verhindert sind." (Fröhlich 1999, 10)

2 Basale Stimulation

2.1 Entstehungsgeschichte

Die Grundgedanken zur Basalen Stimulation sind in den 1970er Jahren von Prof. Andreas Fröhlich entwickelt worden. Zu diesem Zeitpunkt war er Sonderschullehrer und leitete einen Schulversuch, den eine Elterninitiative gemeinsam mit den Pädagogen in Rheinland Pfalz für Kinder mit schwerer Behinderung erwirkt hatte. Bis dahin war es diesen Kindern nicht möglich, eine Schule zu besuchen, sie waren von der Schulpflicht ausgenommen. Für diesen Schulversuch sollten Möglichkeiten gefunden werden, Kinder und Jugendliche mit schwersten Behinderungen zu unterrichten, also mit ihnen in fördernde Interaktion zu treten.

Für Außenstehende war das elementare Bedürfnis der Menschen mit Be-hinderung nach Wahrnehmung, Bewegung, Kommunikation und Entwicklung kaum erkennbar. Im Rahmen des Schulversuchs haben die Pädagogen und Heilerzieher erkannt, dass auch diese Menschen Erlebnis- und Wahrnehmungsfähigkeit besitzen und über psychosoziale Kompetenzen verfügen.

Auf der Basis der Entwicklungspsychologie und der Lernphysiologie wurden den Kindern *voraussetzungslose Wahrnehmungserfahrungen* angeboten. Das bedeutet, es wurden Angebote gemacht, die keine Fähigkeiten oder Eigenaktivität voraussetzten. Diese Anregungen knüpfen an frühe, oft vorgeburtliche Erfahrungen an: Körpererfahrung in Form von Körperwahrnehmung auf der *somatischen* Ebene (das Spüren des eigenen Körpers), auf der *vestibulären* Ebene (Bewegungserfahrungen – Bewegung des eigenen Körpers erleben) und auf der *vibratorischen* Ebene (Wahrnehmung eines inneren Körperbildes). Das Erleben und die Interaktion mit der Umwelt konnten durch *akustische*, *optische*, *orale*, *gustatorische* und *olfaktorische* sowie *taktile* Erfahrungen vermittelt werden. Die in ihrer Wahrnehmung und Interaktionsfähigkeit eingeschränkten Kinder haben im Rahmen ihrer Möglichkeiten auf diese Angebote reagiert und eine elementare Kommunikation entwickelt. So konnten sie in ihrem Erleben begleitet werden und ihre Fähigkeiten selbst erweitern.

Basale Stimulation – entstand als Namensgebung für das aus dem Schulversuch entstandene Förderkonzept „Interaktion über Wahrnehmungsförderung“:

Basal (lat: die Basis bildend): meint eine Kontaktaufnahme mit Menschen durch einfache und elementare Möglichkeiten der Wahrnehmung.

Stimulation (stimulieren: anregen, ermuntern): meint Angebote, die den Menschen neugierig machen, mit anderen Personen und/oder der Umwelt in Kontakt zu sein. Diese Angebote werden in voraussetzungsloser Form angeboten. Der Patient muss nicht in Vorleistung treten, er muss kein bestimmtes Verhalten aufweisen und er muss nicht kooperativ agieren. Basale Stimulation fördert die Reaktionsfähigkeit eines Menschen, sie setzt diese nicht voraus!

Deshalb sind Formen des Zugangs zur Kommunikation mit diesen Kindern mit oft mehrfachen Behinderungen für das Lernen und ihre Entwicklung von großer Bedeutung.

In Zusammenarbeit übertrugen Andreas Fröhlich und die Krankenschwester und Pflegewissenschaftlerin Christel Bienstein das Konzept Basale Stimulation, welches aus den Erfahrungen der Arbeit mit Menschen mit Behinderung entstanden war, auf die Pflege und Förderung von Menschen mit schweren Erkrankungen und damit verbundenen Wahrnehmungsstörungen. Am Anfang entstanden neue Möglichkeiten für die Pflege und Förderung von wachkomatösen und komatösen Menschen. Diese Menschen, die in ihrer Wahrnehmung stark eingeschränkt sind, konnten durch Basale Stimulation in ihrem Bedürfnis nach Wahrnehmung, Bewegung und Kommunikation unterstützt werden. Das Ziel der Basalen Stimulation ist in der Pädagogik und in der Pflege das Gleiche: Begleitung und Förderung individueller Lernprozesse eines erkrankten Menschen.

Zur Zielgruppe der Basalen Stimulation gehören alle Menschen, deren Fähigkeit zur Wahrnehmung, Bewegung und Kommunikation eingeschränkt, verändert oder gestört ist. Im Bereich der Palliativpflege sind das zum Beispiel:

- Menschen mit quantitativen Bewusstseinsveränderungen (z.B. Somnolenz, Sopor oder Koma),
- Menschen mit qualitativen Bewusstseinsveränderungen (z.B. kognitive, affektive oder psychomotorischen Wahrnehmungsstörungen),
- Menschen mit neurologischen Symptomen (z.B. Paresen, Aphasie, Spastik, Verwirrtheit, Delir, ...),
- Menschen mit Schmerzen, Dyspnoe, Übelkeit und Erbrechen oder mit Angst,
- Menschen mit Schlafstörungen,
- Menschen in der Sterbephase.

Laut Fröhlich (1999, 16) ist all diesen Menschen gemeinsam, dass sie:

- körperliche Nähe brauchen, um andere Menschen wahrnehmen zu können,
- den Pflegenden brauchen, der ihnen die Umwelt auf einfachste Weise nahe bringt,
- den Pflegenden brauchen, der ihnen Fortbewegung und Lageveränderung ermöglicht,
- den Pflegenden brauchen, der sie auch ohne Sprache versteht und sie zuverlässig versorgt und pflegt.

Fröhlich beschreibt Basale Stimulation als ganzheitliches Konzept:

> „Ein wesentlicher Gedanke Basaler Stimulation ist ihr Anspruch auf Ganzheitlichkeit. Das zugrunde liegende Modell geht davon aus, dass es nicht möglich ist, zwischen Körper und Seele sinnvolle Unterscheidungen zu treffen. Wir können mit unseren Methoden und Zugehensweisen nur den ganzen Menschen berühren, eine willkürliche Unterscheidung zwischen körperlicher und seelischer Wirkung ist unzulässig. (...) Nach unserer Überzeugung gibt es nur den Menschen, und Menschsein ist unteilbar." (Fröhlich zit. n. Neander et al., Kap. IV-2.3 1993, 1)

Der Anspruch auf Ganzheitlichkeit bedeutet, dass Fachwissen, Kenntnisse und manuelle Fähigkeiten nicht zur schematischen Anwendung des Konzeptes verwendet werden. Der eigentliche Hintergrund bildet eine Haltung, die den Menschen und seine Zugehörigen individuell nach seinen bzw. ihren Zielen begleitet und die persönliche Entwicklung in jeder Lebensphase fördert.

Diese zentralen Ziele der Basalen Stimulation (→ Kap. 3) bestimmen die Pflegeangebote im Kontext eines individuellen Menschenbildes:

Die zentralen Ziele der Basalen Stimulation:

- Leben erhalten und Entwicklung erfahren,
- das eigene Leben spüren,
- Sicherheit erleben und Vertrauen aufbauen,
- den eigenen Rhythmus entwickeln,
- das Leben selbst gestalten,
- die Außenwelt erfahren,
- Beziehung aufnehmen und Begegnung gestalten,
- Sinn und Bedeutung geben und erfahren,
- Selbstbestimmung und Verantwortung leben.

2.2 Das Menschenbild der Basalen Stimulation und in Palliative Care

Basale Stimulation sieht den Menschen als autonome Persönlichkeit, der in einer Wechselbeziehung mit der personalen und materiellen Umwelt lebt. Wenn der Mensch in seiner Selbstbestimmung eingeschränkt ist, ist auch die Fähigkeit, diese Wechselbeziehung und damit die Wirksamkeit seiner eigenen Person zu erleben, eingeschränkt.

In Palliative Care hat diese Selbstwirksamkeit, die sich durch personale, autonome Willensbekundung zeigt, besondere Bedeutung. Ein wertschätzendes Menschenbild steht im Mittelpunkt und ist Richtlinie für therapeutisches und pflegerisches Handeln, wie es in diesem Buch beschrieben wird.

Palliative Care und Basale Stimulation sehen den Menschen als Person mit einer eigenen Biografie und als gleichwertigen Partner mit einem Bedürfnis nach Ausdruck und Kommunikation in seiner gegenwärtigen Lebenssituation. Basale Stimulation und Palliative Care betrachten die Kommunikation, die soziale Kompetenz und die eigenen und individuell sinnvollen Bewältigungsstrategien als Ressourcen des Menschen in jeder Lebensphase.

Das individuelle ganzheitliche Menschenbild der Palliativpflege wird in der Betrachtung der zentralen Ziele der Basalen Stimulation, und damit den zentralen Bedeutungen menschlicher Existenz erlebbar.

2.3 Wahrnehmung als Begegnungsebene

Die Wahrnehmung steht am Beginn jeder Begegnung und ist gleichzeitig die Basis der menschlichen Kontaktaufnahme mit der Umwelt. Fröhlich definiert Wahrnehmung wie folgt:

„Wahrnehmung ist die sinngebende Verarbeitung von Reizen unter Einbezug von Erfahrung, Lernen und Empfindung. Wahrnehmung ist also stets ein aktiver Vorgang der eine für das Individuum bedeutsame Wirklichkeit schafft.“ (Fröhlich 1996, 12)

Diese sinngebende Verarbeitung von Reizen eines Menschen erfolgt über die Sinnesorgane und unterteilt sich in die Wahrnehmung des eigenen Körpers (Interozeption) und die Wahrnehmung der Umwelt (Exterozeption). Somatische Wahrnehmung (spüren über die Haut), vestibuläre Wahrnehmung (Gleichgewichts- und Bewegungssinn) und vibratorische Wahrnehmung (Wahrnehmung von Schwingungen) sind als basale Wahrnehmungskanäle bereits vor der Geburt vorhanden und ausgebildet.

Die Fernsinne ermöglichen die Wahrnehmung der Umwelt und entwickeln sich nach den Körpersinnen:

- auditive Wahrnehmung = hören,
- visuelle Wahrnehmung = sehen,
- taktil-haptische Wahrnehmung = tasten, begreifen,
- orale Wahrnehmung = Tastsinn des Mundes,
- olfaktorische Wahrnehmung = riechen,
- gustatorische Wahrnehmung = schmecken.

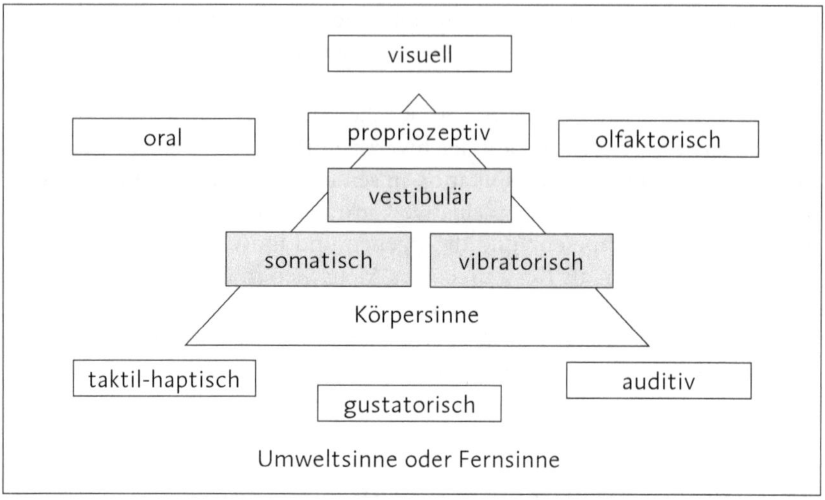

Abb. 2.1: Wahrnehmungsbereiche

Im physiologischen Wahrnehmungsprozess erfolgt die Reizaufnahme durch die Rezeptoren der Sinnesorgane und wird über afferente, zum Gehirn führende, Nervenbahnen zu den entsprechenden sensorischen Bereichen geleitet. Mit der Speicherung der Wahrnehmung in den sensorischen Zentren, wird die Information mit anderen Sinneseindrücken assoziiert und koordiniert. Erst dann folgt die Reizbeantwortung und Verarbeitung. Die Wahrnehmung selbst ist bis zur Reizbeantwortung nicht messbar, das heißt, eine nicht sichtbare oder messbare Reaktion ist kein Zeichen für eine Wahrnehmungslosigkeit.

Wahrnehmung ist immer subjektiv und wird individuell unterschiedlich erlebt und bewertet. Jede Wahrnehmung ist dabei von vielen Faktoren abhängig und auch beeinflussbar.

Ursula Haupt hat ein Modell (Abb.2.2) entwickelt, das versucht Ganzheitlichkeit anschaulich zu machen. Die sieben wichtigsten Entwicklungs- und Persönlichkeitsbereiche des Menschen wurden miteinander in Beziehung gebracht. Die in der Abbildung angedeuteten Verbindungslinien sollen zeigen, dass kein Persönlichkeits-/Entwicklungsbereich ohne die anderen gedacht werden kann. Jeder Bereich wirkt jederzeit auf jeden anderen ein. Erst alle Bereiche zusammen ergeben eine Ganzheit. Wir gehen davon aus, dass jeder lebende Mensch in all diesen Bereichen auch aktuell erlebt. Es ist zu bemerken, dass in frühen Entwicklungsstufen, d.h. in früher Kindheit, aber auch in Phasen schwerer Krankheit, oder aber auch bei schwerer Behinderung die einzelnen Bereiche nicht willkürlich hierarchisiert werden können. Damit ist gemeint, dass ein gesunder Erwachsener für eine bestimmte Zeit willkürlich einen Bereich ins Zentrum seiner persönlichen

Wahrnehmung rücken kann. Für den genannten Personenkreis ist dies nicht möglich, vielmehr gilt hier:

> Alle Bereiche sind gleich wirklich. (...) Sie sind alle gleich wichtig. (...) Und schließlich wirken diese Bereiche alle gleichzeitig. (...) (Fröhlich zit. n. Neander et al. 1993, Kap. IV-2.3, 2)

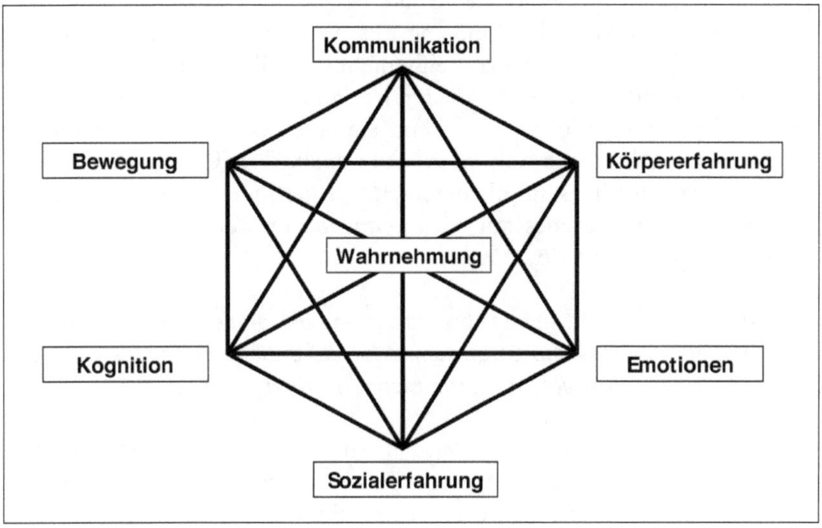

Abb. 2.2: Modell von U. Haupt

2.3.1 Somatische Wahrnehmung

Die *somatische* Wahrnehmung vermittelt über die Haut als Grenze zur Außenwelt und als Sinnesorgan Druck, Temperatur, Schmerzen und jede Form von Berührung. Sie verknüpft diese mit, vielleicht sehr frühen, oft emotionalen Erfahrungen.

Berührung als somatische Wahrnehmung kann auch Menschen, die stark wahrnehmungsbeeinträchtigt und sehr zurück gezogen sind, noch immer erreichen, da sie schon in der embryonalen Entwicklung aktiv war. Mit der somatischen Wahrnehmung nimmt der Mensch seinen eigenen Körper, und damit sich selbst wahr.

> „Die somatische Wahrnehmung umfasst die Wahrnehmungsmöglichkeiten der Haut, der Muskulatur aber auch der Gelenke. Der Körper nimmt sich selbst wahr (Propriozeption), seine Bewegungen (Kinästhetik), vor allem aber auch all das, was ihn unmittelbar berührt (taktile Wahrnehmung). Dies sind keine getrennten Wahrnehmungen, sondern sie vereinigen sich zu einer Vorstellung von ‚Ich in der Welt'". (Fröhlich 1999, 52)

Die Wahrnehmungsfähigkeit der Haut verändert sich im Alter durch schwindende Hautrezeptoren. Durch eine schwächere Gefäßreaktion nimmt das Kältegefühl zu, und aufgrund einer sinkenden Nervenleitgeschwindigkeit nimmt die Feinmotorik ab. Im pflegerischen Alltag ist jede Berührung eine somatische Wahrnehmung und Kommunikationsbasis für gemeinsame Interaktion. Für Pflegende ist es nötig, ihre Berührungsqualität bewusst und professionell variieren zu können. Das setzt besonders auch einen professionellen Umgang mit Nähe und Distanz voraus. Die Berührungsqualität zu ändern heißt nicht, das Tun, sondern die eigene Intention zu ändern. Eine *Berührung* ist dann eine professionelle somatische Wahrnehmungsförderung, wenn sie eine eindeutig *wahrnehmbare Berührung, ruhig und sicher, in angemessenem Druck mit Zeit zur Kontaktaufnahme* ist. Das impliziert auch ein *beständiges In-Kontakt-Sein* während des Austausches mit *nachvollziehbaren Bewegungen in Dauer, Geschwindigkeit und Rhythmus.*

> *„Berühren ist Ausdruck von Lebendigkeit und der aktuellen Beziehung zwischen Berührendem und Berührtem. Wird die Beziehung geändert, ändert sich die Berührungsqualität." (Grossmann-Schnyder 2000, 103)*

> *„Gut berühren heißt auch, einen Menschen meinen, ihn berücksichtigen, seine Befindlichkeit und seine Reaktionen auf die Berührung wahrnehmen und sich danach richten." (Juchli zit. n. Grossmann-Schnyder 2000, 8)*

Das Pflegeangebot im somatischen Bereich ist groß (→ Kap. 5): verschiedenen Variationen der *Ganzkörperwaschung, Teilwaschung, Einreibungen, Ausstreichungen* (zum Beispiel beruhigende, anregende und neurophysiologische Techniken, Atemstimulierende Einreibung), *Berührungen* durch Angehörige und Therapeuten, Körpererfahrung durch Temperaturwechsel und mit verschiedenen Materialien (Lotion, Tüchern, Waschlappen, Massagehandschuhen), Körperorientierung durch *körperumgrenzende Lagerung* (zum Beispiel *„Nestlagerung"* (→ Kap. 5.6.4) oder auch situativ aktivierende Positionierung – es gibt viele Möglichkeiten einer zielgerichteten somatischen Wahrnehmungsförderung.

Bei Menschen, die zur selbstständigen Bewegung nicht fähig sind, kann eine geführte oder assistierte Eigenberührung das Körperbild wieder bewusst machen.

2.3.2 Vestibuläre Wahrnehmung

Durch die *vestibuläre Wahrnehmung* wird Bewegung, Schwerkraft, Stellung im Raum, dynamisches und statisches Gleichgewicht sowie Orientierung vermittelt. Bewegung ist ein komplexes Thema, das von verschiedenen neurologischen Instanzen beeinflusst und gesteuert wird: Vestibuläre

Wahrnehmung wird durch das *Vestibularorgan* im Innenohr vermittelt. Die Gelenkstellung, Haltung der Extremitäten und Muskelspannung werden durch die Propriozeptoren vermittelt, und die Augen kontrollieren Bewegung und Positionen. Das Kleinhirn verarbeitet und koordiniert alle diese Sinneseindrücke zu sinnvollen und zielgerichteten Bewegungen.

Angebote im vestibulären Bereich können Wachheit und Aufmerksamkeit fördern, einen nonverbalen Dialog auf der Ebene von Bewegung aufbauen, oder auch durch gemeinsame Bewegung Beruhigung und Ruhe herbeiführen.

Vestibuläre Angebote können durch eine *Bewegungsanbahnung* vorbereitet oder in Umlagerungsmaßnahmen integriert werden. Die Vorbereitung auf Bewegungsangebote kann durch *Bewegen oder Drehen des Kopfes* vor Lageveränderungen Reaktionen wie Drehschwindel vorbeugen. Das Pflegeangebot im vestibulären Bereich beinhaltet: jede *aktive und passive Bewegung, Lagerung, Mobilisation, Positionsveränderung, Bewegungsanbahnungen* wie eine *schiefe Ebene* bei nicht mobilisierbaren Menschen, *„Wiegen"* in Seitenlage (beim Betten) oder *angelehntes „Wiegen"* an der Bettkante. Den eigenen *Körper in Bewegung* zu erleben, kann auch durch das *Wiegen einzelner Extremitäten* in einem Handtuch ermöglicht werden.

Die Folge von reduzierter Bewegung und einer unzureichenden vestibulären Wahrnehmungsförderung können Orientierungslosigkeit, Gangunsicherheit, Schwindelgefühle und Übelkeit sein.

2.3.3 Vibratorische Wahrnehmung

Die *vibratorische Wahrnehmung* vermittelt ein Gefühl der tragenden Teile des Körpers (Knochen und Gelenke). Es entsteht ein *„inneres Körperbild"* und damit das Gefühl einer „inneren Stabilität". Der eigene Herzschlag, die Stimme und eigene Bewegungen sind alltägliche Vibrationen, die mit Einschränkung der Mobilität abnehmen. Vibrationen wirken anregend, stimulierend und fördern die Aufmerksamkeit. Das ist wiederum ein Grund, sie ganz bewusst einzusetzen, aber es besteht auch das Risiko, dass zerebrale Krampfanfälle ausgelöst oder Thrombosen mobilisiert werden. Daher sind eine sorgfältige Abwägung und eine genaue Beobachtung des Patienten notwendig.

Ein *manuelles vibratorisches Angebot* der unteren Extremität ermöglicht häufig eine leichtere Mobilisation oder einen Transfer, weil der Betroffene seine Beine bewusst wahrnimmt. Vibratorische Wahrnehmungsförderung kann pflegeintegrativ mit einer elektrischen Zahnbürste, einem Rasierer, dem *bewussten Einsatz der eigenen Stimme* oder der Stimme von Zugehörigen/Pflegepersonen angeboten werden. Angelehntes Wiegen (als vestibuläres Angebot) kann durch *Singen oder Erzählen* auch um eine vibratorische Anregung ergänzt werden.

In palliativen Kontext sind manuelle Vibrationen auch eine Möglichkeit, einen erhöhten Muskeltonus (oder vermehrte Spastik) positiv zu beeinflussen. Gezielte manuelle Vibrationsangebote an einer spastischen Extremität können eine Entspannung herbeiführen. Die Folgen mangelnder vibratorischer Anregung können Apathie und reduzierte Körperorientierung sein.

2.3.4 Auditive Wahrnehmung

Die *auditive Wahrnehmung* ist die Wahrnehmung von Schallwellen und entwickelt sich aus der vorgeburtlich ausgebildeten *vibratorischen* Wahrnehmung. Das heißt, wir nehmen Schallwellen mit dem Gehör wahr und mit Hilfe des Gehirnes können wir diese zuordnen, in Sprache übersetzen und verstehen. Zusätzlich nehmen wir diese und andere Schallwellen auch unbewusst mit unserem Körper wahr, so ist auch die Art und Weise von vorgeburtlichem Hören eine ganzkörperliche Erfahrung. Hören ist notwendig zur Orientierung und zur Interaktion.

Die taubblinde amerikanische Schriftstellerin Helen Keller hat mit ihrem Defizit im auditiven Wahrnehmungsbereich die besondere Einschränkung der sozialen Isolation hervorgehoben:

> „Blindheit trennt von Gegenständen, Taubheit von Menschen."
> (Helen Keller)

Für Pflegende ist es selbstverständlich, mit Patienten zu reden, auch wenn sie keine direkte Rückmeldung erhalten, beispielsweise von komatösen aber auch von sterbenden Menschen. Angehörige tun dies auch, manchmal werden sie dazu ermutigt, da oft die Meinung herrscht, wo Rückmeldung oder Reaktion des Patienten ausbleiben, kann auch keine Wahrnehmung sein.

Ein junger Mann, der auf der Intensivstation tief sediert und beatmet, zu keinerlei Reaktion fähig ist, bekommt von seiner Freundin regelmäßig eine Geschichte aus einem Fantasy Buch vorgelesen. Es wurden in diesem Zusammenhang keine vegetativen Reaktionen (z.B. Blutdruckveränderungen am Überwachungsmonitor) festgestellt. Als sich sein Zustand bessert, die Sedierung langsam beendet wird und der junge Mann wieder wach und orientiert ist, kann er Teile der Geschichten erzählen. Er kannte diese Geschichten vorher nicht. Laut Aussagen der Freundin haben sie unmittelbar vor der plötzlichen Erkrankung begonnen, sich dieses neu gekaufte Buch vorzulesen.

Verbale Ansprache von Pflegenden bezieht sich oft auf die handlungsbezogene Ankündigung von Pflegemaßnahmen. Diese ist von vielen Betroffenen wahrscheinlich nicht zu verstehen. Um eine differenzierte auditive Wahrnehmung zu ermöglichen, ist es sinnvoll, *gleichzeitig eine körpernahe*

Interaktion anzubieten. Für viele Pflegende ist es selbstverständlich, eine Ansprache oder Erklärung immer auch mit Körperkontakt, beispielsweise mit einer individuellen *Initialberührung* (→ Kap. 5.1.1) zu verbinden.

Wahrnehmungsbeeinträchtigte Menschen können Worten oft keine Bedeutung zuschreiben, daher müssen die *Stimme*, die *Sprachmelodie*, die *Berührungsqualität* und auch die *Mimik* ebenfalls eine eindeutige Mitteilung geben. Auditive Angebote bieten vielfältige Möglichkeiten der Interaktion durch *Stimme, Gespräch, Musik und Naturgeräusche.* Wichtig sind hier die Eindeutigkeit und die sinngebende Einbettung. Die Eindeutigkeit ist immer dann gegeben, wenn Geräusche sich nicht vermischen und somit die Konzentration auf ein Angebot gerichtet werden kann: Musik ja, aber wenn verbale Ansprache stattfindet soll die Musik ausgeschaltet sein.

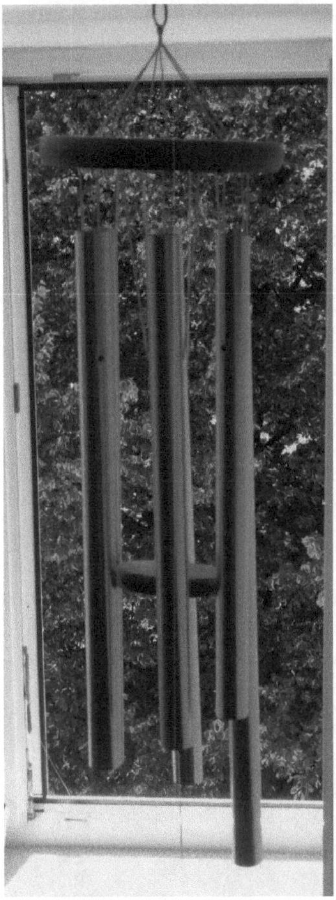

Abb. 2.3: Windspiel

Die *sinngebende Einbettung* ist dann gegeben, wenn andere Sinne mit einbezogen werden können, um ein vollständiges Bild zu erhalten: die Mitteilung einer geplanten Körperpflege allein reicht vielleicht nicht aus, aber das *Spüren* von Wasser und Waschlappen, das *Riechen* von bekannten Pflegemitteln, vervollständigen die Information und helfen zu verstehen.

Darüber hinaus muss bedacht werden, dass ein Mensch sein Gehör nicht ausschalten kann und akustischen Angeboten, die in guter Absicht gemacht werden, ausgeliefert ist: Kopfhörer werden nur dann eingesetzt, wenn der Patient sie sich selbst absetzen kann. Ob die Zeitdauer des Musikangebotes noch angemessen ist, wird in kurzen Abständen beobachtet. Eine Bewohnerin hatte ein Windspiel vor dem offenen Fenster – eine auditive und visuelle Erinnerung.

2.3.5 Visuelle Wahrnehmung

Die *visuelle* Wahrnehmung, das Sehen und die Verarbeitung des Gesehenen, dienen der Orientierung und der frühzeitigen Gefahrenabwehr.

Die frühkindliche Entwicklung des Sehens geschieht in aufeinander folgenden Stufen:

- Wahrnehmung von Hell und Dunkel – Umrisse in kurzer Distanz (10–15 cm),
- Wahrnehmung eigener Körperteile – Umfeldwahrnehmung auf weitere Distanz (1–2 m),
- visuelles und taktiles (ggf. orales) Erkennen von Gegenständen – Wahrnehmung von Farben,
- differenzierte Wahrnehmung von Formen und Personen.

Es ist möglich, dass visuelle Wahrnehmungsveränderungen in einer ähnlichen Reihenfolge verlaufen und eine Förderung der visuellen Wahrnehmung auch bei Angeboten im Hell-Dunkelbereich und im Nahbereich beginnen sollte. Mit Variantionen der Helligkeit kann eine Orientierung zur Tageszeit unterstützt werden. Menschen mit visueller Einschränkung können leicht geblendet werden, was im Nachdienst schon durch das vom Flur einfallende Licht passieren kann. Ein rotes Nachtlicht reduziert die blendende Wirkung für Patient und Pflegeperson.

Zur Wahrnehmung des Umfeldes ist immer die Position des Menschen zu berücksichtigen – in Rückenlage sind Bilder auf dem Nachttisch nicht sichtbar, ein Mobile, das sich bewegt und vielleicht kontrastreich, in einfachen, gut erkennbaren Formen gestaltet ist, kann wahrgenommen und erkannt werden. Ebenso wie ein *Mobile* sollte eine *Uhr,* zur zeitlichen Orientierung in ausreichender Größe, nicht immer im Blickfeld des Bewohners sein. Er soll aktiv und selbstbestimmt wahrnehmen können.

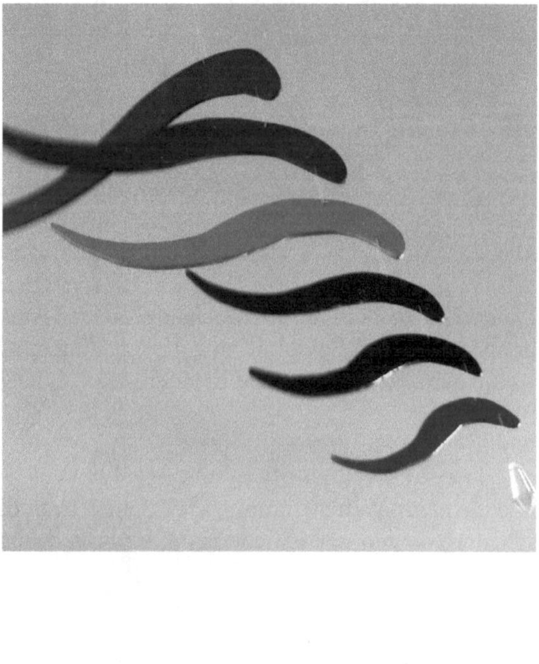

Abb. 2.4: Mobile

Visuelle Angebote in Form von Farbgestaltung, möglichst immer nach den Vorlieben des Patienten, können für Menschen, die sich vorwiegend im Bett aufhalten, durch einen *Baldachin* (→ Kap. 3.3.3) arrangiert werden.

2.3.6 Taktil-haptische Wahrnehmung

Durch und mit der *taktil-haptischen* Wahrnehmung begreift der Mensch seine Umwelt. Taktile Wahrnehmung erfolgt über spezielle Rezeptoren, die vor allem an den Händen und Füßen, aber auch im Mundbereich in hoher Anzahl vorkommen. Die Tastwahrnehmung im Bereich des Mundes wird als orale Wahrnehmung (→ Kap. 2.3.7) bezeichnet. Besonders die Hände be-greifen Gegenstände, das heißt, der Tastsinn dient dem Erkennen und Verstehen. Dieses Begreifen kann nur in Bewegung stattfinden, und wenn der Betroffene nicht zur eigenständigen Bewegung fähig ist, kann dies von Pflegepersonen oder Zugehörigen ersetzt werden. Die fehlende oder eingeschränkte Eigenbewegung wird ausgeglichen, indem Gegenstände am Patienten in seiner Hand bewegt werden.

Bei Menschen mit verbalkognitiven Einschränkungen unterstützt das „Be-greifen“ das Verstehen von Pflegemaßnahmen und vermittelt Sicherheit. Zum Beispiel das *Erspüren von Wasser,* indem die Hände im Wasser bewegt werden. Das *Ertasten von Waschutensilien*, die in die Hände gelegt werden – so kann ein Mensch mit reduziertem Sprachverständnis wahrnehmen und verstehen, dass eine Körperpflege angeboten wird. Das *Ertasten der Bettkante* vor dem Transfer verdeutlicht, wie viel Platz noch vorhanden ist, und gibt Sicherheit.

Ein *„Tastparcours“* kann für taktil orientierte Menschen mit interessanten Gegenständen nach persönlichen Interessen gestaltet werden. Die Zugehörigen bringen gerne be-greif-bare Gegenstände mit, die eine besondere Bedeutung für die wahrnehmungseingeschränkten Menschen haben.

Tasterlebnisse können auch für die Füße in Form eines eigenen Bettvorlegers oder als *Fußbad mit Kieselsteinen* (→ Abb. 3.9) oder *Murmeln* angeboten werden. Wenn durch das Tasten Hände oder Füße aktiviert werden, kann sich diese Zunahme der Bewegung reduzierend auf Ödeme auswirken.

Mit der taktilen Wahrnehmung wird durch das *Ertasten des eigenen Körpers* auch die Körperorientierung gefördert. Das Fühlen ob eine Rasur notwendig ist und sich vielleicht (geführt) selbst zu rasieren, fördert neben der Körperwahrnehmung auch die Selbstbestimmung. Fremdmaterial am Körper, wie Verbände, Infusionszugänge oder Katheter können erfasst, eingeordnet und verstanden werden.

Taktile Neugier ist ein Phänomen, das bei manchen Menschen stark ausgeprägt ist, und dem sie manchmal in einer selbstgefährdenden Art nachkommen, indem sie Katheter oder andere für sie notwendige Geräte ertasten und vielleicht auch entfernen. Die taktile Neugier, die sich mit den eigenen Exkrementen beschäftigt, ist für Angehörige oder Pflegende Ekel erregend. Die Betroffenen werden sich ihres Verhaltens oft erst bewusst, wenn sie die Reaktion von Pflegenden oder Angehörigen bemerken. Dieses fehlende Ekelgefühl erklärt Stähli mit Regression:

> „Wenn bei Patienten – durch die Erwachsenenebene hindurch – eine stark regressive Seite ihrer Seele in Erscheinung tritt, so kann dies mit einem Verlust des Ekelempfindens einhergehen. Dinge, die für den Erwachsenen Objekte des Ekels sind, werden dann nicht mehr als solche erlebt. Eigene Exkremente haben nun nichts Ekelhaftes mehr an sich, sie scheinen zuweilen sogar mit einem gewissen kindlichen Interesse betrachtet zu werden." (Stähli 2004, 77)

In diesen Fällen können gut gewählte taktile Angebote ablenkend sein und eine Alternative bieten. Für die Ablenkung von eigenen Exkrementen ist manchmal Kinderknetmasse (ungiftig!) ein sinnvolles Angebot, das interaktiv mit Zugehörigen oder einer Pflegeperson eingesetzt werden kann.

Dies soll nicht als dauerhaftes Angebot, sondern gezielt nach Abführmaßnahmen eingesetzt werden.

2.3.7 Orale Wahrnehmung

Der Mund ist einer der intimsten Bereiche des Menschen. Daher ist es von großer Bedeutung, ob der betroffene Mensch mit jeder Art von Manipulation in diesem Bereich etwas Positives assoziiert. In den *Pflegeleitlinien der Palliativpflege* (→ Kap. 1.5.1) lautet ein primäres Ziel: der Patient öffnet den Mund freiwillig und verbindet mit der Mundpflege ein angenehmes Gefühl. Die intakte, saubere Mundschleimhaut wird erst unter „weitere Ziele" genannt (Kern 2006, 9).

Der Mund ist als Tastorgan einer der wahrnehmungsstärksten Bereiche des Menschen. Aus der Neurophysiologie weiß man, dass die Aktivierung bestimmter Muskeln in einem körperlichen Bereich die vermehrte Durchblutung des entsprechenden Bereiches im Gehirn zur Folge hat. Des Weiteren ist bekannt, dass die motorischen Fähigkeiten im Mundbereich in unmittelbarer Nähe des Vigilanzzentrums verarbeitet werden. Aus diesen Gründen kann eine Verbesserung der Vigilanz die Folge von oraler Wahrnehmungsförderung sein (Bienstein/Fröhlich 2003, 191).

Eine wachere Präsenz kann auch eine Schluckstörung positiv beeinflussen. Leider wird eine Dysphagie (→ Kap. 3.3.4) im palliativen Bereich selten genau untersucht. Die Patienten werden daher in erster Linie unter dem Aspekt der Sicherheit mit leicht schluckbaren Nahrungsmitteln versorgt.

Orale Wahrnehmungsförderung kann als Anregung im Mund neugierig machen und als angenehm empfunden werden. Wenn diese Angebote in

Konsistenz, Temperatur und Geschmack differieren und in Abstimmung mit den persönlichen Vorlieben und den Ressourcen des Patienten präsentiert werden, steigern sie die Lebensqualität, indem Schluckstörungen vermindert werden. Außerdem kann durch die gesteigerte Aktivität der Mundmuskulatur die Speichelproduktion gefördert, und so die unangenehme Mundtrockenheit von vielen Palliativpatienten verbessert werden.

Fr. W. wird mit einem Hirntumor und – in Folge – mit einer Hemiplegie, einer Aphasie und Dysphagie ins Hospiz verlegt. Genauere Angaben waren leider nicht übermittelt. Zur ersten Mahlzeit wird Fr. W. in eine aufrecht sitzende Position gebracht, und das Essen wird in unterschiedlicher Konsistenz und Temperatur angeboten. Auffallend ist, dass Fr. W alle breiig weichen Nahrungsmittel scheinbar gut schluckt, aber danach husten oder sich mindestens räuspern muss. Nahrungsmittel, die sie erst kauen und somit ausführlich im Mund bewegen muss, schluckt sie problemlos ohne zu husten.

Ein gustatorisch-orales Angebot stellt auch ein sogenanntes Lunchpack (→ Kap. 3.3.4) dar: ein in eine ausgewaschene Kompresse eingelegtes Stück Obst oder Wurst, je nach persönlicher Vorliebe des Patienten, fördert die Bewegung der Mundmuskulatur und die Speichelproduktion (→ Abb. 3.12. und Abb. 3.13). Die Vorliebe für Eis ist mit der durch die Temperaturdifferenz erleichterten Lokalisierbarkeit im Mund erklärbar. Das kalte und breiigere Eis ist gut spürbar, so auch gut auf der Zunge zu platzieren und damit leichter zu schlucken. An der Zungenspitze klebende Tabletten sind mit viel gutem Willen und großen Trinkmengen häufig nicht zu bewältigen. Wenn sie mit einem Löffel in die Mitte der Zunge gelegt werden, gelingt dies leichter, denn an diesem Ort ist das Schlucken möglich und durch den kühleren Löffel wird die Tablette spürbar.

2.3.8 Gustatorische Wahrnehmung

Obwohl der Geschmackssinn im Vergleich zu unseren anderen Sinnen eher schwach ausgeprägt und einfach strukturiert ist, bietet er einen direkten Weg in die Erinnerung.

Nur ein kleiner Teil der Zunge dient dem Schmecken von süß, sauer, salzig und bitter. Den weitaus größten Anteil am Geschmackserlebnis trägt der Geruchssinn. Die Hauptaufgabe der Zunge liegt im Ertasten und Ordnen der Nahrung (orale Wahrnehmung).

Durch die Geschmacksknospen wird der Geschmack wahrgenommen und im Gehirn analysiert. Danach rufen Botenstoffe Erregungsmuster hervor, die den Geschmack als angenehm oder unangenehm empfinden lassen. Bestimmte Nahrungsmittel, beispielsweise Schokolade, steigern im Gehirn die Konzentration von Endorphinen, was Glücksgefühle auslösen kann.

Die gustatorische Wahrnehmung kann im Mund oder an den Lippen als oral-taktiles Angebot eingeleitet werden und mit verschiedenen Geschmacksangeboten neugierig machen.

Dieses Wahrnehmungsangebot gestaltet eine Mundpflege (→ Kap. 3.8.4) mit alternativen Geschmacksideen angenehm und fördert Vertrauen. Die Palliativpflege orientiert die Mundpflege bewusst an den geschmacklichen Vorlieben der Patienten und hat diesbezüglich ein breites Spektrum an Ideen, die teilweise therapeutisch wirksam sind, aber oft der Verbesserung der subjektiv erlebten Lebensqualität dienen.

Alle Getränke können auch mit *Pipette* oder in einer *Sprühflasche* angeboten werden. Getränke oder Früchte (Konservenobst) können durch *Einfrieren* zu *„Eis-Chips"* (→ Kap. 3.8.4) verarbeitet werden. Diese kalten Angebote sind besonders sinnvoll, wenn eine Nahrungsaufnahme nicht möglich ist – auch bei Mundtrockenheit oder bei Schmerzen im Mundbereich. Honig, der auf einem Holzspatel eingefroren ist, zu lutschen, kann bei Schmerzen in Mund und Hals Linderung bringen. Ein Lieblingsgetränk kann, in einer Sprühflasche, auch in der Terminalphase zur Befeuchtung des Mundes und der Lippen benutzt werden.

Ein *gustatorisches* Angebot kann, auch wenn eine Nahrungsaufnahme nicht möglich oder gewollt ist, die Lebensqualität „geschmacklich" verbessern.

Trotz einer Fistelbildung zwischen Luftröhre und Speiseröhre will ein Patient, der verschiedene Suppen oder Kompott über eine PEG erhält, immer einen Löffel „normal" essen, damit er schmecken kann, was er „isst". Manchmal spuckt er es nach dem Schmecken wieder aus, manchmal schluckt er es, obwohl er weiß, dass er dann husten muss. Getränke, die er über PEG erhält, müssen immer viel Kohlensäure enthalten, weil er dann beim Aufstoßen den Geschmack im Mund wahrnehmen kann.

2.3.9 Olfaktorische Wahrnehmung

Auf der Nasenschleimhaut fangen Rezeptoren Duftmoleküle auf und leiten sie zum Limbischen System weiter, wo Gerüche und Emotionen verarbeitet werden. Hier werden Düfte mit emotionalen Erinnerungen verknüpft. Diese Assoziationen können sowohl sehr positiv, als auch sehr negativ sein.

Basale Stimulation will olfaktorische Angebote machen, ohne manipulative Absichten. Nicht die Wirkung eines Duftstoffes steht im Vordergrund, sondern die *Bedeutsamkeit eines Geruchs für den Patienten.*

Das gezielte Heranführen von Gerüchen an den Patienten kann sinngebend wirken, wenn die verbale Verständigung behindert ist (→ Kap. 3.8). Ein Geruchsangebot kann Patienten auf Mundpflege einstimmen, ohne dem Intimbereich „Mund" zu nah zu kommen. Daher bieten sich in der

Basalen Stimulation der Einsatz von *natürlichen, biografisch bedeutsamen* Düften, wie *eigene Pflegeprodukte*, *Parfüm* oder *Blumen aus dem eigenen Garten* an. *Orangenschalen* auf der Heizung, oder *frisch geschnittenes Gras*, können durch den Bezug zur Jahreszeit orientierend sein.

Neben diesen Angeboten von natürlichen bekannten Düften (z.B. frische Blumen oder Kaffee) unterscheidet die Basale Stimulation eine zweite Variante einer olfaktorischen Wahrnehmungsförderung: das *Belassen eines vertrauten Geruchs*, z.B. *getragene Kleidung, eigene Pflegemittel, ein eigenes Kopfkissen*. Diese Gerüche geben Sicherheit und vermitteln das Gefühl von Vertrautheit.

Eine junge Mutter ist infolge eines Glioblastoms in mehreren Wahrnehmungsbereichen stark eingeschränkt. Sie orientiert sich besonders durch olfaktorisches und taktiles „Erfassen" ihrer Umwelt. Als die Familie ein Plüschtier ihres Kindes mitbringt, nimmt sie es in die Hände und riecht daran. Sie lächelt und wird sofort ruhig, hält es auch in der Folgezeit immer fest und legt es sich zum Schlafen bewusst vor ihre Nase. Eine Bewohnerin legt einen getragenen, ungewaschenen Schlafanzug ihres Mannes nachts neben ihren Kopf und kann so mit einem vertrauten Geruch an ihrer Seite schlafen.

Basale Stimulation und Aromapflege

Die Konzepte Basale Stimulation und Aromapflege arbeiten beide mit olfaktorischen Angeboten und ergänzen sich gegenseitig gut. Die Herangehensweise an ein Duftangebot und die Begründung dafür unterscheiden sich jedoch und zeigen, dass es sich um unterschiedliche „Philosophien" handelt.

„Unter Aromapflege verstehen wir (die Vertreter der Aromapflege) ... den Einsatz ätherischer Öle fürs allgemeine körperlich-seelische Wohlbefinden und für die Schönheit. Die reinen Essenzen sind wirkkräftige Zusätze in Körperpflegemitteln und Kosmetik, in Massageölen, Bädern und Duftlampen. Sie pflegen die Haut, unterstützen die Abwehr- und Selbstheilungskräfte, dienen der Vitalisierung, Konzentrationsförderung, Entspannung und Beruhigung."(www.forum-essenzia.org/wissenswertes/aetherische-oele/index.html) Hier werden Düfte mit dem Wissen der körperlich-seelischen Wirkung verwendet, z.B. Lavendel zur Beruhigung, mit dem Wissen um diese Wirkung.

Die olfaktorischen Angebote der Basalen Stimulation hingegen, werden individuell nach ihrer *Bedeutung* für den betroffenen Menschen ausgewählt: biografische Sinnhaftigkeit, bekannte Strukturen, Rituale, Angebote zur Orientierung. In der Basalen Stimulation bieten sich daher individuell *sinnhafte* olfaktorische Angebote an: Orangenschalen und Fichtenharz (saisonale Orientierung = Weihnachtzeit), eigene Pflegeprodukte (situative

Orientierung = Körperpflege), bekannte Gewürze (Appetitanregung), nach dem eigenen Waschmittel riechende Kleidung (eigenes, vertrautes Lebensgefühl). Beispiel: Eine Lavendel-Auflage wird zur Beruhigung eingesetzt mit dem Wissen, dass Lavendel für diesen Menschen eine Bedeutung hat, dass er zuhause ein Lavendelsäckchen an seinem Bett liegen hat, und so seine vertraute und beruhigende Wirkung kennt und mag.

2.4 Körperwahrnehmung

Exterozeption bedeutet Wahrnehmung der Außenwelt (durch die Fernsinne), analog dazu wird die Wahrnehmung aus dem eigenen Körper als *Interozeption* bezeichnet. Die Wahrnehmung des eigenen Körpers, unterscheidet die *Propriozeption* (Wahrnehmung von Position, Körperlage und -bewegung im Raum) und die *Viszerozeption* (Wahrnehmung von Organtätigkeiten). Während wir auf der einen Seite mittels der Fernsinne eine orientierende Gedächtnisstruktur über unsere Umwelt aufbauen, bildet sich auf der anderen Seite ein Körpergedächtnis aus der *interozeptiven Wahrnehmung*. Dieses Körpergedächtnis vermittelt das eigene Körperschema, welches die kognitiv gespeicherte Vorstellung des eigenen Körpers als Produkt von allem, was wir mit unserem Körper erlebt haben, beinhaltet. Diese vorhandenen, nicht immer bewussten Informationen beeinflussen die aktuelle Wahrnehmung unseres Körpers. Phantomphänomene nach Amputation von Extremitäten sind ein Beispiel für einen Konflikt zwischen dem gespeicherten Körperschema, der mentalen Repräsentation im Gehirn und der Realität. Pickenhain beschreibt die mentale Repräsentation des Körper-Ich als komplizierte Verknüpfung innerhalb des neuronalen Netzwerks des Gehirns. In diesen wird mit gespeicherten Erinnerungen und aktuellen Informationen das Handeln in einer dem emotionalen Zustand entsprechenden Form ausführt (Pickenhain 2000, 91).

Das Körperbild beschreibt die subjektiv empfundene, nicht immer realistische Form des eigenen Körpers in einer visuellen (weniger kognitiven) Vorstellung. Beispiel für ein nicht reales, sondern subjektives Körperbild, ist das Selbstbild von Menschen mit Essstörungen.

Das Körpergefühl spiegelt das momentane Körperbild wider, das sich auch sehr schnell ändern kann und ist eher emotional als kognitiv begründet. Menschen, deren Körperbild infolge bewegungslosen Liegens verändert ist, leiden auch unter einer Irritation ihres Körpergefühls.

Die Körperwahrnehmung, als subjektiv erlebte Wahrnehmung des eigenen Körpers, ist Voraussetzung zur Wahrnehmung der Umwelt und damit zur Orientierung und Interaktion. Auf der Ebene von *somatischer*, *vestibulärer* und *vibratorischer Wahrnehmung* macht die Basale Stimulation Angebote zur gesamten Körperwahrnehmung. Der Körper des Menschen ist durch die Anwesenheit von Geist und Seele geprägt und alle Erfahrungen des Körpers sind auch Erfahrungen der Psyche und des Bewusstseins.

Basale Stimulation geht davon aus, dass körperliche Bewusstlosigkeit nicht mit einer seelischen oder psychischen Bewusstlosigkeit gleichzusetzen ist. Das Erleben des eigenen Körpers ist für Menschen elementar und auch sterbende Menschen haben das Bedürfnis nach Wahrnehmung, Bewegung und Kommunikation auf körperlicher Ebene, um sich selbst in dieser letzten Lebensphase nicht zu verlieren.

2.5 Reaktionen von wahrnehmungsveränderten Menschen

2.5.1 Habituation

Habituation bezeichnet die Gewöhnung an einen beständigen, gleichbleibenden Reiz. Wenn sich eine Reizsituation nicht verändert, nimmt die aktive Differenzierungsfähigkeit ab und reduziert sich allmählich auf grobe Wahrnehmung wie Druck, Temperatur und Schmerz.

Habituation kann alle Wahrnehmungsbereiche betreffen und wird oft nur durch Symptome, wie Orientierungsstörungen, Koordinationsstörungen Apraxie und Apathie deutlich. Eine Reduktion der eigenaktiven Bewegungsfähigkeit führt zur massiven Veränderungen des Körperbildes. Durch eine vorwiegend liegende Position kommt es zu einer Fehlempfindung der eigenen Körperwahrnehmung. Die Füße spüren keinen Widerstand, vermitteln keine Orientierung und kein Raumgefühl. Alle Körperkonturen verschwimmen, Körperteile verlieren ihre Gestalt, die Wahrnehmung begrenzt sich immer mehr auf das Körperzentrum und undifferenzierte Umrisse. Dieser Verlust des Körperselbstbildes wird durch Weichlagerung auf Antidekubitusmatratzen beschleunigt. Menschen reagieren mit Verhaltensveränderungen, Koordinationsstörungen, Angst, Unruhe, Desorientierung und Verwirrtheit. Hier ist eine Habituationsprophylaxe (→ Kap. 5.1.1) in Form von körperorientierenden Angeboten unbedingt notwendig.

Das Hören und der Geruchsinn können ebenso *habituieren*. Gleichbleibende Geräusche, das dauerhaft eingeschaltete Radio, Geräte mit monotonen Motoren, Duftlampen oder gleichbleibende Raumbeduftung, auch schlechte Gerüche können nicht mehr wahrgenommen und differenziert werden. Der betroffene Mensch kann sich dem nicht entziehen, er kann weder seine Ohren noch seinen Geruchsinn verschließen.

Wahrnehmungsangebote sollen nur für einen begrenzten Zeitraum und in unterschiedlichen Formen angeboten werden. Eine Zeit der Stille, ohne akustische Anregung kann eine Nische sein, in der ein leistungsfreier Raum zum Rückzug zur Verfügung steht.

Die visuelle Habituation durch den beständigen Blick auf eine weiße, wenig strukturierte Zimmerdecke kann für Menschen mit einem geringen Aktionsradius neben Apathie auch zu Halluzinationen führen. Menschen reagieren mit Rückzug, sie verschließen sich gegen alle Interaktionen mit der Umwelt, sie wirken wie in einem Dämmerzustand.

Bei allen Wahrnehmungsangeboten der Basalen Stimulation sind individuelle und kreative Variationen notwendig, um der Habituation und der sensorischen Deprivation (Entzug von Sinneseindrücken) entgegen zu wirken, und eine angemessene Wahrnehmungsförderung zu gewährleisten.

2.5.2 Taktile Abwehr

Taktile Abwehr kann eine Reaktion eines wahrnehmungsveränderten Menschen bei Reizen sein, die er nicht versteht, oder aus anderen Gründen nicht will. Die Ursache kann eine Reizüberflutung sein. Wird ein desorientierter Mensch mit mehr Reizen konfrontiert, als er momentan sinngebend verarbeiten kann, ist er nicht mehr in der Lage, adäquat zu reagieren. Das verursacht Stress und wird mit Abwehr, scheinbar aggressivem Verhalten oder kontrakter Haltung beantwortet.

Taktile Abwehr wird auch im oralen Wahrnehmungsbereich beobachtet. Der Versuch, eine Mundpflege anzubieten, wird durch Wegdrehen des Kopfes oder festes Verschließen des Mundes abgewehrt. Nach einer Pause kann ein neuer Versuch mit einer sinngebenden Einleitung gemacht werden. Unter Einbezug anderer Sinneseindrücke, wie beispielsweise einer Geschmacksvariation, kann ein Patient bei einer Mundpflege wieder zur Interaktion bereit sein. Prinzipiell sind alle Pflegemaßnahmen der Basalen Stimulation als *voraussetzungslose Angebote* (→ Kap. 2.1) zu verstehen. Wenn der Patient diese ablehnt, ist es Aufgabe der Pflegeperson, über andere Zugangswege und andere Angebote nachzudenken oder die Ziele des Patienten neu zu eruieren.

2.5.3 Autostimulation

Leidet ein Mensch unter einer sensorischen Deprivation, in Folge reduzierter Wahrnehmungsfähigkeit oder Bewegungsmangel, hat er die Möglichkeit, diesen Mangel in Teilbereichen auszugleichen. Die *Autostimulation* kann zielgerichtet und sinnvoll sein oder auch monoton und selbstverletzend. Schädigende Versuche der Selbsthilfe, um sensorische Informationen zu erhalten, sind vor allem in den basalen Wahrnehmungsbereichen zu beobachten, mit dem Ziel, Körperinformationen zu erhalten.

Somatische Autostimulation zeigt sich beispielsweise in Nestelbewegungen, Reiben, Kratzen und gleichförmigem Streichen auf der Bettdecke oder auf der eigenen Haut. Auch eine extreme Form der Selbstverletzung, wie das Schlagen mit dem Kopf an den Bettrahmen, kann Ausdruck von mangelnder sensorischer Anregung sein.

Vestibuläre Autostimulation äußert sich, indem der Patient Schaukelbewegungen mit dem Oberkörper, mit einzelnen Extremitäten, manchmal auch mit dem Kopf stereotyp und rhythmisch wiederholt.

Der starke Bewegungsdrang von Menschen mit Morbus Alzheimer kann als Kompensationsversuch gegen den Verlust des Körperbildes, und somit auch als eine Form der Autostimulation gesehen werden.

Vibratorische Autostimulation präsentiert sich unter anderem in Knirschen mit den Zähnen, monotonem Brummen, Lautieren oder Kratzen mit den Fingernägeln auf der Bettdecke.

Wenn Autostimulation als Ausdrucksverhalten und Folge sensorischer Deprivation beobachtet wird, besteht die Möglichkeit, den erlebten Mangel durch zielgerichtete sensorische Angebote auszugleichen. Diese Angebote sollen eine eindeutige Körperorientierung vermitteln und wenn möglich, im gleichen Wahrnehmungsbereich angeboten werden, in dem der Patient durch Autostimulationsmechanismen Anregung sucht.

Fr. D. leidet unter einem Glioblastom mit einer Aphasie und einer Hemiplegie. Sie ist sehr zurückgezogen und verschlossen und scheint unter der eingeschränkten Mitteilungsfähigkeit zu leiden. Da sie Menschen in ihrem Umfeld nicht immer fixieren kann, glauben wir, dass sie zusätzlich unter einer zentralen Blindheit leidet. Die Lokalisation des Tumors würde dies erklären. Zeitweise, vor allem nachts, beginnt sie zu brummen, sie lautiert und wird dabei immer lauter. Von einem Schmerzausdruck ausgehend, verabreichen wir Analgetika und nachfolgend Lorazepam, da wir Angst als Ursache nicht ausschließen können. Die Medikation macht Fr. D. zwar müde, aber sie brummt noch immer fast ununterbrochen. Im Nachtdienst versuche ich mit Musik eine Beruhigung, was alleine keine Änderung bewirkt. Als ich Fr. D. im Bett aufsetze, an mich gelehnt wiege und beginne ein Lied mitzusingen, verändert sich das Brummen. Sie scheint das Lied zu erkennen und brummt zuerst melodisch mit, um etwas später sogar einzelne Liedpassagen in Text und Melodie mit zu singen. Nach 3 Liedern schläft sie ein. Ich lagere sie mit festem Druck körperorientierend in Seitenlage und sie schläft den Rest der Nacht ohne zu lautieren. In den folgenden Nächten konnte die Oma von Fr. D., gemeinsam mit ihrer Enkelin, auf diese Weise die Nacht einsingen.

Fr. D. war durch ihre Erkrankung sensorisch stark eingeschränkt, ihr Körperbild durch die Hemiplegie verändert und die visuelle Orientierung durch die Blindheit gestört. Dies grenzte zusätzlich zum sprachlichen Defizit, die Interaktionsmöglichkeiten massiv ein. Die körperliche Unruhe und das Brummen oder Lautieren können als Versuch gesehen werden, sich selbst Spürinformation und damit Körperorientierung zu verschaffen.

2.6 Entwicklung des Konzeptes

Der Internationale Förderverein Basale Stimulation wurde 2000 gegründet und hat sich die Sicherung und Förderung der Bildung, Gesundheitspflege und Lebensbegleitung schwer beeinträchtigter oder von schwerer Beeinträchtigung bedrohter Menschen mit dem Konzept Basale Stimulation zur Aufgabe gemacht.

Der Verein verfolgt die sinnvolle Weiterentwicklung des Konzepts, die Erarbeitung neuer konzeptrelevanter Erkenntnisse in Wissenschaft und Praxis und deren Publikation. Der Verein unterstützt die Aus-, Fort- und Weiterbildung für Interessierte, insbesondere für pädagogische, pflegerische und therapeutische Fachleute, die Qualitätssicherung in Hinsicht auf die Arbeit mit dem Konzept und die Zusammenarbeit verschiedener Institutionen sowie den Austausch von Erfahrungen aus (Heil-) Pädagogik, Pflege und Therapie. Die Weiterbildung erfolgt in Basisseminaren für Basale Stimulation die von lizenzierten Kursleitern oder Praxisbegleitern für Basale Stimulation angeboten werden. Die Inhalte eines 3 Tagen umfassenden Basisseminars sind:

- theoretische Grundlagen des Konzeptes,
- zentrale Ziele der Basalen Stimulation,
- praktische Angebote wie Waschungen, Einreibungen,
- individuelle Anamnese und Wahrnehmungsförderung,
- praktische Übungen zur Selbsterfahrung, Reflexion und Umsetzung in die Praxis,
- teilnehmerorientierte Besprechung von Transfermöglichkeiten für individuelle Einzelbeispiele.

Die Praxisbegleiter haben sich in einer einjährigen berufsbegleitenden Weiterbildung für die Weitergabe des Konzeptes qualifiziert. Sie sind zu regelmäßigen Fortbildungen verpflichtet und benötigen eine Lizenz zur Veranstaltung von Seminaren und zur Verwendung des Vereinslogos. Unter dieser Voraussetzung wird die Qualität der angebotenen Seminare gesichert.

Weiterbildung, Kongresse und Fachtagungen sowie eine Liste von lizensierten Fachleuten sind auf der Homepage des Internationalen Fördervereins Basale Stimulation zu finden (www.basale-stimulation.de).

3 Die zentralen Ziele der Basalen Stimulation in der Palliativpflege

Basale Stimulation wird häufig als eine definierte Pflegetechnik verstanden, manchmal auch so vermittelt und oft in dieser Art umgesetzt. In der Vergangenheit wurden Stimulationstechniken für einzelne Krankheitsbilder schematisch dargestellt und anhand dieser Schemata im Sinne der Wahrnehmungsförderung eines beeinträchtigten Menschen umgesetzt. Diese pflegetechnische „Bereizung" wurde zum Beispiel als Möglichkeit der Kontaktaufnahme mit Menschen im Wachkoma auf der somatischen Wahrnehmungsebene praktiziert. Die Intention bei der Anwendung Basaler Stimulation war oftmals, eine Reaktion des Patienten oder eine Form der Eigenaktivität zu provozieren. Auf Überwachungsmonitoren wurde, anhand von Blutdruck- und Herzfrequenzmessungen, die entspannende Wirkung einer basal stimulierenden Anwendung, z. B. einer beruhigenden Waschung dokumentiert. Dies unterstrich einerseits die Wirksamkeit der Basalen Stimulation, andererseits förderten Versuche basaler Stimulation, bei denen die gewünschte Wirkung nicht zu messen war, die Resignation der Pflegenden.

Durch diese Situation kam es zu einem nicht unerheblichen Erfolgsdruck bei den Patienten und vor allem bei den Pflegenden. Es wuchs aber auch das Bedürfnis, das Konzept wieder weniger als Technik, sondern mehr an einem individuellen Menschenbild zu orientieren. Um die Bedürfnisse schwerstkranker Menschen zu erfassen, haben Bienstein und Fröhlich die Grundgedanken des Konzeptes weiterentwickelt.

> „Der Vereinzelung von pflegerischen Maßnahmen muss mittels übergeordneter Ziele entgegengewirkt werden und eine höhere Flexibilität für alle Beteiligten geschaffen werden. Aus diesem Grund beschreiben die zentralen Ziele Perspektiven aus dem Leben der Patienten. Nicht die pflegerischen Aktivitäten aus dem Berufsleben der Pflegenden stehen im Vordergrund."
> „Um Anforderungen an die eigene Professionalität zu formulieren, ist ein Perspektivenwechsel nötig. Es ist erforderlich, sich in die Situation der Patienten und deren Angehörige hineinzuversetzen, um einen Wechsel des Standpunkts vorzunehmen, um daraus Ansprüche an die Pflege abzuleiten." (Bienstein/Fröhlich 2003, 78 ff.)

Schon seit der Konzeptentwicklung war es die Intention der Basalen Stimulation, *voraussetzungslose Angebote* (→ Kap. 2.1) zu machen, die gerade auch bei scheinbar reaktionslosen Patienten der Wahrnehmungsförderung dienen. Die Selbstbestimmung eines Menschen soll in einer prozesshaften Beziehung gefördert werden. Dazu sind *personale Interaktion* und ein gemeinsamer Entwicklungsprozess zwischen Pflegenden und Patient nötig.

Die Aktivitäten der Pflegenden werden dadurch zu Angeboten, die von den Patienten angenommen, aber auch abgelehnt werden können. Der Patient ist als Individuum Subjekt seiner eigenen Entwicklung und wird durch die basal stimulierende Pflege darin unterstützt. Diese Art der pflegerischen Begleitung behandelt den Menschen nicht als Objekt der Pflege, indem der Patient durch ein starres Bearbeiten von Pflegetechniken stimuliert wird, sondern die Pflegeangebote entstehen aus einem, auf den betroffenen Menschen zugeschnittenen Konzept, das es ermöglicht, individuell mit dem betroffenen Menschen zu interagieren.

> „Basale Stimulation ist keine Methode, keine Technik. Basale Stimulation versteht sich als ein Konzept, das heißt, eine gedankliche Annäherung an die Probleme und Schwierigkeiten sehr schwer beeinträchtigter Menschen. Konzept meint, dass es sich nicht um eine fertig formulierte und endgültig festgelegte Therapie bzw. Pädagogik handelt, sondern um einige essentielle Grundgedanken, die immer wieder neu bedacht und angepasst werden müssen." (Fröhlich 1999, 10)

Als Leitlinien für die Bedürfnisse sind die zentralen Ziele aus der Sicht des betroffenen Menschen formuliert:

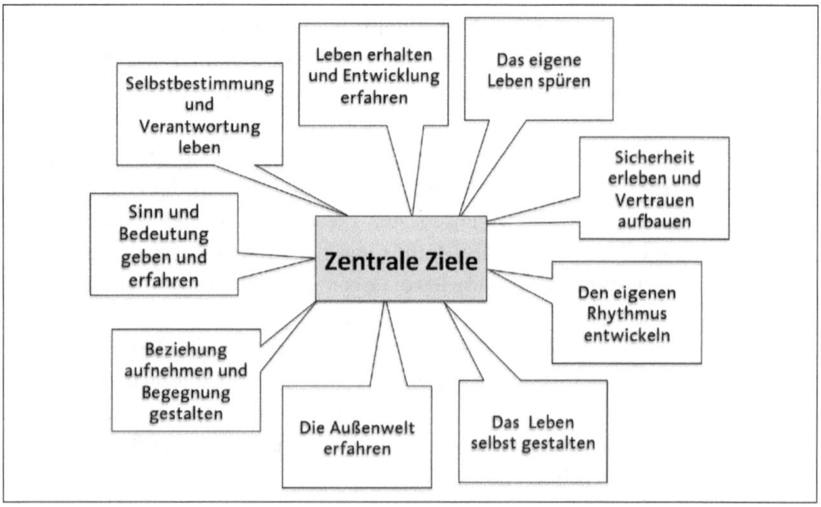

Abb. 3.1: Zentrale Ziele

Die zentralen Ziele der Basalen Stimulation erscheinen in einer bestimmten Struktur, jedoch ist diese nicht bei jedem Menschen gleich und es kann zu verschiedenen Zeitpunkten unterschiedliche Prioritäten geben.

Die physischen Symptome bei sterbenden Menschen in der Palliativpflege, und deren spirituellen oder psychosozialen Bedürfnisse, können aus dem Blickwinkel unterschiedlicher Ziele gesehen werden. Beim Thema Nahrungsaufnahme lässt sich das beispielhaft zeigen:

- Nahrungszufuhr ist für Menschen lebensnotwendig und hat eine hohe Priorität. Daher kann das Ziel „*Leben erhalten*" für diesen Menschen im Vordergrund stehen.
- Nahrungsverweigerung kann ein Erleben von „*Selbstbestimmung und (Selbst-) Verantwortung*" bedeuten.
- Gemeinsames Essen kann ein Ausdruck von „*Beziehung aufnehmen und Begegnung gestalten*" sein.
- Bei Schluckunfähigkeit kann das Schmecken, Kauen und Ausspucken von Nahrungsmitteln eine Möglichkeit sein, „*das eigene Leben zu spüren*".
- „*Den eigenen Rhythmus entwickeln*" – das kann nötig werden, wenn sich die Nahrungsaufnahme krankheitsbedingt verändert.
- Wenn Wahrnehmungsstörungen, z.B. infolge eines Hirntumors, das visuelle Erkennung von Nahrungsmitteln erschweren, werden andere Sinne nötig, um dem Essen „*Sinn und Bedeutung geben*" zu können und so zu verstehen, um was es gehen kann.

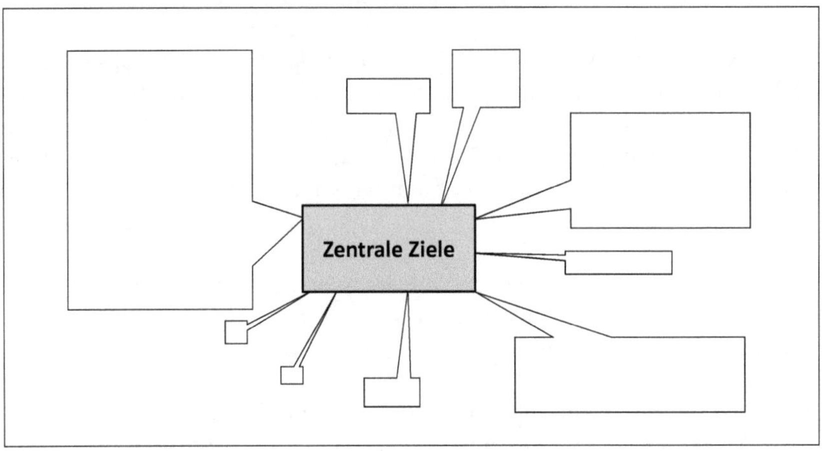

Abb. 3.2: Priorität Zentrale Ziele

Daher ist es wichtig, das Ziel, und damit die Motivation des Patienten, für ein bestimmtes Verhalten zu kennen. Diese Motive können sowohl physische als auch psychosoziale oder spirituelle Gründe haben. Die defizitorientierte Sichtweise reduziert das Bild eines Patienten auf bestimmte Krankheitssymptome. Der Anspruch, den Menschen als Subjekt, als gleichberechtigtes Gegenüber wahrzunehmen, bedeutet, neben seiner physischen Realität auch die psychosozialen und spirituellen Aspekte seines Menschseins wahrzunehmen. Fröhlich sagt, dass wir mit den Methoden der Basalen Stimulation den ganzen Menschen ansprechen und eine willkürliche Unterscheidung zwischen körperlicher und seelischer Wirkung nicht möglich ist.

Somit entsprechen die zentralen Ziele dem Anspruch nach einem *ganzheitlichen Menschenbild* (→ Kap. 1.5) wie es auch Palliative Care zugrunde liegt.

Der Versuch, sich gedanklich in den Patienten hinein zu versetzen, die Situation aus seiner Sicht zu verstehen, und eine Bedeutung für ihn persönlich abzuleiten, erfordert die Bereitschaft der Pflegenden, sich auf den Menschen einzulassen. Eine gemeinsam und prozesshaft gestaltete Pflege lebt durch das Einfühlungsvermögen der an der Pflege Beteiligten. Die Pflegenden müssen aber auch in der Lage sein, sich abzugrenzen, um professionell handlungsfähig zu bleiben.

Wenn Menschen ihre Bedürfnisse nicht verbal oder nonverbal äußern können, sind alle Betreuenden auf ihre Wahrnehmung und ihre subjektive Interpretation angewiesen. Die Bedürfnisse schwerkranker und sterbender Menschen ändern sich oft innerhalb kürzester Zeit. Die Palliativpflege muss sich immer am aktuellen Zustand der Patienten orientieren und sich den jeweiligen Bedürfnissen anpassen.

Der Pflegeprozess ist dynamisch und erfordert Flexibilität und Kreativität. Dieser Dynamik gerecht werden zu können, ist möglich, wenn die Bedürfnisse des Patienten losgelöst von bekannten Pflege- und Verhaltensmustern betrachtet werden. Das heißt, bei jeder Begegnung ist eine neue Offenheit dem Patienten gegenüber notwendig, um seine aktuellen Bedürfnisse und damit sein zentrales Ziel erfassen zu können. Der Zen-Meister Shunryu Suzuki (1905–1971) hat diese geistige Offenheit als „Anfängergeist" beschrieben, der immer wieder neu auf eine Situation oder einen Menschen blickt.

> „Anfängergeist ist leer, frei von Verhaltensvorschriften und Routinen, offen gegenüber allen Möglichkeiten. Anfängergeist hat viele Möglichkeiten, der des Experten nur wenige." (Shunryu Suzuki)

Wie die Palliativpflege, folgt auch die basal stimulierende Pflege individuellen Variationen. Eine Ganzkörperwaschung, die normalerweise zur täglichen Hygiene durchgeführt wird, kann mit dem Fokus auf aktuelle Ziele jeweils unterschiedlich gestaltet werden:

- *Sicherheit erleben und Vertrauen aufbauen* – die Pflegeperson unterbricht weder den Körperkontakt noch den Blickkontakt.
- *Den eigenen Rhythmus entwickeln* – die Waschbewegung betont den Atemrhythmus des Patienten oder erfolgt in einer Zeit, die dem biografischen Tagesrhythmus des betroffenen Menschen entspricht.

- Die Außenwelt erfahren – eine Waschung wird nicht im Bett sondern im Bad oder mindesten an der Bettkante angeboten.
- *Beziehung aufnehmen und Begegnung gestalten* – die Waschung wird als Begegnungsebene genutzt oder zur Waschung werden Zugehörige integriert.
- *Sinn und Bedeutung geben und erfahren* – Waschutensilien, Material kann zuerst ertastet und so das Vorhaben einer Waschung verstanden wird.
- *Selbstbestimmung und Verantwortung leben* – wenn der Patient keine Waschung wünscht, wird das respektiert.

Im Pflegeprozess sind Pflegeziele der Teil der Pflegeplanung, der richtungsweisend für die Pflegemaßnahmen ist. Meist haben diese Ziele eine rehabilitative Ausrichtung, oder sie dienen dem Schutz vor Schaden (z. B. Prophylaxen). Wesentlich seltener werden die Ziele des betroffenen Menschen aus seiner Sicht formuliert. Die individuellen Ziele der Palliativpflege sind in ihren Formulierungen den zentralen Zielen der Basalen Stimulation häufig sehr ähnlich. Die Ziele der Palliativpflege beschreiben keine Aufgaben, oder standardisierte Handlungsabläufe, sondern sie folgen dem tatsächlich geäußerten oder dem mutmaßlichen Willen der betreuten Menschen, in seinem Bestreben nach Entwicklung und Selbstbestimmung. Die Begleitung dieser Entwicklung erfolgt nach dem Bedürfnis des Patienten, nicht nach Notwendigkeiten fürsorglichen Handelns. Die Trauerberaterin und Autorin Monika Müller (2006) beschreibt diese Hilfe mit anderen Worten:

> „Helfen heißt nicht, jemanden an einer Erfahrung hindern, sondern jemandem in und nach einer Erfahrung beistehen." (Monika Müller)

Im Folgenden werden die zentralen Ziele der Basalen Stimulation im palliativen Kontext mit Beispielen beleuchtet.

Jeder Mensch hat individuelle Prioritäten und alle „Themen" können aus dem Blickwinkel unterschiedlicher Ziele betrachtet werden. Einem Anspruch auf Vollständigkeit kann nicht entsprochen werden, da jeder Mensch seine ganz eigene Sicht auf das Leben und Sterben hat.

3.1 Leben erhalten und Entwicklung erfahren

> „Es geht nicht darum, dem Leben mehr Tage zu geben, sondern den Tagen mehr Leben." (Cicely Saunders)

Dieses Zitat von Cicely Saunders ist zum Leitspruch der Hospizbewegung und Palliative Care geworden. Die Aussage macht deutlich, dass es nicht darum geht, Leben um jeden Preis zu verlängern, sondern darum, die individuell erlebte Lebensqualität in der verbleibenden Lebenszeit zu optimieren.

Leben erhalten und Entwicklung erfahren – das gehört zusammen und impliziert verschiedene Blickwinkel. Viele Menschen fürchten sich vor dem Angwiesen sein, Leben erhalten um jeden Preis, völliger Abhängigkeit von Maschinen, ohne Hoffnung auf Veränderung und Entwicklung. Vielleicht heißt Entwicklung für einige Menschen auch, das Sterben bewusst anzunehmen, und das Leben, so lange es geht, als Chance zur persönlichen Entwicklung zu nutzen. Ein sterbender Mensch ist ein lebender Mensch, der sich in verschiedene Richtungen entwickeln kann. Auch für ihn ist eine gute medizinische und pflegerische Symptomkontrolle wichtig. Alle Aktivitäten, die der Lebenserhaltung dienen, wie Atmung, Nahrungsaufnahme und Bewegung, müssen in der Ausrichtung auf die individuellen Bedürfnisse erfolgen. Selbstwahrnehmung und Fremdwahrnehmung stimmen nicht immer überein. Die häufig zu hörende Aussage „das ist doch kein Leben mehr“ steht im Gegensatz zum Wunsch des Patienten, dieses Leben so lange es möglich ist, in guter Lebensqualität zu erhalten.

„Leben bis zuletzt“ – ein Slogan der Hospizbewegung, steht den Rufen in Teilen der Gesellschaft nach ärztlich assistiertem Suizid und aktiver Sterbehilfe diametral entgegen. Palliative Care unterstützt schwerkranke und sterbende Menschen, ihr Leben bis zuletzt in physischer, psychischer, sozialer und spiritueller Dimension zu erleben. Würde ist jedem Menschen in gleichem Maße zu Eigen und wird nicht durch Krankheit, Desorientierung oder Bewusstlosigkeit eingeschränkt.

3.1.1 Entwicklung

Monika Müller beschreibt in ihrem Buch „Dem Sterben Leben geben“ den Geist, „sich das Leben zu nehmen“ und zitiert einen 20-jährigen Mann der wenige Wochen vor seinem Tod sagte: „Meine Taschen sind voll. Ich habe nichts ausgelassen, weder an Richtigem noch an Falschem. Natürlich würde ich gerne noch Weiteres ausprobieren und mehr Leben kosten, aber es wären nur Variationen. Ich glaube, ich kann gehen.“ „Dieser Mann hat sich das Leben genommen – in vollen Zügen ausgekostet und weiß, er kann jetzt loslassen und gehen.“(Müller 2006, 18)

Entwicklung findet in jeder Lebensphase statt. Schwerkranke Menschen erwarten häufig eine positive Entwicklung ihres körperlichen Zustandes. Wenn die Realität sie zwingt, in eine nicht mehr kurative Richtung zu denken, kann möglicherweise eine persönliche spirituelle Entwicklung den Blickwinkel ändern.

Fr. H. wird von einer Palliativstation ins Hospiz verlegt. Sie ist sich bewusst, dass dies ihr letzter Lebensort ist und sie will ihre letzte Zeit so weit wie möglich mit Leben füllen. Das Ziel „Leben erhalten" hat oberste Priorität. Bei einem bestehenden Ileus fordert sie daher eine ausreichende parenterale Ernährung ein. Durch die Veränderung der Applikationszeit in die Nacht, ist sie am Tag weniger eingeschränkt. Auch prophylaktisch wirksame Medikamente erhält sie auf eigenen Wunsch weiter. Eine Physiotherapeutin arbeitet mit ihr an ihrer Beweglichkeit und lindert durch manuelle Lymphdrainage die für sie belastende Mobilitätseinschränkung. Die in der Klinik begonnene Atemtherapie mit dem Ziel der Pneumonieprophylaxe, wird bei uns durch eine palliative Atemtherapie ersetzt. Frau H. ist zunächst irritiert, empfindet dann aber die entspannende Komponente dieser Behandlung als Bereicherung. Das Ziel „Entwicklung erfahren" hat für Fr. H. erst keine Bedeutung. Sie wünscht sich Kunsttherapie als „Zeitvertreib". Im weiteren Verlauf fällt den betreuenden Pflegepersonen eine deutliche Zunahme von farbigen Bildern auf. Als Fr H. darauf angesprochen wird, reflektiert sie selbst ihre zunächst düsteren Bilder als „große schwarze Verunsicherung", die jetzt neue „farbige Perspektiven" erhalten haben.

Entwicklung kann im (therapeutischen) Fortschritt aber ebenso in der Entfaltung einer neuen Perspektive erscheinen. Es gibt keine vorgegebene Entwicklung, die Richtung gibt der betroffene Mensch vor. Das Palliative Care Team kann nur begleiten. Ziel dieser Begleiter ist, ein Angebot zur individuellen Entwicklung zu machen – ob er dies annimmt oder ablehnt, entscheidet der betroffene Mensch selbst. Er allein hat die Selbstverantwortung für diese Entwicklung. Von den Pflegenden fordert das Gelassenheit und das Wissen, dass der Patient die notwendigen Ressourcen und ein Entwicklungspotenzial hat. Leben – das zeitlich limitierte Leben zu erhalten, solange es aus subjektiver Sicht qualitativ gut ist. Sterben – sich aktiv und autonom von seinem Leben zu verabschieden, kann als der Abschluss eines lebenslangen Lern- und Entwicklungsprozess gesehen werden.

3.1.2 Leben heißt Atmen

Die Bedeutung der Atmung für das Leben ist hinreichend bekannt, bewusst wird dies jedoch erst, wenn spürbare Problem auftreten.

„Leben ist das Einatmen der Zukunft", sagte der französische Philosoph Pierre Leroux (1797–1871) und beschreibt damit das Gefühl, nach einer Belastung oder einem Schrecken, „erst mal durchatmen" zu müssen, um dann vielleicht bewusster weiterleben zu können.

Atmen – eine lebensnotwendige Selbstverständlichkeit, ist für Menschen in einer palliativen Behandlung mit vielen Einschränkungen, teilweise mit existenziellen Ängsten verbunden.

Die Palliative Atemtherapie ist eine Spezialisierung der Atemtherapie. Sie ermöglicht, körperliche Ängste und Nöte von Schwerkranken und Sterbenden zu mindern und begleitet den Wandlungsprozess am Lebensende. Sanfte Berührungen, Streichungen, geführte Bewegung und leichte Massagen wirken lösend, lindernd und entspannend. Es werden Möglichkeiten geschaffen, vorhandene Atemressourcen zu integrieren. So kann Raum für eine bessere Körperwahrnehmung, Schmerzlinderung und Entspannung entstehen. Diese Weise der Begegnung ist auch für Menschen heilsam und hilfreich, die sich über die Sprache nicht mehr äußern können oder wollen. (U. Schubert, Dipl. Atemtherapeutin, Fortbildung Christophorus Hospiz Verein, 2010; weiterführende Informationen unter www.palliative-atemtherapie.de)

Atmung ist lebensnotwendig, eine Einschränkung oder Behinderung wird als unmittelbar lebensbedrohlich erlebt. Die Schwere von Atemnot kann nur subjektiv empfunden und bewertet werden.

53 % aller Patienten mit einer fortgeschrittenen Tumorerkrankung klagen über Dyspnoe. Der Anteil bei Menschen mit Lungentumoren oder Metastasen liegt bei 74 %. (Leitlinienprogramm Onkologie 2020, 137) 80 % aller Patienten klagen in den letzten 24 Stunden vor dem Tod über Dyspnoe. (Husebø/Klaschik 2009, 281)

Atemnot ist die subjektive Wahrnehmung, nicht genügend Luft zu bekommen, und ist nicht zwangsläufig von messbaren Parametern abhängig. Das heißt auch, dass ein verändertes Atmungsmuster nicht unbedingt Atemnot bedeutet. Es kann jedoch eine bestehende Atemnot verstärken. Entscheidend ist die verbale oder nonverbale Mitteilung des Patienten.

Die Ursachen von Dyspnoe sind mannigfaltig wie z. B. bronchiale Obstruktion, Pleuraerguss, Lymphangiosis carcinomatosa, Brustwandinfiltration, Pneumonie, chronisch-obstruktive Lungenerkrankung, Lungenfibrose (nach Bestrahlung), obere Einflussstauung, muskuläre Schwäche bei Kachexie, Anämie, Aszites, Lungenembolie oder Pneumothorax als akutes Geschehen und psychische Ursachen wie Angst oder Einsamkeit. Besonders maligne Erkrankungen und neurodegenerative Erkrankungen wie z. B. Amyotrophe Lateralsklerose (ALS) sind mit der Angst zu ersticken verbunden. Diese Ängste werden durch dramatisierende Darstellungen in den Medien, und leider auch manchmal vom professionellen Personal in Kliniken, bei der Bevölkerung geschürt.

Für die Zugehörigen ist das Erleben der Atemnot mit Angst, einer großen Hilflosigkeit und Sorge verbunden.

Die Entstehung von Dyspnoe kann sich langsam mit einer gewissen Adaption entwickeln, oder auch unerwartet auftreten. Häufig entsteht ein „circulus vitiosus“, bei dem Dyspnoe Angst auslöst und diese wiederum die Dyspnoe verstärkt. Patienten erleben, wie die Angst vor Atemnot gleichzeitig zu einem Auslöser für diese wird. Für den betroffenen Menschen bedeutet Atemnot oft ein direktes Erleben von Todesangst.

Kontrollierbare Atemnot und Panikattacken liegen meist sehr nah beieinander und schon eine geringe Anstrengung oder emotionale Aufregung kann zu einer Atemnotkrise führen. Dazu kommt eine durch die Atemnot erschwerte Kommunikation, die sowohl für den Betroffenen, als auch für die Betreuer sehr belastend sein kann.

Leben erhalten bei Dyspnoe kann heißen, angstfreie Atmung zu erfahren, Erleichterung bei Atemnot erleben und die Zuversicht zu entwickeln, wieder genügend Luft zu bekommen (→ Kap. 3.4.2).

Die Palliativmedizin hat Konzepte entwickelt, um dieser Angst vor einem qualvollen Erstickungstod mit wirksamen Medikamenten entgegenzutreten. Hierbei reduzieren Opiate den Atemantrieb und vermitteln das Empfinden, genügend (oder wenigstens besser) Luft zu bekommen. Benzodiazepine durchbrechen den Teufelskreis aus Angst und Dyspnoe. Dazu begleitend kann die Palliativpflege mit verschiedenen Maßnahmen professionell eingreifen:

- *Frischluftzufuhr* und ein Ventilator sind wenig aufwendig, erzielen jedoch subjektive Erleichterung.
- Eine *körperumgrenzende Lagerung* (→ Kap. 5.6.4) gibt Körperorientierung und unterstützt die Atemhilfsmuskulatur, dabei darf sie nicht einengend wirken.
- Mit einem *professionellen ruhigen Auftreten* kann Sicherheit vermittelt werden.
- Eine *Atemstimulierende Einreibung* (→ Kap. 5.5) (ASE) verbessert die Wahrnehmung für die eigene Atmung und rhythmisiert diese. Dadurch kann sie Stress und Angst reduzieren. In einer akuten Atemnotkrise muss die medikamentöse Behandlung unbedingt als Erstes erfolgen! Menschen, die Atemprobleme haben, können in symptomreduzierten Zeiten die beruhigende Wirkung dieses Angebotes erleben, und dann in Krisen darauf zurückgreifen.
- Eine *beruhigende Waschung* (→ Kap. 5.4.1) kann positiven Einfluss auf den „circulus vitiosus“ aus Angst und Dyspnoe haben. Das Angebot der beruhigenden Waschung kann die Orientierung verbessern, indem sie die Körperwahrnehmung fördert und so beruhigend auf ängstliche Menschen wirkt.

Herr M. leidet an chronischer Atemnot bei einem fortgeschrittenen Bronchialkarzinom. Belastungen, wie körperliche Anstrengung bei der Körperpflege, oder auch psychische Erregung, führen immer öfter zu Atemkrisen und Panikattacken. Herr M. ist sehr zurückgezogen und lehnt jegliche Hilfe bei der Körperpflege ab. Erst nach einem Sturz lässt er zu, dass der Rücken mit einem schmerzstillenden Öl zu behandelt wird. Wir führen ohne weitere Erklärung die Einreibung als Atemstimulierende Einreibung durch. Schon bei der ersten Behandlung wird deutlich, dass sich Herr M. spürbar entspannt und entgegen seiner sonstigen Zurückhaltung auch an den folgenden Tagen um diese Einreibung bittet. Nach einer Atemkrise fragt er, ob eine Einreibung auch die Muskeln des Brustkorbes entspannen könnten. Er beschreibt die Schmerzempfindung nach einer starken Atemnot wie Muskelkater im Brustkorb. Wir haben es ausprobiert, er hat es für gut befunden und wünscht sich seit dem manchmal nach einer medikamentös behandelten Atemkrise eine ASE „weil es ruhig wird und keiner fragt ob es gut ist".

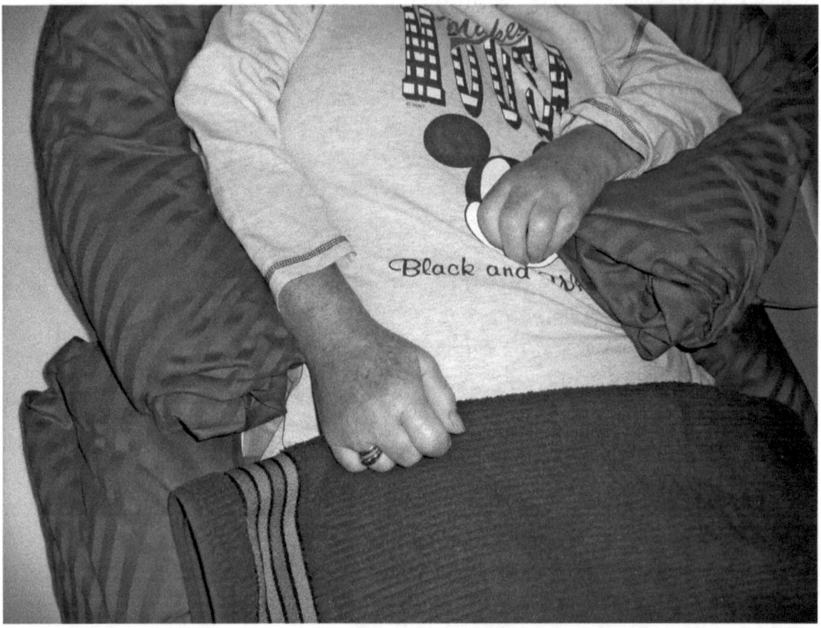

Abb. 3.3: Körperumgrenzende, atemunterstützende Lagerung

An diesem Beispiel wird deutlich, wie elementar es ist, mit den betroffenen Menschen in „guten" Zeiten über ihre Wünsche und Erwartungen zu sprechen, um für Krisenzeiten individuelle Strategien planen zu können.

Auch die Belastung der Zugehörigen ist Bestandteil der palliativen Betreuung. Diese erleben hier oft die eigene Hilflosigkeit, die wiederum einen eigenen Leidens- und Handlungsdruck auslösen kann. Die Wahrnehmung der Atemnot, das Erkennen der Anstrengung und der Angst bis hin zur Panik können vielfältige Reaktionen hervorrufen. Es ist eine Aufgabe der Pflegenden, Zugehörige handlungsfähig zu machen und sie in die Pflege einzubinden, sofern der Patient dieses wünscht.

3.1.3 Schmerzerlebnis als existenzielle Erfahrung

Das „total-pain-Konzept“ von Cicely Saunders beschreibt Schmerzen als ein den ganzen Menschen betreffendes Leid. In der physischen, psychischen, sozialen und spirituellen Dimension können Schmerzerfahrungen für Menschen existenziell bedrohlich erlebt werden (Saunders/Baines 1991, 14f.).

> Im Buch „Leben mit dem Sterben“ von Cicely Saunders und Mary Baines (1991), ist die Zeichnung einer unheilbar an Krebs erkrankte Frau abgebildet. Auf diesem Bild stellt sie dar, wie sie den, durch ihre Krankheit ausgelösten Schmerz wahrnimmt: Sie zeichnet sich selbst, als ein baufälliges, abbruchreifes Haus und den Schmerz als Abbruchbirne, die mit unbarmherzigen Schlägen dieses Haus nach und nach zerstört. Eine Bewohnerin in unserem Hospiz hat ein ähnliches Gefühl einmal so ausgedrückt: „Es ist, als würde mein Körper gar nicht mehr mir gehören, als würde er Stück für Stück einfach weg brechen.“ So viel zu den körperlichen Schmerzen. Für die anderen Schmerzen, die Verluste und die Trauer gibt es keine Therapie, dafür gibt es nur einen Umgang. Schmerzbegleitung statt Schmerzbekämpfung nennt Monika Müller (2007) das. Anteilnahme und Solidarität sind dafür wichtige Werkzeuge. Pflege ist Beziehungsarbeit und findet nicht selten innerhalb des Intimbereichs eines Menschen statt. Um noch einmal auf das Bild der Patientin von Cicely Saunders zurückzukommen: Pflegende bewegen sich innerhalb des Hauses, sie sind Zeuginnen der Zerstörung, aber auch dessen, was intakt geblieben und vielleicht auch neu entstanden ist. Um noch mal deutlicher den Bezug zum Thema herzustellen: Wir arbeiten dort, wo der Schmerz sitzt. Wir greifen dort ein, wo Selbstständigkeit nicht mehr möglich ist, und machen ihren Verlust damit sichtbar. Die theoretisch unterschiedenen Dimensionen des Total Pain in physische, psychische, soziale und spirituelle Aspekte, verdichten sich in pflegerischen Situationen häufig zu einer einzigen schmerzhaften Wirklichkeit. Hier ist es zentrale Aufgabe der Pflegenden, die Situation in einer Weise zu gestalten, die weitere Schmerzen möglichst verhindert, die Raum anbietet für das Ausdrücken von Trauer und Schmerz, aber auch die individuellen Bewältigungsstrategien der Betroffenen erkennt und unterstützt und Wege in intakte Räume aufzeigt.“ (Theißing 2011)

Im *Expertenstandard Schmerzmanagement* (Deutsches Netzwerk für Qualitätsentwicklung in der Pflege) lautet die Standardaussage: „Jeder Patient/ Betroffene mit akuten oder tumorbedingten chronischen Schmerzen, sowie zu erwartenden Schmerzen, erhält ein angemessenes Schmerzmanagement, das dem Entstehen von Schmerzen vorbeugt, sie auf ein erträgliches Maß reduziert oder beseitigt.“

Das messbare Ergebnis definierter Ziele (Ergebnisqualität), wird folgendermaßen beschrieben: „Der Patient/Betroffene ist schmerzfrei bzw. hat Schmerzen von nicht mehr als 3/10 analog der Numerischen Rangskala (NRS)." Der Expertenstandart setzt voraus, dass Pflegende über „das erforderliche Wissen zur medikamentösen Schmerzbehandlung" verfügen *und* „nicht-medikamentöse Maßnahmen zur Schmerzlinderung sowie deren mögliche Kontraindikationen" kennen.

Die Basale Stimulation bietet – im Sinne des Expertenstandards – in der komplementären Schmerztherapie folgendes Spektrum an nicht-medikamentösen Maßnahmen an:

- Die *Atemstimulierende Einreibung* (→ Kap. 3.1.2) kann rhythmisierend wirken und durch Nähe und Zuwendung Schmerzzustände positiv beeinflussen.
- Mit einer *beruhigenden Waschung* (→ Kap. 3.1.2) können Unruhezustände reduziert werden. Durch die verbesserte Körperwahrnehmung und Körperorientierung kann es einem Schmerzpatienten gelingen Schmerzen genauer zu lokalisieren um sie dann medikamentös gezielt behandeln zu können.
- Eine *professionelle Berührungsqualität* (→ Kap. 3.1.2) heißt hier auch die Befindlichkeit des Betroffenen und seine Reaktionen auf die Berührung zu erspüren. Eine gute Berührungsqualität veranlasst den Menschen, sich der Berührung zuzuwenden. Die Pflegeperson kann durch eine aufmerksame Berührung in diesem nonverbalen Austausch auf der somatischen Wahrnehmungsebene eine Tonusveränderung als Zeichen von Anspannung, Angst oder Unwohlsein wahrnehmen. Die Zuwendung, die der Betroffene erfährt, kann die Tonusregulation aktivieren und damit Entspannung und Wohlbefinden fördern.

Der sichere Umgang mit Schmerzmitteln, das Wissen um ihre Wirkungsweise und Nebenwirkungen ist notwendig, um den existenziellen Ängsten der Betroffenen zu begegnen. Leben mit keinen oder erträglichen Schmerzen bedeutet Lebensqualität, aber die Angst vor Nebenwirkungen, die Angst, dass Medikamente vielleicht das Leben verkürzen, kann bei Menschen eine Ursache für die Ablehnung von Schmerzmitteln sein.

Frau B. leidet unter starken Schmerzen, lehnt jedoch jegliche medikamentöse Schmerztherapie ab. Gleichzeitig gibt sie bei jeder Bewegung starke Schmerzen an und verlangt auch nach einer Linderung. In einem Gespräch mit der Seelsorge sagt sie, dass Schmerzmittel der Anfang vom Ende sind, sie ist noch nicht bereit ihre Leben als beendet zu sehen. Sie hat Angst vor den „großen Nichts" und will dieses nicht durch benebelnde Medikamente noch früher heraufbeschwören. Wir können durch gezieltes pflegerisches Handeln (beruhigende Waschung und Ausstreichungen, Bewegungsanbahnung, Unterstüt-

zung von langsamen Eigenbewegungen) die Schmerzen bei Pflegehandlungen reduzieren. Außerdem versuchen wir immer wieder aufklärende Informationen über die moderne Schmerztherapie zu vermitteln, aber Fr. L. ist lange ablehnend und sagt, dass sie den Medikamenten nicht vertraut. Eine massive Schmerzattacke in der Nacht ist von einer so starken Angst zu sterben begleitet, dass sie einer Bedarfsgabe von Morphin zustimmt. Die subkutane Injektion wirkt schnell, sie bringt eine deutliche Linderung und für sie sehr überraschend, keine „benebelten Sinne". Ab dieser Nacht hat die Bewohnerin eine Bedarfsdosis Schmerzmittel am Bett und nimmt dieses selbstständig ein. Sie betont die Steigerung ihrer Lebensqualität, und dass sie jetzt den Kopf frei hat zum Denken.

3.1.4 Leben ist Bewegung

Moshé Feldenkrais (1904–1984) hat die körperorientierte Lernmethode „Feldenkrais" entwickelt. Dabei geht es um die Wahrnehmung von Bewegung und die Bewusstheit für Bewegungsmuster und den Zusammenhang von Wahrnehmung, Fühlen, Denken und Bewegen. Er verdeutlicht den untrennbaren Zusammenhang von Leben und Bewegung:

> „Leben ist Bewegung und ohne Bewegung findet Leben nicht statt." (Moshé Feldenkrais)

Die subjektive Bedeutung von Bewegung im palliativen Kontext wird oft nicht hoch genug bewertet. Reduzierte Bewegungsfähigkeit kann eine Folge von neurologischen Veränderungen, Schwäche, Dyspnoe, orthostatischen Reaktionen, Schmerzen, Übelkeit, Ödemen insbesondere Lymphödem sein. Bewegungseinschränkung, wie auch Schwäche, werden häufig beklagt, bei den vielen scheinbar schwerwiegenderen Symptomen aber auch leicht überhört.

Äußerungen wie „– man ist so unbeholfen, wenn man sich nicht bewegen kann", werden von Pflegenden lieber auf dem Appell-Ohr, als auf dem Selbstoffenbahrungs-Ohr gehört (Schulz von Thun 1997, 44 ff.).

Das heißt, Pflegende kompensieren die Folgen der Bewegungseinschränkung durch Unterstützung bei allen notwendigen Aktivitäten, nicht aber das Bewegungsdefizit selbst (durch Aktivierung und Motivation zur Bewegung).

Wahrnehmung braucht Bewegung, und wenn Menschen ungenügend fähig sind, sich selbst zu bewegen, kann dieses Grundbedürfnis nach Bewegung durch *aktive und passive vestibuläre Angebote* in individuell angepasster Dosierung Bewegung und damit Lebendigkeit spürbar machen. *Lage- und Positionsänderungen* werden nicht nur als Dekubitusprophylaxe durchgeführt, sondern auch, um die Wahrnehmung des eigenen Körpers durch Bewegung zu verbessern. Minimale Lageveränderungen im

Sinne von *Mikrolagerung*, wie sie oft bei sterbenden Menschen durchgeführt werden, sind propriozeptiv spürbare Bewegungsinformationen (→ Kap. 2.4).

Terminale Agitiertheit bedeutet auch motorische Unruhe. Dieser Bewegungsdrang zeigt möglicherweise das unbewusste Bedürfnis nach Körperorientierung. Die Unruhe wird als Angst interpretiert und dementsprechend behandelt. Darüber hinaus ist es sinnvoll, der Unruhe mit einem Bewegungsangebot zu begegnen, und zu beobachten, ob dies zu einer Entspannung führt.

Einigen Patienten scheint Bewegungslosigkeit auch in der Sterbephase nicht zu entsprechen. Es stellt sich die Frage, ob alle Menschen im Bett liegend sterben wollen, oder ob eine aufrecht sitzende Position im Sessel für sie richtig erscheint.

Vestibuläre Autostimulation in Form von Schaukeln im Sitzen, Wippen mit den Extremitäten und gleichförmige Kopfbewegungen, geben einen Hinweis auf ein Defizit in der Bewegungswahrnehmung. Häufig werden solche Beobachtungen in guter Absicht mit Sedativa oder Neuroleptika beeinflusst. Wenn jedoch Bewegung als sichtbares Lebenszeichen gewertet wird, gibt der Patient einen deutlichen Hinweis, mit dem er auf einen subjektiv verspürten Mangel aufmerksam macht. *Angelehntes Wiegen* an der Bettkante, das *Aufnehmen und Begleiten* der vestibulären Autostimulation – ein gemeinsames in Bewegung sein, ist auch eine Form von Nähe und Interaktion. Diese Angebote können auch für Zugehörige eine Idee zur Begegnung darstellen.

Der Wunsch nach Krankengymnastik, wie auch der Bewegungsdrang vieler demenziell erkrankter Menschen, kann auf ein Bedürfnis nach vestibulären Angeboten hinweisen.

Frau K. war eine aktive Bergwanderin. Sie hat infolge eines Glioblastomes eine Hemiparese und eine Aphasie erlitten. Sie ist motorisch unruhig und wirkt nicht orientiert. Sie kann kaum im Sessel sitzen, da sie aufgrund der Unruhe sturzgefährdet ist. Ein Kollege versucht, bei der Grundpflege ihrem Bewegungsdrang nach zu kommen, und bewegt ihre Beine wie beim Fahrrad fahren. Die Patientin kann dabei ihre Bewegungen zunehmend besser koordinieren. Die Tochter besorgt ein Bettfahrrad. Auf dem Boden vor dem Sessel stehend probiert sie es sofort aus. Bald kann sie die einseitige Schwäche selbst gut kompensieren und so ermöglicht ihr das Bettfahrrad längere Zeit außerhalb des Bettes aktiv ihrem Bewegungsbedürfnis nach zu kommen. Fr. K. wirkt dabei zufrieden und kann sich danach deutlich besser entspannen.

Alle Variationen von Bewegung sind Anregungen im vestibulären Wahrnehmungsbereich: *Mikrolagerung, Mikrobewegung, Mobilisation der großen und kleinen Gelenke* auch ohne „große Bewegungen“ sind deutliche Spürinformationen über die propriozeptive Wahrnehmung des eigenen Körpers. *Schwingen und Wiegen der Extremitäten* in einem Tuch (→

Abb. 3.6, Abb. 3.8) vermitteln ein Gefühl für die Schwerkraft. Es kann ein Hinweis über die Masse der Beine oder Arme sein, oder auch ein Gefühl der Leichtigkeit erzeugen. Die Beschreibung der Erfahrung bei diesem Angebot ist nebensächlich, was passiert ist eine Aufmerksamkeit, die sich auf einen Körperteil konzentriert und somit eine differenzierte Wahrnehmung des eigenen Körpers ermöglicht.

Menschen die unter Drehschwindel leiden, versuchen jede Bewegung zu vermeiden, um quälender Übelkeit zu entgehen. In diesem Fall wird die Übelkeit medikamentös behandelt, nicht aber der selten verbalisierte Bewegungsmangel. Es ist daher stets sinnvoll, nach der Ursache von scheinbar selbstgewählter Bewegungsreduktion zu fragen. Die *Mikrobewegung des Kopfes* (Drehen in der Halswirbelsäule) kann durch die direkte Nähe zum Gleichgewichtorgan ein sorgfältig ausgeführtes Bewegungstraining sein, das sich lindernd auf die Probleme infolge von Drehschwindel auswirkt. Bei allen Angeboten im Kopfbereich ist viel Vertrauen seitens des Patienten notwendig. Alle Bewegungen am Kopf müssen sehr klein im Bewegungsradius sein und sehr langsam ausgeführt werden. Nur dann kann eine Entspannung gelingen, und zu einer Annäherung an selbstaktive Bewegung ermutigen. Jede *Lageveränderung*, jede *Umpositionierung*, jeder *Transfer* und jede *Krankengymnastik* sollten durch eine vorsichtige Bewegungsanbahnung eingeleitet werden, um eine ausreichende Körperorientierung zu gewährleisten.

3.1.5 Leben erhalten heißt essen und trinken

Nahrungs- und Flüssigkeitszufuhr am Lebensende ist ein kontroverses Thema. Folgende unterschiedliche Gesichtspunkte und sogar Weltanschauungen treffen hier, zum Teil emotional, aufeinander:

- Nahrungs- und Flüssigkeitsaufnahme ist ein Grundbedürfnis und eine lebenserhaltende Maßnahme.
- Nahrungskarenz am Lebensende kann eine bewusste Entscheidung eines autonomen Menschen sein der dafür auch die Verantwortung übernimmt.
- Nicht essen kann auch eine Ausdrucksform sein.
- Reduktion oder Einstellung der Nahrungsaufnahme oder Nahrungszufuhr kann die Frage nach einer bewussten Lebensverkürzung aufwerfen.
- Essen ist Genuss und ein guter Appetit ist gleichbedeutend mit Genesung.
- Wenn Kranke keine Nahrung oder Flüssigkeit zu sich nehmen wird die Erkrankung bedrohlich und die Progredienz offensichtlich.
- Essen bedeutet Lebensqualität, nicht essen kann Hilflosigkeit auslösen und Sterben bewusst machen.

Psychologische und soziale Aspekte sind ebenso allgegenwärtig wie ethische, moralische und auch rechtliche Gesichtspunkte – alle wollen beachtet werden und werden doch oft in polemischer Art und Weise missbraucht.

Für Menschen am Lebensende, für Zugehörige und für die Betreuer, kann es hier sehr unterschiedliche Schwerpunkte geben. Um einer ganzheitlichen Betrachtung gerecht zu werden, ist es notwendig, dieses Thema individuell zu betrachten. Das kann mit der Orientierung an den zentralen Zielen der Basalen Stimulation und damit an den Motiven und Perspektiven des Patienten gelingen.

Es ist wichtig, dieses Thema auch im Fokus anderer zentraler Zielen zu betrachten. Nahrung und Flüssigkeit am Lebensende wird emotional diskutiert und durch ethische Überlegungen aller Beteiligten, auch der nicht direkt betroffenen Menschen, beurteilt.

Der Fokus unserer Betrachtung ist die subjektive Wahrnehmung einer individuellen und bestmöglichen Lebensqualität des betroffenen Menschen. Für schwerkranke und sterbende Menschen heißt „Essen", autonom und selbstverantwortlich dem eigenen Bedarf und Appetit folgend, essen zu dürfen. Es kann auch eine Erleichterung bedeuten, nicht essen zu müssen. Die Folgen von mangelhafter Nahrungsaufnahme können unter anderem Kachexie, Dehydratation, Schwäche, Bewusstseinseintrübung, Elektrolytstörungen, gastrointestinale Störungen und Mundtrockenheit sein. All diese Symptome können auch direkte Folgen einer Tumorerkrankung und somit von einer Nahrungs- und Energiezufuhr völlig unabhängig sein. Reduzierung der Nahrungs- und Flüssigkeitsaufnahme am Lebensende ist eine physiologische Reaktion des Körpers, und eine künstliche Zufuhr von Nahrung und/oder zu viel Flüssigkeit kann einen Sterbenden unnötig belasten.

> „Die Hilfe besteht in palliativ-medizinischer Versorgung und damit auch in Beistand und Sorge für Basisbetreuung. Dazu gehören nicht immer Nahrungs- und Flüssigkeitszufuhr, da sie für Sterbende eine schwere Belastung darstellen können. Jedoch müssen Hunger und Durst als subjektive Empfindungen gestillt werden."
> (Grundsätze der BÄK zur ärztlichen Sterbebegleitung. Deutsches Ärzteblatt 2011, 7)

Palliativpatienten sind nicht generell in der Terminalphase. Viele haben in der Palliativbetreuung noch Lebenszeit vor sich, die sie in einer guten Lebensqualität erleben können. Für diese Menschen ist Ernährung notwendig, um ihr Leben zu erhalten. Für Menschen in der Terminalphase ist eine Nahrungs- und Flüssigkeitsreduktion sinnvoll, da ihr Körper die Nahrung nicht mehr verstoffwechseln kann, und so eine subjektive Belastung darstellt. Eine Flüssigkeitsmenge, wie sie für gesunde Menschen notwendig ist, kann ein sterbender Mensch nicht mehr verarbeiten. Hier bedeutet „Lebensqualität erhalten“ weniger, vielleicht sogar nichts zu trinken oder zu essen. Eine für gesunde Menschen normale Nahrungsmenge oder Flüssigkeitsportion kann Probleme verursachen und durch folgende Symptome die Lebensqualität deutlich mindern (→ Kap. 3.9.3):

- die *Sekretbildung* im Gastrointestinal-Trakt nimmt zu, was Übelkeit und Erbrechen verursachen kann.
- Flüssigkeit kann nicht mehr ausgeschieden werden. Die Folge einer Überwässerung können *Atemnot*, terminale Rasselatmung, *zerebrale und periphere Ödeme* sein.

Die Sicht der Zugehörigen ist von der Angst getragen, dass der Mensch, um den sie sich sorgen, verdursten könnte. Unzureichende Aufklärung über die körperlichen Veränderungen von sterbenden Menschen, das nicht Vorhandensein von Durst und die möglichen Folgen zu hoher Flüssigkeits- und Nahrungsmengen oder fehlendes Verständnis erzeugen für den kranken Menschen einen enormen Druck, essen zu müssen, nicht selten mit der Folge des Erbrechens.

Das Vertrauen schaffende Gespräch mit den Zugehörigen, ihre Befähigung, seine Situation in einer guten Weise unterstützen zu können, und der achtsame Umgang mit ihrer Sorge, dienen der Lebensqualität des betroffenen Menschen. Das Erfragen seiner *Lebensgewohnheiten* bezüglich der *Mundpflege,* und die Anleitung oder Hilfestellung für sichere *gustatorische und orale Angebote* im Sinne der Basalen Stimulation, beziehen die Zugehörigen in die Pflege ein, und teilen ihnen eine wichtige Aufgabe zu.

Wenn das Ziel des Patienten heißt, „Leben erhalten“ ist es unerlässlich, die Ursache für eine Störung der Nahrungsaufnahme zu kennen und, wenn möglich, zu behandeln. Inappetenz, Geschmacks- oder Geruchsverlust, bzw. -Veränderungen (z. B. als Folge einer Zytostatikatherapie), Dysphagie, Probleme beim Kauen, Schmerzen in Mund und Speiseröhre unterschiedlicher Genese (z. B. durch Soor, Stomatitis), Übelkeit und Erbrechen, Mundtrockenheit, Gastrointestinale Obstruktion, Schmerzen, Völlegefühl und Obstipation, Diarrhö oder Ileus, Bewusstseinsveränderungen bei Hirndruck in Folge von Metastasen oder Hirnödem, Schwäche, psychische, seelische und soziale Faktoren (Angst, Depression, Einsamkeit) oder auch der Beginn der Finalphase sind ursächlich möglicherweise nicht immer behandelbar.

Nach der Feststellung der Ursachen ist die Unterscheidung, ob der Mensch nicht essen kann (also auch echtes Hungergefühl hat) oder nicht essen will, notwendig. Menschen äußern Hunger, wenn sie zum Beispiel aufgrund hirnorganischer Probleme keine Nahrung schlucken können. Hier kann die Basale Stimulation mit *oralen Angeboten* mit unterschiedlicher Konsistenz und Temperatur, die Wahrnehmung im Mundbereich, und damit die Schluckfähigkeit verbessern.

Fr. T. wird mit einem Hypoxischen Hirnschaden komatös im Hospiz aufgenommen. Aufgrund einer Patientenverfügung wurde auf eine PEG-Anlage und weitere kurativ-therapeutische Maßnahmen verzichtet. Sie zeigt keinerlei Reaktion, keine Mimik, keine Veränderungen im Muskeltonus und keinerlei verbale Äußerung. Einzig jeden Versuch, eine Mundpflege durchzuführen, verhindert sie durch festes Zubeißen. Wir machen ihr orale und gustatorische Angebote: Sprühsahne und Pudding auf die Lippen, mit einer Pipette bringen wir Wasser, Bratensoße, Säfte, Bier und gesüßten Milchkaffee an die Lippen. Der Milchkaffeeversuch wird durch ein zartes Mundöffnen beantwortet, so dass die Patientin pipettenweise Milchkaffee erhält und diesen später adäquat schluckt. Fr. T. erhält danach regelmäßig Kaffee, den sie mit einem Strohhalm problemlos schlucken kann. Die Diagnose war vielleicht zu schnell, zu endgültig gestellt worden, denn Fr. T. nimmt bald feste Speisen zu sich und kommuniziert verbal, sie ist weitgehend orientiert und teilweise mobil.

Wenn die Ursachen einer unzureichenden Nahrungsaufnahme in einer Veränderung von Geschmacks- oder Geruchsvermögen zu finden sind, der Patient aber essen möchte, sind pflegerische Angebote notwendig. Bei Übelkeit sollte auch medikamentös eingegriffen werden. Wenn der Patient essen will, weil er sein Leben erhalten will, orientieren sich die Angebote an seinem Ziel – unabhängig von jeglicher Außenbetrachtung.

Die Zugehörigen können durch „Bekochen“ mit Lieblingsspeisen einbezogen werden. Die Portion wird individuell angepasst und das Auge isst mit. So kann das Essen auch zu einem visuellen Erlebnis werden.

3.1.6 Behandlungsentscheidung am Beispiel von Dekubitalulcera

„Wenn nichts mehr zu machen ist, ist noch viel zu tun.“ (Cicely Saunders)

Mit dieser Aussage wird deutlich, dass eine palliative Behandlung kein passives, fatalistisches Abwarten ist, sondern über eine Vielzahl an Behandlungsangeboten verfügt. Darüber hinaus haben Palliativpatienten, auch nach der grundsätzlichen Entscheidung für eine palliative Behandlung, die Möglichkeit, kurative Therapieverfahren zu erhalten. In der Regel betrifft das nicht einen Heilversuch der Grunderkrankung, sondern die Therapie von Komplikationen oder Nebendiagnosen.

Ein Dekubitalulcus hat seine Ursachen nicht immer in einer pflegerischen Vernachlässigung. Manche Folgen einer schweren Erkrankung sind so schwerwiegend, dass die Entstehung eines Dekubitus situativ nicht zu verhindern ist. Trotzdem muss stets im Einzelfall geklärt werden, welcher Behandlungsansatz sinnvoll ist.

Palliativpatienten erhalten weder grundsätzlich eine kurative, noch eine palliative Wundbehandlung. Die moderne Wundversorgung muss, infolge der Implementierung von palliativen Zielen, die Herausforderung einer individuellen Auswahl meistern, und zwischen konservativen und modernen Methoden wählen, oder diese kombinieren.

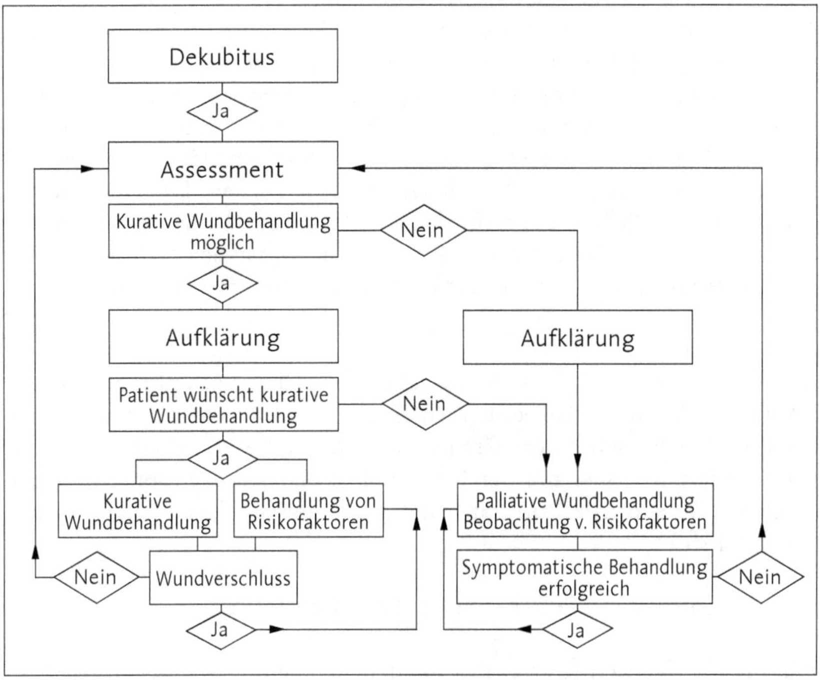

Abb. 3.4: Diagramm zur Entscheidungsfindung

Leben erhalten und Entwicklung erfahren bedeutet, dass die subjektiv empfundene Lebensqualität und das Ziel aus der Patientenperspektive im Fokus stehen. Das schließt auch für einen Palliativpatienten eine kurative Zielsetzung nicht aus. Eine gemeinsame *Zielformulierung*, *Empathie*, *Flexibilität* und *Kreativität* für neue Wege sind notwendig. Eine gute Kommunikation mit dem Patienten, seinen Zugehörigen und dem therapeutischen Team, kann eine patientenorientierte, pflegerisch und ethisch vertretbare Problemlösung im Spannungsfeld zwischen kurativem und palliativem Handlungsansatz ermöglichen.

Wie eine Entscheidungsfindung für den Behandlungsansatz aussehen kann, haben Martina Kern und Dorthe Dörschug (Kern/Dörschug 2009) in einem Diagramm dargestellt (→ Abb. 3.4).

3.2 Das eigene Leben spüren

In dem Film „Marias letzte Reise" von Rainer Kaufmann spielt Monica Bleibtreu die selbstbestimmte, krebskranke Maria. Die Bäuerin verlässt das Krankenhaus und wird zu Hause von ihrem Sohn und einer Krankenschwester betreut. In einer Szene liegt sie in ihrem Krankenbett im Garten, ihre beiden Söhne sind da, ein alter Freund spielt Mundharmonika und singt. Diese sehr schöne Atmosphäre wird von einem plötzlichen Gewitterregen unterbrochen und alle Anwesenden versuchen, das Krankenbett ins Haus zu schieben. Die Kamera schwenkt auf das Gesicht der im Bett liegenden Maria: Diese schließt die Augen und lässt sich, mit dem Ausdruck von unglaublichem Genuss, die Regentropfen ins Gesicht regnen.

Das eigene Leben spüren, sich des Lebens bewusst sein, wahrnehmen und empfinden können, Körperlichkeit erleben – all das sind ambivalente Empfindungen die mit dem Bewusstsein um die Begrenztheit des Lebens machtvolle Emotionen mit sich bringen. Das eigene Leben spüren hat also nicht nur individuelle Priorität, sondern eine ganz eigene Erlebnis- und Ausdrucksform.

3.2.1 Schmerzen erleben, um das Leben zu spüren

Für Zugehörige und für das therapeutische Team stellen Schmerzreduktion oder Schmerzfreiheit ein Qualitätsmerkmal der palliativen Therapie und Pflege dar. Die Ablehnung einer medikamentösen Schmerztherapie, bei offensichtlich vorhandenen Schmerzen, kann verschiedene Ursachen haben. Oft liegen mangelnde Aufklärung, Missverständnisse über Opiate, die Angst vor Sucht oder einer Bewusstseinsveränderung und damit der Verlust von Selbstbestimmung zugrunde. Schmerzen können als spürbares Zeichen des Lebendigseins – ein noch am oder im Leben sein – interpretiert werden. Eine Veränderung in der Schmerzqualität und Schmerzintensität kann ein Parameter für den Krankheitsverlauf sein, und eine für diesen Menschen orientierende Bedeutung haben. Solche Gedanken werden nicht benannt, vielleicht aus Scham oder Verdrängung, aber sie äußern sich manchmal in Erzählungen über die eigene Biografie, die eigene Lebensphilosophie oder in Beschreibungen der Persönlichkeit des Patienten durch die Zugehörigen.

Frau L. eine ehemalige Leistungssportlerin, die unter starken Schmerzen bei multiplen Knochenmetastasen leidet, lehnt jegliche Schmerztherapie ab. Jede Pflegemaßnahme ist für sie mit starken Schmerzen verbunden. Ihre, die Medikamente ablehnende, Lebensphilosophie kann sie uns aufgrund einer bestehenden Aphasie nicht erklären. Wahrscheinlich aus Angst, gegen ihren

Willen Schmerzmittel zu erhalten, verneint sie Schmerzen mit einem Kopfschütteln – ihre Mimik sagt dabei jedoch das Gegenteil. Wir leiten alle Pflegemaßnahmen mit beruhigenden Ausstreichungen ein. Jede Bewegung erfolgt sehr langsam und für die Patientin nachvollziehbar. So können wir bei muskulärer Anspannung oder mimischen Signalen unmittelbar reagieren. Bei der Körperpflege bleiben wir ständig in Kontakt, was Sicherheit vermitteln soll und ihre Anspannung merklich reduziert. Wir bieten zusätzlich vor dem Lagewechsel Einreibungen mit wärmenden Pflegeölen an. Diese scheinen den Bewegungsschmerz zu reduzieren. Die Angst bei Pflegemaßnahmen nimmt ab, sie gibt zu, unter Schmerzen zu leiden, bleibt aber bei ihrer Ablehnung jeder Schmerzmedikation.

Ihr Lebensgefährte zeigt uns Trainingsprotokolle, in denen Frau L. neben der Laufstrecke und der Zeit auch körperliche Symptome, wie Atem- und Herzfrequenz, aber auch Schmerzen und deren vermutete Ursache genau notiert hat. Laut der Aufzeichnungen hat sie immer bis über die Schmerzgrenze trainiert, um damit die eigene Leistungsfähigkeit zu verbessern. Der Gedanke, dass sie Schmerzen aushalten will, um sich selbst spüren und ihren Körper wahrnehmen zu können, bleibt eine Hypothese, da die Kommunikationsmöglichkeiten nicht ausreichen um diese Frage zu klären.

Die Ablehnung einer Schmerztherapie ist für uns Pflegende schwer zu ertragen, fördert aber die Kreativität, um schmerzreduzierende pflegerische Angebote zu entwickeln. Das Aushalten, Zulassen und Begleiten von Schmerzzuständen ist Teil der Pflege, ebenso eine Unvoreingenommenheit für veränderte Bedürfnisse des Bewohners hinsichtlich der medikamentösen Schmerztherapie. Die Offenheit in der Kommunikation, die genaue Beobachtung der Schmerzqualität und -stärke, der Zeitpunkt und die Form der erforderlichen Schmerztherapie, stellen die Palliativpflege vor eine wiederkehrende Herausforderung.

Alle pflegerischen Möglichkeiten, welche die Körperwahrnehmung verbessern, sind unter guter Beobachtung der Schmerzintensität sinnvoll. Eine *belebende Waschung mit deutlicher Berührungsqualität* kann die Wahrnehmung für den eigenen Körper verbessern und so „Leben" bewusst machen. *Bewegungsanbahnung* und eine *Unterstützung der Eigenaktivität* sowie langsame und *nachvollziehbare Bewegungen im Rhythmus* des Patienten, haben einen positiven Einfluss auf die Körperwahrnehmung. *Körperorientierende Lagerungen*, die die *Körpergrenzen* deutlich machen und *Ausstreichungen der Extremitäten* unterstützen somatische Spürinformation. Eine individuelle Wahrnehmungsförderung kann die Körperwahrnehmung und damit das Erleben der eigenen Vitalität verbessern. Das Schmerzerleben ist dann vielleicht nicht mehr notwendig um sich und die eigene Lebendigkeit zu spüren. Daher muss der Wunsch nach einer medikamentösen Schmerztherapie immer wieder evaluiert werden um bei Bedarf eine analgetische Medikation zu beginnen.

Dazu ist es auch notwendig, andere Ziele des Patienten zu erkennen. Es kann verschiedene Gründe geben, eine Schmerztherapie abzulehnen. Das Angebot einer potenten schulmedizinischen Schmerztherapie hat oberste Priorität.(→ Kap. 3.3.5 und → Kap. 3.9.4).

3.2.2 Leben spüren trotz Lähmungen

Das Selbstverständnis, das eigene Leben zu spüren, ist von einem intakten eigenen Körperbild, welches bei Lähmungen fehlt, abhängig. Lähmungen haben vielfältige Ursachen und beeinträchtigen Palliativpatienten in ihrer Selbstständigkeit, in der Bewegung und in ihrer Körperwahrnehmung. Hirntumore oder Hirnmetastasen haben oft Hemiparesen zur Folge. Diese Störung der Körperwahrnehmung kann unterschiedlich ausgeprägt sein und hat starken Einfluss auf die Lebensqualität.

Fr. Sch. hat infolge eines Glioblastoms eine Hemiparese und eine Aphasie. Sie spricht sehr wenig, kann sich aber durch ihre Mimik gut mitteilen. Sie wird täglich mobilisiert, beugt sich sofort zur betroffenen Körperseite und kann trotz Polsterung mit Kissen etc. nur für kurze Zeit in einer aufrecht sitzenden Position stabilisiert werden. Die Mobilisation wird nach maximal 30 Minuten wegen Erschöpfung und nonverbaler Zeichen von Schmerzen beendet.

Eine neurophysiologische Ganzkörperwaschung ist in der Palliativpflege aufgrund des rehabilitativen Grundgedankens und der vielleicht damit verbundenen, nicht zu erfüllenden Hoffnung auf Besserung der Hemiplegie ungewöhnlich, dennoch wird sie bei dieser Bewohnerin angewandt. Sie beobachtet die, für sie ungewohnte Art der Grundpflege sehr aufmerksam und verfolgt die Streichungen mit ihren Augen – auch auf der betroffenen Körperseite, die sie sonst kaum wahr zu nehmen scheint.

Wie jeden Tag wird sie danach an die Bettkante transferiert und schon hier zeigt sich eine erste Veränderung: Fr. Sch. kann sich im Sitzen an die, auf der nicht plegischen Seite sitzende Pflegeperson, anlehnen und sich damit selbst stabilisieren. Der Transfer scheint deutlich einfacher für sie. Anschließend sitzt sie aufrecht im Sessel, ohne Neigung zur plegischen Seite. Die Patientin bekommt später eine Polsterung auf ihrer weniger betroffenen Seite und kann der Aufforderung, sich an diese anzulehnen und sich so aufzurichten, gut folgen. Sie sitzt am ersten Tag für einen längeren Zeitraum aufrecht, kann so fast alleine essen und ein Fotoalbum anschauen, ehe sie müde und die Körperhaltung instabiler wird.

Fr. Sch. scheint ihren Körper besser wahrzunehmen. Wir führen dies auf die neurophysiologische Waschung zurück. Die Zeit im Sessel kann sie nutzen, um im Garten die Sonne zu genießen und ihrem Besuch gerade in die Augen zu blicken. Fr. Sch. scheint eine deutliche Zunahme der Lebensqualität zu erleben. Sie profitiert deutlich von der verbesserten Körperwahrnehmung.

Neurodegenerative Erkrankungen wie *Amyotrophe Lateralsklerose* (ALS) gehen mit einer fortschreitenden Schädigung der Motoneurone einher. In deren Folge kommt es zu zunehmender Muskelschwäche mit Muskelschwund (Amyotrophie). Der eigene Körper kann teilweise nur noch visuell oder durch Schmerzen wahrgenommen werden und das Bedürfnis, die weniger betroffenen Bereiche des Körpers zu spüren, nimmt zu.

Fr. R. leidet an ALS in einem fortgeschrittenen Stadium. In der oberen Extremität sind schwache und fahrige Bewegungen möglich. Die Positionierung der Beine kontrolliert sie visuell und gibt sehr genaue Anweisungen, wo welches Lagerungsmaterial liegen muss. Diese Lagerung sieht für uns Pflegende häufig nicht bequem aus und widerspricht auch einigen Grundregeln physiologischer und prophylaktischer Pflege. Die Bewohnerin ist jedoch entscheidungsfähig und fähig, ihren Wünschen Geltung zu verschaffen.

Bei der Körperpflege wird ihr Bedürfnis, den eigenen Körper, das eigene Leben zu spüren überdeutlich: die Waschung von Gesicht und Oberkörper sowie die Zahnpflege werden auf ihren Wunsch, trotz zunehmender Schwäche am Waschbecken durchgeführt. Die Wassertemperatur wird extrem heiß gewünscht – für uns schon an den Händen unangenehm. Das Gesicht muss mit einem Frottee-Handtuch, das am Vortag nass gemacht und getrocknet wird, damit es sehr rau ist, ganz fest abgerubbelt. Fr. R. gibt dabei wiederholt die gleiche Anweisung: „Ich spüre nichts vom Waschen – fester reiben, richtig schubbern!"

Die übrige Körperpflege wird unter ihrem wachsamen Blick nach den Regeln einer belebenden Körperpflege (aber wie von ihr gewünscht, mit heißem Wasser) im Bett durchgeführt.

Da es Fr. R. aufgrund ihrer eingeschränkten Kraft schwer fällt, ihre besonderen Bedürfnisse immer wieder mit zu teilen, haben wir diese genau dokumentiert. Das gibt uns auch die Möglichkeit, fest zu halten, dass einige Ausführungen der Pflege nicht unserer Vorstellungen, sondern ihrem selbstbestimmten Bedürfnis entstammen.

Die Begleitung dieser Patientin war oft eine Gradwanderung zwischen der Verantwortung der Pflege und der Selbstbestimmung der Patientin. Die Evaluation der Entscheidungsfähigkeit und die genaue Dokumentation sind für die Pflege wichtig, um deutlich dar zu legen, dass Fr. R. die Verantwortung selbst tragen will und wir sie darin unterstützen, obwohl die Pflege manchmal fragwürdig erscheint (→ Kap. 3.9).

Das Ziel der angebotenen Pflegemaßnahmen ist in beiden Beispielen, die *Wahrnehmung des eigenen Lebens* zu fördern. Dieses Ziel wird nur selten von Bewohnern in diesen Worten ausgedrückt, und doch ist speziell bei dem Symptom „Lähmung" durch eine verbesserte Körperwahrnehmung der Gewinn an Lebensqualität immens, da auch die Möglichkeit der aktiven Gestaltung des Lebens in einer palliativen Situation zunimmt.

Das eigene Leben trotz Lähmung zu spüren, kann durch ein *vibratorisches Angebot* unterstützt werden. Vibrationen vermitteln ein „inneres Körperbild“ und können die Körperorientierung verbessern. Während Vibrationen in der Regel von peripher nach zentral angeboten werden, ist es im Fall von Lähmungen sinnvoll, die Körperwahrnehmung dort, wo sie spürbar erlebt wird, zu fördern. Das heißt, für einen Menschen mit Hemiplegie werden die Vibrationen zuerst an der weniger betroffenen Extremität von zentral nach peripher angeboten. Nach dieser Wahrnehmung kann der Patient die Erfahrung an der stärker betroffenen Extremität in der gleichen Richtung nachvollziehen, und vielleicht auch teilweise spüren.

Im Bereich von Palliative Care ist das Angebot von Vibrationen sorgsam anzukündigen, um keine unerfüllbare Erwartung auf eine „Heilung“ von bestehenden Lähmungen zu wecken. Entspannung und eine bessere Körperwahrnehmung können jedoch schmerzlindernd wirken, und so unter diesem Aspekt sinnvoll sein.

3.2.3 Spastik, Krämpfe – verkrampftes Lebensgefühl

Eine Verstärkung muskulärer Aktivität in Form von einfachen Muskelkrämpfen, bis hin zu spastischen Funktionseinschränkungen, ist einerseits sehr schmerzhaft, aber auch mit einer Einschränkung der Bewegungsfähigkeit und damit der Selbstständigkeit verbunden. Oft werden diese Symptome mit Muskelrelaxanzien und Analgetika behandelt. Dies sollte nur bei starker und schmerzhafter Ausprägung erfolgen bzw. wenn Patienten Spastik als Schmerz oder Bewegungseinschränkung erleben. Spastiken stellen jederzeit eine pflegerische Herausforderung dar.

Die pflegerischen Angebote der Basalen Stimulation schöpfen hier aus der Erfahrung mit Menschen mit Behinderung und hirnorganischen Veränderungen, und bieten ein Spektrum an Möglichkeiten, die auch Menschen in der palliativen Behandlung dienen können.

Eine Spastik kann als körperlicher Ausdruck gesehen werden, als Versuch, sich zu schützen (Beugespastik) oder sich selbst zu spüren. Wenn nun andere Angebote des „Sich Spürens“ gemacht werden, die deutliche Körperinformationen vermitteln, kann sich eine Spastik reduzieren.

Solche Pflegeangebote können die Körperform, die Schwere von Extremitäten und die Bewegung erfahrbar machen. *Ausstreichungen* vermitteln ein Bild der Körperform, wirken orientierend und entspannend. Auf einen hohen Muskeltonus wirken sie durch die Streichung mit der Haarwuchsrichtung ausgleichend.

Wenn eine Spastik vorhanden ist, sind speziell *diametrale Ausstreichungen* oder auch Waschungen sehr sinnvoll. Diese wirken bei einer Beugespastik entspannend auf die Beugemuskulatur und anregend auf die Streckmuskulatur. Abhängig von der Ausprägung kann es sein, dass nur eine Seite der Extremität zugänglich ist, dann können nur die gut erreichbaren Seiten entsprechend behandelt werden.

Wenn ein Mensch unter einer starken Spastik leidet, ist manchmal ein Gelenk die einzig frei zugängliche Stelle. Ausstreichungen können bei einer fest an den Körper gedrückten Extremität, wie es in extremen Fällen möglich ist, schwierig sein. *Manuelle Vibration* oder Vibrationsgeräte können an den spastischen Extremitäten, oder an den Gelenken spastiklösende Wirkung haben. An einem Muskel angesetzte Vibration hat einen lokalen Effekt, während durch eine Vibration an einem Knochen, die Vibration weiter geleitet wird und die Körperwahrnehmung verändert. Vibrationen können Spastiken lösen, es benötigt jedoch genaue Beobachtung, da hierbei auch eine Spastik beginnen oder auch zunehmen kann.

Das *Modellieren* mit einem Kissen oder einer Decke kann helfen, den Körper deutlicher wahrzunehmen. Dabei werden der Körper, oder einzelne Extremitäten durch ein Kissen mit deutlichem Druck ertastend modelliert und so spürbar. Eine zu hohem Muskeltonus neigende Extremität kann durch eine unterstützende und umgrenzende Lagerung entspannend gelagert werden.

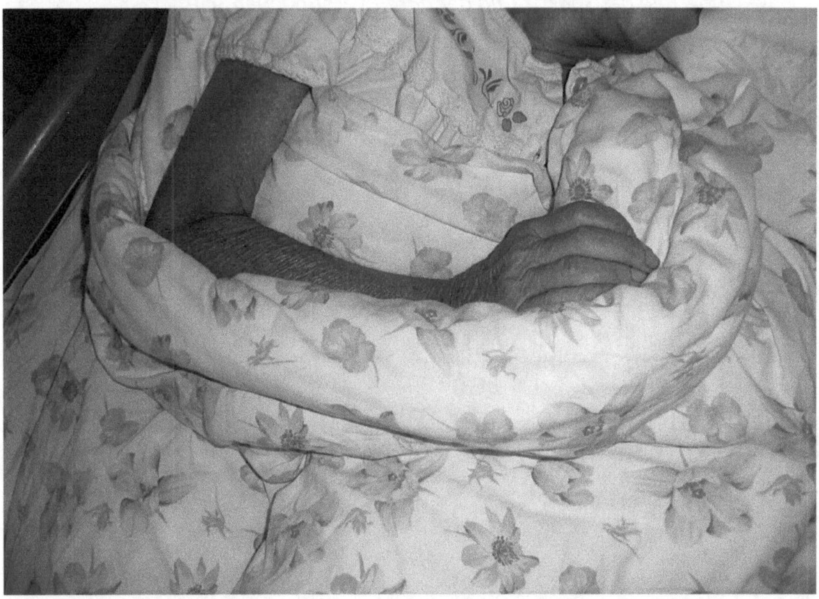

Abb. 3.5: Arm mit einer Decke modelliert und unterstützt

Das Gefühl, Schwere zu erleben, vermittelt eine andere Qualität von Körpergefühl und fördert das Entspannen durch ein Gefühl von Getragen sein. Bei dem *Wiegen der Extremitäten in einem Tuch,* kann jeweils ein Arm oder Bein in einem großen Handtuch, wie in einer Hängematte, leicht von der Unterlage gehoben werden. Durch die kleinen Schwingbewegungen kann sich der betroffene Mensch zusätzlich in Bewegung erleben. Dieses „Wiegen" von spastischen oder auch spontan nicht beweglichen Armen oder Beinen kann entspannend und spastiklösend wirken.

Fr. L. leidet an einem Glioblastom mit Hemiparese, spastisch-paretischem Syndrom und einer Aphasie. Sie kann nur lautierend kommunizieren, ist aber in diesem Rahmen fähig, unterschiedliche Befindlichkeiten so mitzuteilen, dass es uns möglich ist, aktuelle Probleme abzufragen. Ein externer Reiz, wie ein lautes Geräusch, aber auch ein plötzlicher Lichteinfall können eine einschießende Beugespastik im rechten Arm zur Folge haben, die für sie schmerzhaft ist –, dies teilt sie lautstark mit. Das Angebot von Muskelrelaxanzien lehnt sie bewusst ab und streichelt beschwichtigend ihren plegischen Arm. Der Versuch, die Spastik durch Ausstreichungen zu lösen, scheint ihr nicht angenehm zu sein. Den gebeugten Arm in einem Handtuch zu wiegen und dabei langsam, ganz vorsichtig durch leichten Zug zu strecken, wird von Fr. L nicht nur interessiert beobachtet, sondern die Spastik löst sich sehr schnell. Dieses Wiegen des spastischen Arms bewirkt für die Patientin nachvollziehbare Linderung der Spastik und der damit verbundenen Schmerzen.

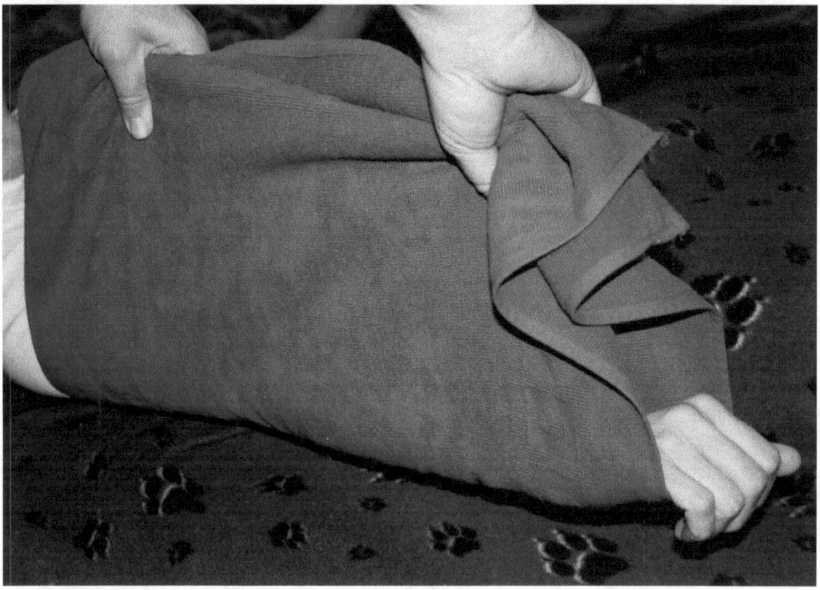

Abb. 3.6: Wiegen eines Arms im Handtuch

3.2.4 Ödeme – ein verändertes Körpergefühl

„Meine Haut fühlt sich an, als ob ich aus ihr rausgewachsen wäre, wie ein Kleid, das spannt – bald reißen die Nähte." (Zitat einer Bewohnerin)

Ödeme sind, abhängig von der Lokalisation, ein sichtbares Symptom, welches das eigene Körperbild stark verändert. Die Schwere und Unbeweglichkeit ödematöser Extremitäten macht den eigenen Körper in einer erlebten Fremdheit bewusst. Gleichzeitig kann auch die Begrenztheit und Verletzbarkeit des eigenen Körpers und des Körpergefühls deutlich werden.

Ödeme sind Begleitsymptome von vielen Erkrankungen, die wegen stärker belastenden Krankheitssymptomen in den Hintergrund treten oder sehr dominant sind, sodass es irritieren kann, wie stark Patienten darunter leiden.

Hr. D. hat einen exulzerierenden Tumor, der die gesamte untere Gesichtshälfte betrifft. Dieser verursacht einen üblen Geruch und verändert das Gesicht durch einen großen Verband und eine Einflussstauung. Der Bewohner ist ein zugewandter und mitteilsamer Mensch. Er assistiert beim Verbandswechsel und gibt klare Angaben über den Schmerzverlauf. Regelmäßig fragt er nach Möglichkeiten, seine Lidödeme und seine aufgeschwollenen Tränensäcke zu behandeln. Er hat keine Einschränkung beim Sehen, aber ihn stört sein Aussehen. Wie belastend diese für ihn sind, wird bei seiner Idee zur Abhilfe nur ansatzweise verdeutlicht:

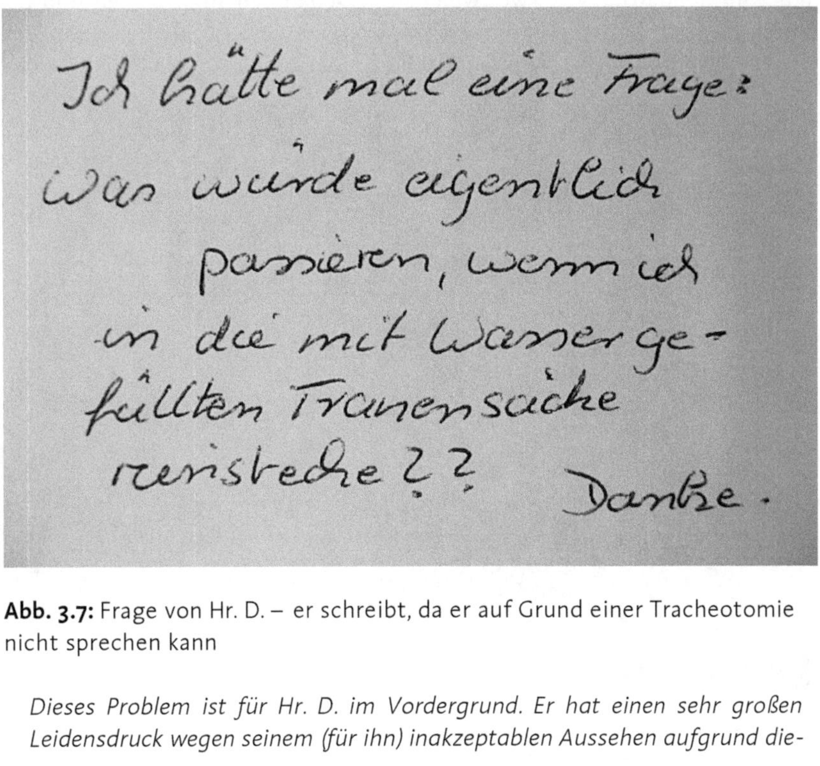

Abb. 3.7: Frage von Hr. D. – er schreibt, da er auf Grund einer Tracheotomie nicht sprechen kann

Dieses Problem ist für Hr. D. im Vordergrund. Er hat einen sehr großen Leidensdruck wegen seinem (für ihn) inakzeptablen Aussehen aufgrund die-

ser Ödeme – die „Entstellung", die sein Tumor verursacht, ist für ihn zweitrangig: „Das ist halt so und sie machen den Verband ja so gut!"

Lymphödeme oder eine Einflussstauung verursachen massive Hautspannung. Sie behindern die Bewegungsfähigkeit, verursachen Schmerzen und teilweise auch Hautläsionen. Sie verändern das Aussehen des Menschen, das Körpergefühl und das Körperbild. Der eigene Körper fühlt sich fremd an und ist sichtbar verändert oder entstellt.

Die Schwere der ödematösen Extremität führt zu Unbeweglichkeit. Die Unbeweglichkeit sorgt, durch Habituation mit einer veränderten Wahrnehmung, zusätzlich für eine Reduktion der Eigenbewegung und damit auch zu einer Zunahme des Ödems. Dieser Kreislauf ist nur schwer zu durchbrechen, da ein malignes Lymphödem nicht heilbar ist.

Eine Linderung bietet die konsequent durchgeführte Komplexe Physikalische Entstauungstherapie (KPE) als palliative Behandlung. Sie beinhaltet manuelle Lymphdrainage, Kompression mittels Kompressionsbandage, bzw. Kompressionstrümpfe, entstauende Krankengymnastik und eine gezielte Hautpflege.

Ödeme im Gesicht, besonders Lidödeme können Pflegende, nach einer Anleitung (in Technik und Streichrichtung) durch einen Physiotherapeuten, mit einer Rolle aus zwei weichen Waschlappen ausstreichen und dadurch lindern. Manche Patienten empfinden eine KPE als belastend und wünschen eine alternative pflegerische Linderung.

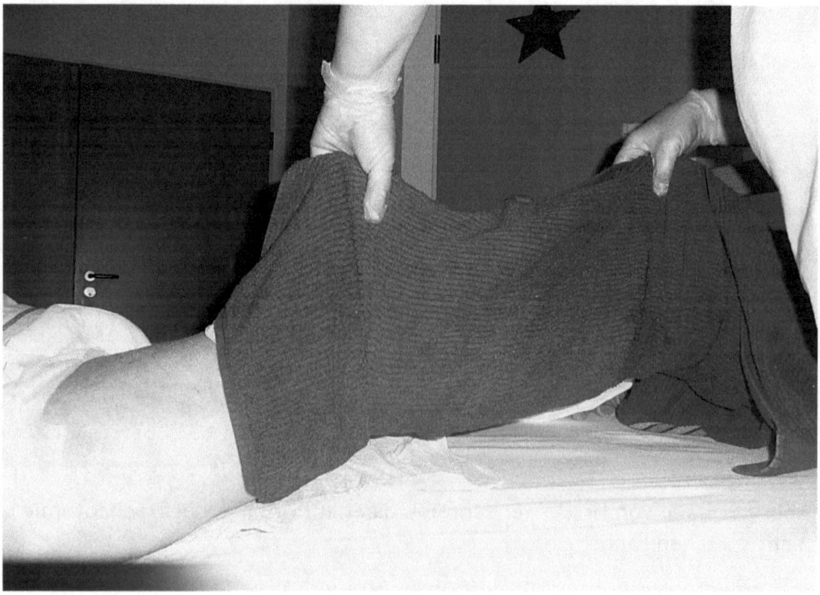

Abb. 3.8: Wiegen eines Beins im Handtuch

Palliativpflege kann zur *Hautpflege* mit speziellen Lymphölmischungen *ausstreichend* arbeiten, um so Körperorientierung und Zuwendung zu vermitteln.

Den eigenen Körper in Bewegung erleben – bei Menschen, die in Folge von Ödemen in ihren Aktivitäten eingeschränkt sind, können *vestibuläre Angebote* das Körpergefühl verbessern. Dazu kann einer ödematösen Extremität durch *Wiegen* in einem Badetuch kurzfristig die Schwere genommen werden und sie kann eine Bewegung erfahren, die sonst nicht möglich ist.

Alle palliativpflegerischen Maßnahmen haben oft noch eine zweite, sehr wichtige Funktion: *Pflegerische Zuwendung* schafft einen Raum und Zeit, um über dieses Leiden zu sprechen, die ödematös entstellten Körperbereiche wahr zu nehmen, sie bewusst zu pflegen und Anteil zu nehmen. Darüber hinaus kann auch, durch Perspektivwechsel, eine Bewusstheit für andere intakte Körperbereiche entstehen.

Fr. U. hat eine untere Einflussstauung und erhält regelmäßig Lymphdrainage. Eine Kompressionsbehandlung lehnt sie ab. Zusätzlich führen wir mit Lymphöl ausstreichende Einreibungen durch, die sie als sehr angenehm empfindet. Am Ende dieser Behandlung werden ihre Beine nacheinander kurz in einem Badetuch, wie in einer Hängematte, nur wenig hoch gehoben und schwingen in kleinen Bewegungen hin und her. Das ist aufgrund des Gewichtes nur sehr kurz möglich, scheint aber für Fr. U. eine Erleichterung zu bringen. Sie sagt, dass es sehr gut tut, wenn sich ihre Beine ohne Anstrengung bewegen und danach nicht so schwer aufliegen.

Lymphöl – Rezept der Pflegeleitlinie Lymphödem

(DGP Sektion Pflege):
16 gtt Cistrose
16 gtt Immortelle
16 gtt Minze in 100 ml Jojobaöl

Die Aktivierung der Eigenbewegung hat das Ziel, die Schwere zu lindern und der Immobilität entgegenzuwirken, sie soll aber auch keine Anstrengung für den Patienten bedeuten. Eine *Bewegungsförderung der Hände oder Füße durch taktile Angebote, wie ein Hand- oder Fußbad mit Kieselsteinen,* kann durch Zunahme der Bewegung ein weniger schnelles Anschwellen des Ödems bewirken.

Massagen, Kühlung und Lagerungsdrainagen durch Hochlagerung der Extremitäten können Ödeme reduzieren und so Linderung verschaffen. Die Hochlagerung der Extremitäten in Sinne einer Lagerungsdrainage, kann Ödeme reduzieren. Viele Patienten bevorzugen jedoch eine sitzende Position, nicht selten am liebsten an der Bettkante sitzend.

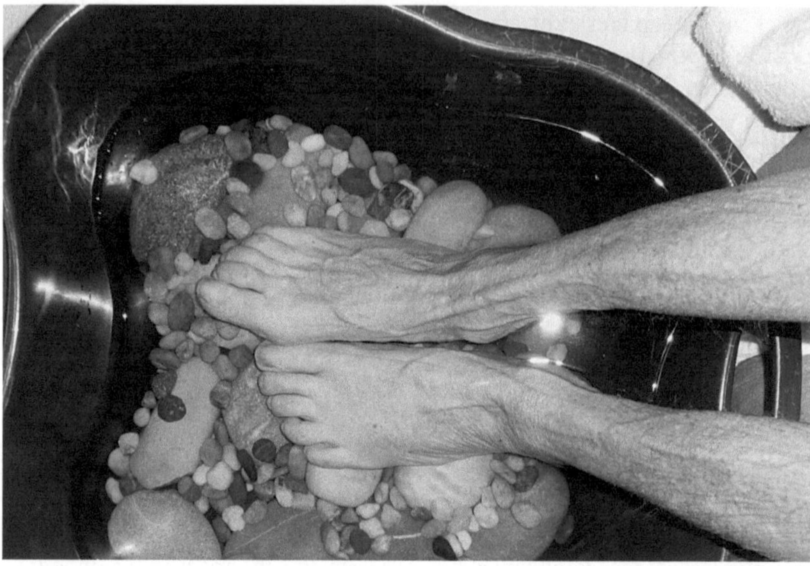

Abb. 3.9: Fußbad mit Kieselsteinen

Hautpflege mit dem Ziel, offene Wunden zu verhindern, aktive und passive Bewegung und eine Schmerzbehandlung, sind palliativpflegerische Angebote bei Ödemen. Das gemeinsame Aushalten der sichtbaren Veränderung und der Scham fordern eine gute Kommunikation, um Raum für Trauer und Emotionen zu schaffen.

3.2.5 Das eigene Leben schmecken

Das eigene Leben mit allen Sinnen zu spüren und wahrzunehmen, schließt die Wahrnehmung mit dem Geschmackssinn ein. Unabhängig von individuellen Vorlieben, ist das Schmecken eine sinnliche Erfahrung und Ausdruck von Lebendigkeit. Viele Patienten beschreiben die Lust zu Essen nicht mit Hunger, sondern mit der Freude am Schmecken. Dabei wird der Gefahr, sich zu verschlucken weniger Beachtung geschenkt, als dem Geschmackserlebnis.

Nicht selten gibt ein vertrauter Geschmack einen Gesprächsimpuls und öffnet Türen zu einem intensiven Austausch. Der Bedeutung von Geschmack und Geruch kommt in der biografischen Erinnerung eine hohe Bedeutung zu.

Symptome wie Übelkeit, Erbrechen, Inappetenz, Dysphagie, Geschmacksveränderungen oder schlechte Gerüche behindern diese sinnliche Erfahrung. Einige Probleme können medikamentös behandelt werden, für andere stehen Angebote der Basalen Stimulation zur Verfügung.

Mundpflege kann die gustatorische Wahrnehmung fördern und so Leben spürbar und erlebbar machen (→ Kap. 3.8.4).

Oral-gustatorische Angebote mit individuellen Geschmacksvorlieben können bei Dysphagie oder bewusstseinsveränderten Patienten sinnvoll sein (→ Kap. 3.3.4).

Gustatorische Angebote kommen zum Beispiel bei Menschen mit einem Ileus in Frage. Speisen als Geschmacksangebote können gekaut und anschließend ausgespuckt werden, über eine Magensonde oder PEG ablaufen. Auch bei einer Ernährung mit Suppen über PEG kann eine zusätzlich angebotene Geschmacksprobe im Mund ein Erleben von Nahrungsaufnahme vermitteln.

Hr. C. hat infolge eines HNO-Tumors mehrere Fisteln zwischen Ösophagus und Trachea und wird über PEG - Sonde nach seinem eigenen Bedarf mit Suppen ernährt. Er fragt manchmal, welche Suppe es ist und sagt, dass er scharfe Mahlzeiten bevorzugt hat. Auf diese Anregung hin bekommt er seine Suppen schärfer gewürzt und probiert zuerst einen Löffel, bevor er die Suppe über die Sonde erhält. Manchmal, wenn er bei guter Stimmung ist, ergibt sich ein lockerer Austausch über Kochrezepte und seine eigenen Vorstellungen von gutem Essen – leider sind diese nicht sondengängig.

3.3 Sicherheit erleben und Vertrauen aufbauen

Menschen in palliativer Betreuung befinden sich in einer Ausnahmesituation, die alle Sicherheit ins Wanken bringt. Die vertraute Lebensstruktur geht verloren, sicher Geglaubtes ist plötzlich unsicher, das Vertrauen in Therapien wurde enttäuscht, das Wissen um die eigene Kraft, die eigene Wahrnehmung ist verschwunden.

Oft ist diese Unsicherheit umfassend und schwer greifbar, manchmal gibt es konkrete Fragen, teilweise kann die Unsicherheit nicht in Worten ausgedrückt werden. Verlorenes Selbstvertrauen und Misstrauen in das therapeutische Team verunsichern und machen Angst. Angst und Unsicherheit als allgegenwärtig zu erleben, lähmt und verhindert jede Zuversicht. Ein Teufelskreis, der die Lebensqualität infrage stellt.

Bewusstseinseinschränkung, Wahrnehmungsveränderungen, Orientierungsverlust und Kommunikationsstörungen sind nur einige Ursachen von Verunsicherung.

Sicherheit wird unterschiedlich definiert, und jeder Mensch hat ein eigenes Bedürfnis, den Grad und die Verwirklichung dieser Sicherheit selbst zu gestalten. Für Außenstehende wirkt die individuelle Lebensgestaltung bei Schwerstkranken problematisch, vielleicht auch gefährlich, und für Menschen, die für andere Sorge tragen, auch schwer nachvollziehbar. Manchmal könnten kleine Veränderungen im Umfeld eine Sturzgefahr reduzieren, aber der betroffene Mensch beharrt auf seine Bewegungsfreiheit.

Fr. W. hat sich das Zimmer im Hospiz richtig zu Eigen gemacht und es fast wie zu Hause eingerichtet. Ihr Wohnraum ist voll mit eigenen Möbeln, einer Menge Bilder, Figuren und vielen Teppichen, die übereinander liegen mit teilweise kaputten Kanten oder aufgerollten Ecken. Die alte Dame ist sturzgefährdet. Aus diesem Grund wollen wir zumindest ein paar dieser Teppiche entfernen. Fr. W. ist aber auch sehr selbstbestimmt und verteidigt ihre Einrichtung vehement. Das Argument der Sturzgefährdung lässt sie nicht gelten, sie sagt: „Ich falle nicht über meine eigenen Teppiche und wenn ich doch mal stürze, ist es mit den Teppichen viel sicherer – dann falle ich wenigstens weich und tu' mir nicht weh!" Fr. W. ist in ihrem Zimmer nie gestürzt.

3.3.1 Sicherheit durch Prävention und Prophylaxen?

Das Tun und Lassen in der Palliativpflege orientiert sich an den Bedürfnissen des schwer erkrankten und/oder sterbenden Menschen. Das wiederum heißt, dass die Bedürfnisse der Pflegenden sich den Wünschen und der Selbstbestimmung des begleiteten Menschen und seiner Zugehörigen unterordnen müssen. Pflegende haben gelernt, für die Sicherheit ihrer Patienten zu sorgen, und es fällt oft schwer, die Verantwortung einem autonomen, entscheidungsfähigen Patienten zu überlassen.

Die Selbstverantwortung des Patienten umfasst auch eine eigene Definition des Begriffes „Sicherheit" und die Art und Weise wie Sicherheit umgesetzt wird. Dies setzt voraus, dass der Patient mögliche Gefahren infolge seiner Handlungsfreiheit kennt.

Prophylaktische Pflegeangebote der Basalen Stimulation können in einer kreativen, undogmatischen Bandbreite präsentiert werden und so einen Beitrag zur Prophylaxe von Dekubitus, Kontraktur, Spitzfuß, Pneumonie und Sturz leisten. Angebote zur Selbstwahrnehmung sind in allen Wahrnehmungsbereichen möglich:

- *somatische Angebote*: Hautpflege, Durchblutungsförderung durch Ausstreichung und Massagen, Eigenberührung fördern, Entspannung und Rhythmisieren der Atmung durch eine ASE,
- *vestibuläre Angebote*: Druckentlastung durch Mikrolagerung und Minimalbewegung, Lagerung in der schiefen Ebene, Bewegungsanbahnung durch aktive und passive Bewegungsangebote, sinngebende Bewegungsangebote schaffen (Mobilisation oder Positionsveränderung um Besuch zu empfangen, Aufsetzen zum Essen),
- *taktile Angebote*: Bewegungsförderung durch Fußbad mit Kieselsteinen (→ Abb. 3.9)
- *vibratorische Angebote*: Bewegungsförderung durch Verbesserung des Körperbilds, Sturzprävention durch eine Verbesserung der Vigilanz und der Aufmerksamkeit,

- *visuelle Angebote*: visuelle Nischen (Baldachin) zur Ritualisierung von Ruhezeiten und Aktivität.

3.3.2 Vertrauen aufbauen in Verwirrtheit und delirantem Syndrom

Verwirrtheit ist ein, in der Palliativpflege häufig vorkommendes, für den Patienten und das gesamte Umfeld belastendes Krankheitszeichen. Der Ursprung des Begriffes „Delir“ (lat. deliare) bedeutet „aus der Furche (Furche im Acker) geraten“ oder „von der geraden Linie abweichen“. Dieses Bild beschreibt das Verhalten eines deliranten Menschen sehr gut. Ein Delirantes Syndrom wird als akut einsetzende Verwirrtheit mit Störung von Bewusstsein, Auffassung, Gedächtnis, Affekt und Antrieb unterschiedlicher Ursache beschrieben. Die Hälfte aller Delire ist reversibel und medikamentös behandelbar. Das Auftreten eines Delirs wird mit 26 % bis 62 % im Verlauf des stationären Aufenthaltes und von 58 % bis 88 % in den Wochen oder Stunden vor dem Tod angegeben (*Leitlinienprogramm Onkologie 2020, 451*). Mögliche Ursachen sind (eine Auswahl):

- Tumore oder Folgeerscheinung von Metastasen (Meningiosis carcinomatosa),
- Nebenwirkungen von Chemotherapie oder Bestrahlung des Gehirns,
- Nebenwirkungen der medikamentösen Therapie (Steroide, Opiate, Neuroleptika, Antiemetika),
- Entzugssymptome (Medikamente, Alkohol),
- unerkannte, unbehandelte Symptome (Schmerzen, volle Blase, ...),
- Metabolische Ursachen (Hyperglykämie, Hyperkalzämie),
- Organdysfunktion (Urämie, Enzephalopathie, Hypoxämie, ...),
- Infektionen.

Die auslösenden Faktoren sind sehr unterschiedlich, wie z.B. eine fremde Umgebung, Schlafentzug, freiheitsentziehende Maßnahmen, Symptomeskalation oder Immobilität. Die Symptomatik umfasst eine Störung des Bewusstseins, der Wahrnehmung und der Orientierung. Die Patienten sind affektlabil und zeigen Veränderungen in der Psychomotorik, im Schlaf-Wach-Rhythmus oder/und in den kognitiven Bereichen wie Auffassungsgabe und Gedächtnis.

Die Diagnostik von möglichen Ursachen und deren Therapie sind notwendige medizinische Maßnahmen. *Sicherheit erleben und Vertrauen aufbauen* ist das Ziel des Patienten und somit Aufgabe des multiprofessionellen Behandlungsteams.

Im Rahmen vieler Grunderkrankungen sind Störungen der Wahrnehmungs- und Orientierungsfähigkeit die Ursache von Verunsicherung und

Ängsten. Mangelndes Vertrauen in die Personen im direkten Umfeld ist die Folge. Durch einfühlsames Auftreten und die Fähigkeit, verbal und nonverbal Sicherheit zu vermitteln, bauen die Pflegenden das Vertrauen langsam wieder auf. Wird die Pflege interaktiv mit dem betroffenen Menschen gestaltet, kann dieser die Wirksamkeit seiner selbst erleben.

Die *Achtsamkeit* im Kontakt mit dem verwirrten Patienten, eine für ihn sichtbare und spürbare *Vorhersehbarkeit* in der pflegerischen Betreuung, sowie klare Strukturen mit erkennbarem *Rhythmus* können orientierend wirken.

Nonverbale Hinweise sind oft leichter zu verstehen als verbale und wirken vertrauensbildend: die Grundpflege durch *taktiles „Erfassen"* von Wasser und Waschutensilien einzuleiten hilft, das Angebot zu verstehen.

Viele Patienten sperren sich beim Lagewechsel aus Angst, aus dem Bett zu fallen. Wenn sie *durch das Ertasten des Bettrandes* und durch die aktive Mithilfe einbezogen werden, kann eine Bewegung im Bett mit dem Bewohner gemeinsam gestaltet werden. Das Aufnehmen und Einbeziehen von Impulsen des Patienten, zum Beispiel einer Schmerzäußerung beim Transfer, durch Innehalten oder eine Unterbrechung der Bewegung, kann eine vertrauensbildende Maßnahme sein.

Die Ursache für Verwirrtheitszustände ist oftmals eine gestörte Körperwahrnehmung. Manchmal versuchen Patienten unbewusst, in Form von Mechanismen der Autostimulation für Orientierung zu sorgen. Angebote zur Körperorientierung in den basalen Wahrnehmungsbereichen können beruhigend und orientierend wirken. Wenn die Körperwahrnehmung verbessert ist, können weitere Orientierungsangebote für die Gestaltung des Umfeldes mit vertrauten Lichtquellen, Gerüchen und Geräuschen versucht werden (→ Kap. 2.5.3).

3.3.3 Angst überwinden und Sicherheit erleben

Angst ist für Menschen ein lebenslanger Begleiter, lediglich das Objekt der Angst und der Umgang mit der Angst differieren individuell und situativ. In einer palliativen Situation existiert Angst sehr real in verschiedenen Ausprägungen. Angst vor der Art und Weise des Sterbens, vor Schmerzen, vor Atemnot, dem Zurücklassen von Menschen, die man liebt oder vor Ungewissheit.

Die Ausdrucksformen der Angst reichen von nervöser Anspannung bis zu ausgeprägten Panikattacken. Der betroffene Mensch verliert sein Selbstbewusstsein, seine Souveränität, seine personale Identität. Körperliche Reaktionen werden vom vegetativen Nervensystem gesteuert und beeinflussen die vorhandenen Krankheitssymptome negativ. Muskuläre Anspannung kann sich in Spastik äußern, Schmerzen nehmen zu und verändern ihre Qualität. Der Atemrhythmus verändert sich, wird flach und unregelmäßig, eine bereits bestehende Atemnot nimmt zu. Eine Veränderung der Herzfrequenz und des Blutdrucks verstärken die Angst, und Schweißausbüche sowie Blässe machen die Angst sichtbar.

Ein Mensch mit einer ängstlichen Grundhaltung wird in einem situativen Zustand der Angst, wie zum Beispiel bei einer akuten Atemnotattacke sehr sensibel reagieren. Bei solchen Menschen ist eine individuelle Vorbereitung für schwierige Situationen sinnvoll. In der Palliativpflege begegnet uns die akute Todesangst als dramatischste und bedrohlichste Form der Angst, die für alle Begleiter zutiefst erschütternd ist.

Angst selbst ist oft der verstärkende Teil eines Teufelskreises innerhalb verschiedener Krankheitssymptome.

Chronische oder akute Angstauslöser wie Atemnot und Schmerzen benötigen medikamentöse Therapie. Begleitend greift die Pflege mit *Anwesenheit, körperlicher Nähe* in Form von *beruhigenden Ausstreichungen* und/oder *Waschung, Atemstimulierender Einreibung, optimierter Positionierung, Kontaktatemübungen, angstlösender Aromen, audiorhythmischer Angebote* wie *ruhige Kommunikation* oder *beruhigende Musik* ein. Die *aufrichtige, ehrliche Sprache* in der Begleitung vermeidet angstbesetzte Begriffe und ersetzt diese mit Wörtern, die Mut machen und Vertrauen aufbauen. Nicht immer kann die Situation aufgelöst oder die Angst durchbrochen werden. Wenn der Patient keine medikamentöse Unterstützung möchte, bestehen die genannten begleitenden Angebote der Pflege und das gemeinsame Aushalten der Angst sowie die absichtslose Präsenz.

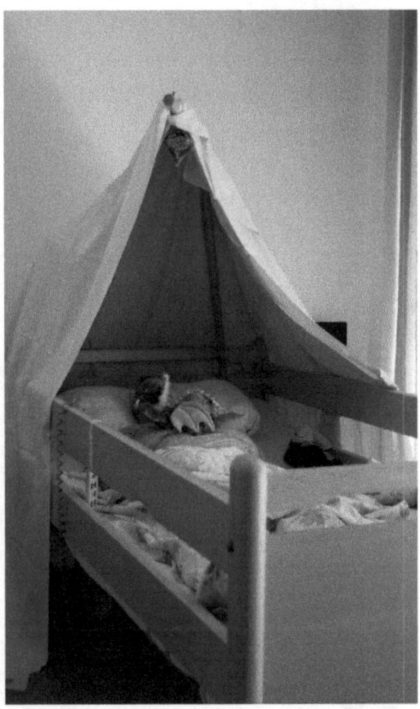

Abb. 3.10: Rückzugsmöglichkeit in einer Nische mit Baldachin

Fr. D. hat ein Glioblastom und wird zunehmend orientierungslos, motorisch unruhig und sehr angstvoll. Bei jeder pflegerischen Maßnahme reagiert sie mit einem massiv hohen Muskeltonus, hält sich an allem fest, was sie greifen kann und hat einen Ausdruck von Panik im Blick. Sie scheint uns weder zu verstehen noch kann sie nonverbalen Hinweisen folgen. Bei Lagerungsmaßnahmen streckt sie sich stark gegen jede Bewegung und rutsch danach sofort in eine Ecke des Bettes wo sie sich zu-

sammenkauert. Wir versuchen die Umlagerung, indem wir Fr. D mit dem Bettlaken fest umschlingen um ihr Halt zu geben. Dabei wird deutlich, dass dieser Umgrenzung ihres Körpers in der Bewegung weniger Abwehr ihrerseits folgt. Daher betten wir sie körperorientierend mit Lagerungsrollen damit sie sich zu ihren Körpergrenzen orientieren kann. Als taktiles Angebot oder zum Festhalten bieten ihr die eigenen Kuscheltiere offenbar ein Sicherheitsgefühl. Sie entspannt sich körperlich. Der angstvolle Blick ändert sich erst, als wir ihr als Rückzugsmöglichkeit eine Nische in Form eines Baldachins über das Bett bauen. Dieser ist mit Bettlaken in einer warmen Farbe und mit vertrauter Dekoration gestaltet und scheint ihr Sicherheit und Geborgenheit zu vermitteln. Sie entspannt sich und schläft nach einer Weile ein. Die Bewohnerin erlebt durch eine eingeschränkte Orientierungsfähigkeit Angst und Verunsicherung, die sie nur durch Abwehr, erhöhtem Muskeltonus und Mimik deutlich machen kann. Durch die Bewegung in einer den ganzen Körper umfassenden Berührung (Tuch beim Umlagern), die umgrenzende Lagerung und die Rückzugsmöglichkeit in einer Nische, scheint sie sich entspannen zu können.

3.3.4 Dysphagie

Schluckstörungen unterschiedlicher Ursache sind oft mit Angst vor dem Ersticken, mit Schmerzen beim Husten und mit der Befürchtung, nicht dem eigenen Bedarf gemäß essen und trinken zu können, verbunden. Manche Menschen nehmen eine Aspiration und deren Folgen für die Möglichkeit zu essen und zu trinken billigend hin.

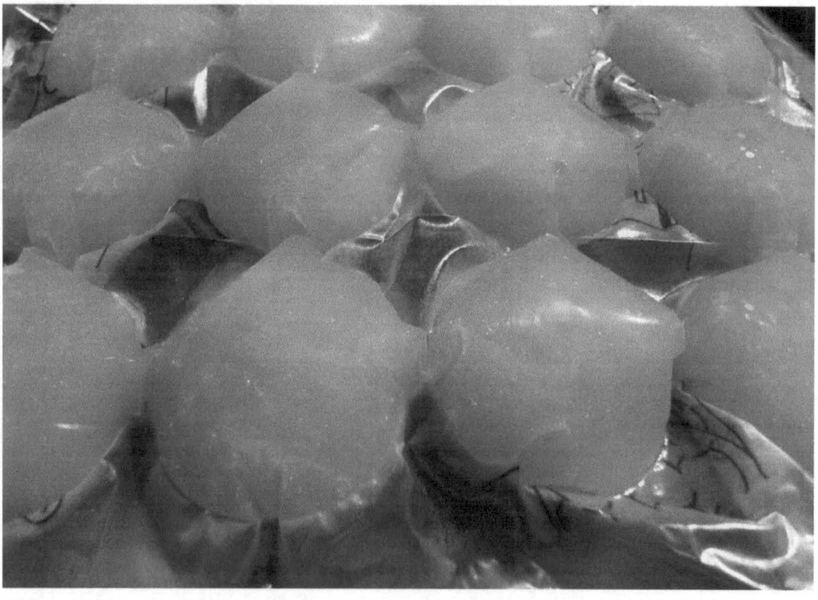

Abb. 3.11: Eis-Kugel im Beutel

Schluckstörungen sind bei einigen Erkrankungen sofort vorhanden. Bei Tumorerkrankungen oder neurodegenerativen Erkrankungen beginnen sie schleichend und verstärken sich im Krankheitsverlauf. Im Bereich der Palliativpflege kommen Dysphagien gehäuft bei Tumoren im Hals-Nasen-Rachenbereich, bei ALS (→ Kap. 3.2.2) und demenziellen Erkrankungen vor.

Je nach Ursache und Ausprägung können Schluckstörungen durch eine verbesserte Wahrnehmung im Mundbereich gemindert werden. *Orale Wahrnehmungsangebote* fördern die Tastempfindung im gesamten Mundbereich und sorgen für eine Aktivierung der Bewegung und für einen vermehrten Speichelfluss. Statt leicht schluckbarer Breikost, wird mit *deutlich wahrnehmbaren Temperaturunterschieden* (z. B. Eis), *differenter Konsistenz* (Fleisch, das gekaut werden muss) und *taktil neugierig machenden Lebensmitteln* (z. B. bissfest gekochtem Blumenkohl) gearbeitet.

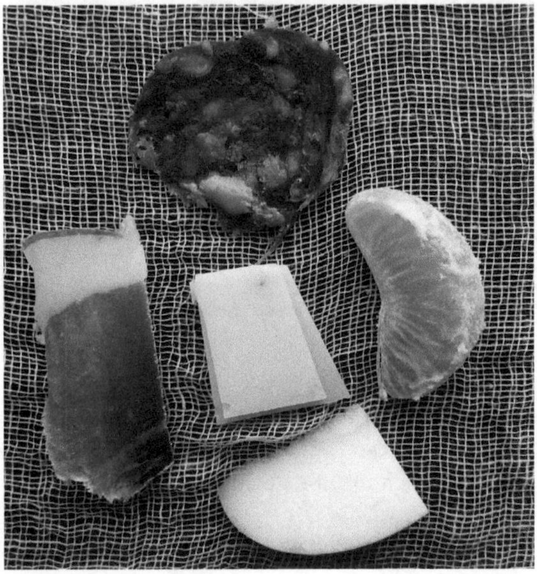

Abb. 3.12: Lunchpack – Vorbereitung und Auswahl Salami, Schinken, Käse, Mandarine und Apfel

Gefrorene Getränke (Eis-Chips) können wegen des Temperaturunterschieds besser wahrgenommen werden. Sie zergehen langsam im Mund und die Patienten haben mehr Zeit zur Konzentration. Bei schmerzhafter Mundschleimhaut bringen (nicht saure) Eis-Chips Linderung.

Für diese Angebote soll der Patient wach, ausreichend konzentrationsfähig sein und in einer aufrechten Position mit nach vorne geneigtem Kopf sitzen. Wenn interessant schmeckende Lebensmittel schon auf den Lippen neugierig machen, kommt auch durch das Ablecken der Lippen die Zunge in Bewegung.

Eine größere Sicherheit gibt ein „Lunchpack“ als gustatorisches Angebot: in eine Kompresse wird ein Stück Obst oder Wurst gewickelt und in die Wangentasche gelegt.

Dieses *Lunchpack* wird von außen gehalten und kann so nicht verschluckt werden. Durch den Geschmack werden der Speichelfluss und die Bewegung im Mund gefördert. Wichtig ist hierbei, dass die Kompresse vorher ausgewaschen wird (Geschmack), nur einfach verwendet wird (Durchlässigkeit) und der Patient dabei nicht alleine gelassen wird. Das Lunchpack sollte möglichst klein gestaltet sein, um keinen Würgereiz aus zu lösen. Jede Pflegeperson, die ein solches Angebot macht, sollte es vorher selbst ausprobiert haben, damit ein Gefühl für die Größe und die Wirkung entstehen kann.

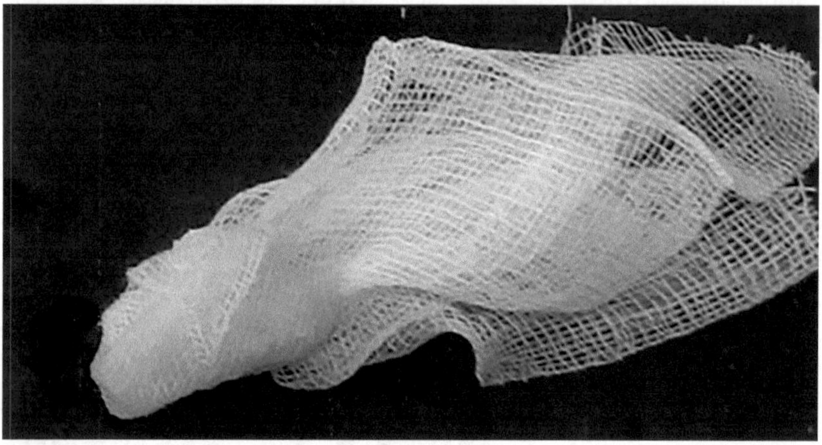

Abb. 3.13: Lunchpack Ananas

Sicherheit erlebt ein Patient, wenn sich seine Schluckfähigkeit verbessert, er etwas schmecken kann und er bei den Angeboten zur oralen Wahrnehmungsförderung nicht alleine gelassen wird.

3.3.5 Sicherheit und Vertrauen in die medikamentöse Therapie

Die Zurückweisung von Medikamenten zur Symptomkontrolle ist bei entscheidungsfähigen Patienten ein Ausdruck von Selbstbestimmung (→ Kap. 3.9.4). Die Gründe muss er nicht darlegen, aber manchmal sind mangelnde oder falsche Informationen über die Wirkungsweise der Medikamente, Angst vor Abhängigkeit oder auch das Nicht-wahrhaben-wollen einer schweren Erkrankung die Ursachen. Speziell in Bezug auf Opiate gibt es viele Vorurteile (→ Tab. 3.1).

Die Angst vor dem Verlust von Kontrolle, Selbstbestimmung oder auch das „Aufsparen" für subjektiv schlimmere Symptome werden ebenfalls oft genannt. Manchmal sind auch weltanschauliche, spirituelle Aspekte oder andere Therapieformen Motive, auf medikamentöse Symptomlinderung zu verzichten.

Sicherheit erleben bedeutet in diesem Fall die Gewissheit, dass dieser Wunsch ebenso respektiert wird, wenn sich der Patient in einem Zustand befindet, in dem er sich nicht mehr äußern kann. Vertrauen aufbauen kann der Mensch, wenn er sich ernstgenommen fühlt und das Vorgehen für Krisenzeiten oder Bewusstseinsveränderung besprechen kann.

Tab. 3.1: Morphinmythos (Auswahl; Aulbert et al. 2007, 188–190)

Vorurteil	**Richtig ist**
Regelmäßige Opiattherapie macht abhängig.	Regelmäßige Opiateinnahme behandelt die vorhandenen Schmerzen, es kommt nicht zu einer Euphorisierung oder physischen bzw. psychischen Abhängigkeit. Eine Sucht entsteht, wenn eine Opiateinnahme ohne Schmerzen erfolgt. Eine körperliche Gewöhnung ist normal und daher werden die Schmerzmittel bei einer Schmerzreduktion an den aktuellen Bedarf angepasst.
Wenn Opiate zu früh eingesetzt werden, verlieren sie an Wirkung.	Mit dem WHO-Stufenschema tastet man sich an den tatsächlichen Schmerzmittelbedarf und an das richtige Medikament heran. Opiate können als potente Schmerzmittel die Lebensqualität erhöhen.
Opiatsteigerung hat ab einer bestimmten Dosis keine Wirksamkeit zur Folge.	Wenn ein Opiat nach langer Einnahme nicht mehr optimal wirkt, ist ein Wechsel zu einem anderen Opiat möglich (Opiatrotation).
Opiate können eine Atemdepression verursachen.	Bei einer, dem individuellen Bedarf angepassten therapeutischen Dosis ist das Entstehen einer Atemdepression unwahrscheinlich. Schmerzen stimulieren die Atmung und sind ein natürlicher Antagonist von Opiaten, das heißt, solange ein Patient Schmerzen angibt, tritt keine Atemdepression auf. Für den Fall einer lebensbedrohlichen Überdosierung steht mit Naloxon ein potenter Antagonist zur Verfügung.

Sicherheit erleben auch Pflegende, wenn sie wissen, dass der Patient gut informiert ist, die Wirkungsweise seiner Medikamente kennt, und eine detaillierte Willensbekundung hinsichtlich des Vorgehens für Zeiten, in denen er nicht mehr äußern kann, getroffen hat. Die Einbeziehung einer

Bezugsperson kann die Sicherheit und das Vertrauen erhöhen und so den immensen Druck, der auf allen Beteiligten lastet, deutlich reduzieren. Eine schriftliche Dokumentation solcher Gespräche ist sinnvoll, um allen Beteiligten Informationen über den Inhalt der Aufklärung und der getroffenen Vereinbarung zu verschaffen. Nicht selten hat ein Patient nach einem solchen Gespräch das Vertrauen, sich auf die Einschätzung des therapeutischen Teams einzulassen, und einer Medikamentengabe zu zustimmen.

3.3.6 Palliative Sedierung – Vertrauen als Voraussetzung

> Palliative Sedierung zielt auf die Linderung von refraktäre.m Leid durch die überwachte proportionale Gabe von Medikamenten mit dem Ziel der Bewusstseinsreduktion bei Patienten mit lebenslimitierenden Erkrankungen. Palliative Sedierung hat deutliche soziale und ethische Auswirkungen, die besondere Berücksichtigung bei Patienten, An- und Zugehörigen sowie Behandelnden erfordern (Surges et al. 2023).

Sicherheit erleben und Vertrauen aufbauen bedeutet für manche Patienten die Zusage, dass sie bei unerträglichem Leid eine Sedierung erhalten. Die palliative Sedierung ist eine Maßnahme zur Symptomkontrolle und muss deutlich abgegrenzt werden zur Tötung auf Verlangen oder zum ärztlich assistierten Suizid. Diese Abgrenzung ist durch die Zielsetzung einer Sedierung möglich. Eine palliative Sedierung hat das Ziel, Symptome zu lindern.

> Das Ziel der Sedierung ist die Linderung der Symptomlast in einer für den Patienten, die Angehörigen und Mitarbeiter ethisch akzeptablen Weise und nicht die vorzeitige Beendigung des Lebens (Leitlinienprogramm Onkologie S3-Leitlinie Palliativmedizin 2020, 464).

Sicherheit erleben und Vertrauen aufbauen bedeutet für den Patienten zu wissen, dass man sorgsam mit seinen Problemen umgeht und er umfassend informiert wird. Dazu gehört eine Aufklärung und gemeinsamen Besprechung der Sedierungsmethode. Folgende Unterscheidungen werden getroffen:

- *Sedierung bei teilweise erhaltenem Bewusstsein* – d.h. wenn eine ausreichende Symptomkontrolle bei niedriger Sedierung möglich ist, kann der Patient erweckbar sein und damit die Fähigkeit zur verbalen Interaktion erhalten.
- *Intermittierende Sedierung* – d.h. es wird besprochen, die Dosierung zur erneuten Beurteilung der Symptome nach einem vereinbarten Zeitraum zu reduzieren.
- Sedierung wird für *Akutsituationen* geplant.

- Eine *tiefe, kontinuierliche Sedierung* wird selten angestrebt, nur wenn das Leiden ausgeprägt ist oder die Beschwerden eindeutig therapierefraktär sind und das Versterben binnen Stunden oder sehr weniger Tage angenommen werden muss.

Außerdem muss mit dem Patient und seinem engsten Zugehörigen die Therapie, Pflege und Flüssigkeitsgabe während einer Sedierung geklärt werden, ebenso wie die psychosozialen (wer soll zu Besuch kommen dürfen) und spirituellen Bedürfnisse.

Fr. L. leidet an ALS mit zunehmender Atemnot und einer, für sie unerträglichen, Schwäche. Sie sagt, dass sie diese Kraftlosigkeit und das Ringen um jeden Atemzug nicht mehr ertragen kann. Sie will die letzten Tage ihres Lebens nicht mehr kämpfen, sondern „in den Tod schlafen".
Der Hausarzt klärt in mehreren Gesprächen folgende Punkte:

- *Fr. L. weiß, dass sie nicht mehr lange zu leben hat und bestätigt, dass sie die Entscheidung für eine Sedierung selbst getroffen hat.*
- *Die verbleibenden Therapieoptionen können wenig bis keine Verbesserung ihres Zustandes bewirken.*
- *Eine Sedierung kann in unterschiedlicher Tiefe erfolgen.*
- *Eine tiefe palliative Sedierung hat für sie zur Konsequenz, nicht mehr verbal kommunizieren zu können und nicht mehr bei Bewusstsein zu sein.*
- *Die Maskenbeatmung wird weitergeführt, da Fr. L. dies gewöhnt ist und sie sich damit sicher ist keinen Erstickungstod zu erleiden.*
- *Die Beatmung wird zur Überprüfung der Notwendigkeit und zur Durchführung der Mundpflege regelmäßig kurz pausiert.*
- *Als psychosoziales und spirituelles Bedürfnis vor und während der Sedierung wünscht Fr. L. die alleinige Anwesenheit ihrer Tochter.*

Diese „Aufklärung" findet für die Patientin und ihre Tochter in Einzelgesprächen und gemeinsamen Besprechungen statt. Der Inhalt wird ebenfalls mit den pflegerischen Mitgliedern besprochen, wobei der Arzt Wert darauf legt, dass die Entscheidung und das Vorgehen für alle an der Betreuung von Fr. L. beteiligten Kollegen transparent und ethisch vertretbar ist. Die Sedierung wird am Abend von ihm und der Pflegeperson gemeinsam, zu dem von Fr. L. gewünschten Zeitpunkt begonnen. Der Hausarzt ist jederzeit telefonisch erreichbar. In der Nacht ist Fr. L. noch erweckbar, ist aber deutlich entspannter. Die Bewohnerin stirbt in Anwesenheit ihrer Tochter.

Die palliative Sedierungstherapie setzt einen sehr sorgfältigen ethischen Entscheidungsprozess im multiprofessionellen Team voraus. Die palliative Sedierungstherapie darf niemals die Antwort auf einen Todeswunsch sein und nie als Ersatz für assistierten Suizid angewendet werden!

3.3.7 Palliative Akutsituationen (Notfälle)

Unter palliativen Akutsituationen oder auch Notfällen sind im Rahmen der Erkrankung vorhersehbare, lebensbedrohliche Komplikationen zu verstehen. Dazu zählen in erster Linie akute Blutungen, Atemnotattacken, zerebrale Krampfanfälle, Schmerzattacken und ein Delirantes Syndrom (→ Kap. 3.3.2).

Sicherheit erleben und Vertrauen aufbauen kann ein Mensch, wenn er über mögliche Komplikationen, deren Konsequenzen, die entsprechenden Behandlungsoptionen und deren Folgen informiert wird. Eine Voraussetzung ist, dass eine gute Gesprächsatmosphäre geschaffen wird, bei der der Patient ehrliche Offenheit erfährt und entscheiden kann, welche Behandlung er in einer Akutsituation wünscht.

Ein „Notfallplan", der das geplante Vorgehen festhält, sollte die genaue Beschreibung der Situation, die medikamentöse Therapie und die sozialen und spirituellen Bedürfnissen des Bewohners enthalten. Das Bedürfnis nach Sicherheit äußert sich bei jedem Menschen unterschiedlich, und jeder Mensch braucht eine andere Ausführlichkeit an Aufklärung und Planbarkeit, um sich auch in Akutsituationen gut betreut zu fühlen. Das Sterben in einer Akutsituation kann für alle Beteiligten ein traumatisches Erlebnis sein, das durch eine gute Planung von vorhersehbaren Krisen gemindert werden kann.

3.3.8 Pflege in der Terminalphase

Die Begleitung und Pflege in der letzten Lebensphase bedeutet, vertrauensvoll und radikal bedürfnisorientiert zu handeln. Der Pflegebedarf in der Sterbephase wird bestimmt von einer *angepassten Symptomlinderung*, einer *spirituellen Begleitung* und der *Trauerbegleitung des Bewohners und der Zugehörigen.*

Die Beobachtung nonverbaler Zeichen von Angst, innerer Unruhe, belastenden Krankheitszeichen und terminaler Agitation, werden mit den wichtigsten Zugehörigen, die eine gute Kenntnis der Bedürfnisse des Patienten haben, geteilt. Gemeinsam getroffene Entscheidungen über Pflegemaßnahmen geben auch den Zugehörigen die Sicherheit, richtig zu entscheiden und sind ein wichtiger Bestandteil ihrer Trauerarbeit.

Die Terminalphase (ohne krisenhaftes Geschehen) kann eine Zeit mit reduzierten Symptomen und mit einer ruhigen Atmosphäre von Abschied sein. Hier ist die Sprache der Pflegenden von großer Bedeutung. Die Formulierung „es geht dem Patienten schlechter" ist zu hinterfragen, da die Sterbephase nicht zwangsläufig bedeutet, dass ein Mensch leidet. Oft ist die letzte Lebensphase eines Menschen von großer Ruhe und reduzierten belastenden Symptomen gekennzeichnet. Es ist für die Zugehörigen wichtig, Worte zu finden, die deutlich machen, dass die Sterbephase begonnen

Tab. 3.2: Ein Beispiel für einen Notfallplan

<table>
<tr><td>Notfallplan für</td><td colspan="2">Herr Mustermann</td></tr>
<tr><td>akute Situation</td><td colspan="2">akuter Atemnotanfall, Möglichkeit des Erstickens</td></tr>
<tr><td>Gespräch am</td><td colspan="2">02.12.2012</td></tr>
<tr><td>Anwesend</td><td colspan="2">Herr und Frau Mustermann
Palliativfachkraft: Helene M.</td></tr>
<tr><td>Inhalt</td><td colspan="2">Versterben in einer akuten Atemnotattacke ist möglich
Krankenhauseinweisung möglich aber kurative Therapie unwahrscheinlich
palliatives Angebot: palliative Sedierung
mögliche Folgen: einschlafen und das bewusste Erleben von Ersticken ausschalten
keine Möglichkeit sich mitzuteilen
keine Möglichkeit sich von der Familie akut zu verabschieden
bei einer offensichtlichen Verbesserung ist ein „Wiedererwachen möglich
selten aber möglich: nur oberflächlicher Schlaf
wahrscheinlich: „hinüberschlafen" und sterben</td></tr>
<tr><td>Fragen</td><td colspan="2">ist ein Arzt anwesend? unwahrscheinlich es besteht die Möglichkeit einen Notarzt zu rufen
ist noch Seelsorge möglich? in der akuten Situation unwahrscheinlich, sollte jetzt zeitnah erfolgen</td></tr>
<tr><td></td><td></td><td>erledigt
Datum Handzeichen</td></tr>
<tr><td>gewünschtes Vorgehen</td><td>Seelsorge und Krankensalbung bestellen

Gespräch mit dem Arzt
Medikament schnell und ausreichend bis zum sicheren Einschlafen geben

Erklärendes Gespräch mit den Kindern durch „Profis"

Hr. M. will in der akuten Situation den Beginn der Sedierung selbst bestimmen und auch selbst sagen, ob und wann die Familie informiert wird</td><td>03.12. Seelsorge war da
Helene

05.12. Visite, Gespräch, Anordnung siehe Notfall-Med.-plan
alle Med. sind im Zimmer
Helene

05.12
Sozialarbeit hat mit der ges. Familie gesprochen (siehe Gesprächsnotiz)
Barbara</td></tr>
<tr><td>Unterschrift der Anwesenden</td><td>Patient
Zugehöriger
Pflege</td><td>E. Mustermann
L. MUSTERMANN
Helene M.</td></tr>
</table>

hat, dies aber nicht eine Zeit des Leidens, sondern des Abschieds bedeutet. Eine gute medikamentöse Symptomkontrolle ist angepasst an den aktuellen (vielleicht niedrigeren) Bedarf und beinhaltet keine in der Sterbephase überflüssigen Medikamente. Die Applikation erfolgt auf einem nicht belastenden, aber sicheren Weg (orale oder transdermale Applikation ist zu überdenken).

Die pflegerischen Angebote werden den aktuellen und individuellen Bedürfnissen angepasst. Auf belastende präventive Maßnahmen wird, zugunsten von begleitenden, das Wohlbefinden verbessernden Angeboten, verzichtet. Bei Anzeichen von Schmerzen kann eine minimale Veränderung der Auflagepunkte durch *Mikrolagerung* sinnvoll sein. Präventive Lagewechsel zur Dekubitusprophylaxe sind in der Terminalphase nicht angezeigt.

Für die Grundpflege bietet sich eine *beruhigende Teilwaschung* an. In der Terminalphase ist eine möglichst *schmerzfreie und atemerleichternde Positionierung* wichtig. Sie wird nur verändert, wenn es für das Wohlbefinden des Patienten erforderlich ist.

Bei terminaler Agitiertheit kann eine Körperorientierung durch eine *umgrenzende Nestlagerung* sinnvoll sein. Für manche Bewohner scheint hier besonders eine *spürbare Begrenzung am Kopf*, durch eine Mütze oder ein Tuch und eine *Begrenzung an den Füßen* bedeutsam zu sein.

Die *Hautpflege* ist eine Möglichkeit für Zugehörige, aktiv zu werden und kann als *Ausstreichung* der Arme, besonders der Hände angeboten und angeleitet werden. Wenn Zugehörige ein Bedürfnis nach Begegnung, Anwesenheit durch Berührung, nach Anlehnen oder Ankuscheln im Bett äußern, sollten sie ermutigt werden und ungestört sein können.

Sicherheit erleben und Vertrauen aufbauen, ist ein Ziel der Zugehörigen in der Begleitung des Patienten. Wenn sie über die Vorgänge und Veränderungen bei einem sterbenden Menschen ausreichend informiert sind, fühlen sie sich sicherer in der Begleitung. Eine einfühlsame *Information über mögliche Veränderungen* im Aussehen, der Hautfarbe, Veränderungen der Atmung bezüglich des Rhythmus oder der Geräusche (Atempausen, terminale Rasselatmung) oder eine terminale Agitiertheit, bevor diese eintreten, kann die Angst vor dem Unbekannten reduzieren.

Die *Integration der Zugehörigen* in die Einschätzung von Symptomen, gehört zur guten Begleitung und ist ein wichtiger Bestandteil von Palliative Care. Unsicherheit in der Terminalphase kann auch reduziert werden, indem frühzeitig über Flüssigkeitsgabe in der Sterbephase gesprochen wird, und die Zugehörigen mit der Durchführung von *Mundpflege* mit einem „Lieblingsgetränk“ betraut werden.

Sicherheit erleben und Vertrauen aufbauen bedeutet, die *sozialen Strukturen* zu *stärken* und die Zugehörigen zur Begleitung des Patienten zu befähigen.

Die *spirituelle Begleitung* wird meistens von den Zugehörigen gestaltet. Unterstützung erhalten sie dabei von der Pflege und der Seelsorge oder einer anderen spirituellen Begleitperson. Während es für einige wichtig ist, eine Kerze anzuzünden und nur da zu sein, zelebrieren andere ausführliche Sterberituale.

Die Sterbephase ist hier unter dem Ziel *Sicherheit erleben* beschrieben. Diese Zeit kann auch unter dem Ziel *das Leben selbst gestalten* mit der Formulierung den *Abschied gestalten* eine größere Bedeutung haben. Den Abschied vom Leben, gemeinsam mit den Menschen der größten Seelennähe, zu gestalten und zu erleben, wird häufig als bleibende Erinnerung von Zugehörigen beschrieben.

Sterbebegleitung im Krankenhaus – Liverpool Care Pathway LCP

Der Liverpool Care Pathway (LCP) ist ein Leitfaden für die Betreuung und Begleitung von sterbenden Menschen. Das Palliative Care Team des Royal Liverpool and Broadgreen University Hospitals NHS Trust mit Mitarbeitern des Marie Curie Hospice in Liverpool hat den LCP entwickelt. Er wurde vom Palliativzentrum im Kantonsspital St. Gallen in die deutsche Sprache übertragen.

Das Ziel ist die bestmögliche Behandlung und Begleitung sterbender Menschen in Krankenhäusern auf allen Stationen. Der LCP kommt in ambulanten und stationären Einrichtungen zum Einsatz. Er ist als Checkliste gestaltet, die angewendet wird, wenn alle potenziell reversiblen Ursachen für den aktuellen Zustand des Patienten ausgeschlossen sind und das multiprofessionelle Team gemeinsam feststellt, dass der Patient in die Sterbephase eingetreten ist. Die Checkliste umfasst folgende Ziele:

- die aktuelle Medikation ist angepasst, nicht notwendige Medikamente sind abgesetzt,
- Bedarfsmedikation zur subkutanen Applikation sind für alle vorhersehbaren Symptome angeordnet,
- unangemessene medizinische und pflegerische Planungen sind beendet,
- die Kommunikation (der Patient versteht die Sprache) und das Verständnis (der Patient kann die Mitteilung nachvollziehen) ist geklärt,
- die Einsicht des Patienten und seiner Zugehörigen hinsichtlich seiner Situation ist klargestellt,
- religiöse und spirituelle Bedürfnisse sind besprochen,
- es ist geklärt wer und wie informiert wird,
- die Zugehörigen sind über die Möglichkeiten der Unterstützung, beispielsweise Trauerbegleitung, informiert,
- die hausärztliche Praxis und ambulante Therapeuten sind informiert,
- der aktuelle Betreuungsplan ist besprochen ggf. diskutiert und von den Zugehörigen verstanden.

Der LCP enthält eine Dokumentation des Verlaufs und der Medikation sowie eine Liste über organisatorische und informelle Vorgänge nach dem Versterben.

Die deutsche Übersetzung des Kantonsspital St. Gallen enthält auch noch strukturierte Therapieempfehlungen.

Um den LCP anzuwenden ist eine Registrierung am Marie Curie Palliative Care Institute Liverpool notwendig. (Ellershaw/Wilkinson 2011, 15 ff.)

Der LCP macht multiprofessionelles Handeln in der Sterbephase transparent und trägt Sorge dafür, dass alle Beteiligten den gleichen Informationsstand haben. „Tun und Lassen" pflegerischer und therapeutischer Behandlung sowie die angemessene Aufklärung von Patient und Zugehörigen werden offensichtlich dokumentiert und somit nachvollziehbar. Dadurch können die Zugehörigen wie auch die Pflegenden Sicherheit erleben und Vertrauen in die Art und Weise der Sterbebegleitung erleben.

3.4 Den eigenen Rhythmus entwickeln

Der *eigene Rhythmus* ist bei guter Gesundheit durch den Menschen entwickelt, und bestimmt das Leben in seinem Ablauf sowie seinen Ritualen. Veränderungen sind in allen Bereichen des Lebens möglich. Die Anpassung des persönlichen Rhythmus wird unterschiedlich gut toleriert. Wenn eine schwere Erkrankung das Leben in einer massiv einschneidenden Art verändert, ist auch eine neue Entwicklung des eigenen Rhythmus notwendig. Manche Menschen in einer palliativen Behandlung sind aufgrund von sehr schnellen Veränderungen der körperlichen Verfassung damit überfordert, einen eigenen Lebensrhythmus zu verwirklichen. Sie benötigen Angebote, um mit den sich schnell veränderten Krankheitssymptomen zurechtzukommen und wieder einen eigenen Rhythmus zu entwickeln.

3.4.1 Fatigue – eine Herausforderung an den eigenen Rhythmus

Mit einer Erkrankung geht meist die Veränderung der körperlichen Leistungsfähigkeit einher, und jeder Mensch leidet in unterschiedlicher Weise unter zunehmender Schwäche, Müdigkeit und veränderten physischen und kognitiven Fähigkeiten. Während Müdigkeit ein Gefühl ist, welches sich mit Ruhe und Schlaf beheben lässt, bedeutet *Fatigue* eine unübliche Müdigkeit, welche sich auf *Körper*, *Gemüt* und die *mentale Funktion* auswirkt und durch Schlaf nicht zu beheben ist. Glaus (2008, 24–28) spricht von einem multidimensionalen Konzept, das mit affektiver, physischer und kognitiver Müdigkeitsempfindung einhergeht.

Die *affektive Müdigkeit* bedeutet für den Patienten Motivationsverlust,

Traurigkeit, Angst, das Gefühl keine Energie zu haben und keinen Kampfgeist zu besitzen.

Die *kognitive Müdigkeit* beinhaltet Konzentrationsstörungen und Probleme beim Denken, aber auch Schlafprobleme.

Die *physische Müdigkeit* zeigt sich als reduzierte Leistungsfähigkeit mit Schwäche und Kraftlosigkeit und einem vermehrten Schlafbedürfnis.

Erschwerend kommen die Einschränkung der persönlichen Selbstbestimmung, das zunehmende Angewiesen sein auf fremde Hilfe, Veränderungen im eigenen Rollenverständnis und die Angst vor der Zukunft dazu. Fatigue und die abnehmenden geistigen Fähigkeiten sind Probleme, die die Palliativmedizin auffordert, nach behebbaren Ursachen zu suchen, Medikamente zu überprüfen und die Therapie mit den Bedürfnissen des Patienten abzustimmen. Der Beschränkung der kognitiven Aufnahmekapazität muss mit gut dosierter Information oder einfachen, kurzen Kommunikationssequenzen Rechnung getragen werden.

In der Pflege der Patienten entsteht eine Gradwanderung zwischen tun und lassen, zwischen aktivieren und hinnehmen. Die Pflege unterstützt den Patienten dabei, Fatigue als Krankheitssymptom zu verarbeiten, kognitiv und emotional auszugleichen, und so eigene Copingstrategien (→ Kap. 1.5.2) zu entwickeln. Die Wahrnehmung und die Aufmerksamkeit werden in den folgenden, für den Bewohner interessanten Bereichen gefördert:

- *Die Außenwelt erleben*, Naturerlebnisse, Farben und Geruch wahrnehmen können, Wind und Regen auf der Haut spüren.
- *Beziehung und Begegnung gestalten*, d.h., Besuche der eigenen Kraft und Aufmerksamkeit entsprechend zu empfangen.
- Aktive Nischen können geschaffen werden, die körperlich leistungsfrei aber nicht einschläfernd langweilig sind.
- Der Bewohner kann ermutigt werden, sich an bekannte biografische Strategien zu erinnern und diese wieder zu reaktivieren.
- Wenn ein Mensch unter Schwäche leidet, ist es wichtig, ihn darin zu unterstützen, seinen geplanten Tagesablauf in einen für ihn sinnvollen Wechsel von Aktivität und Ruhephasen einzuteilen und so seine Kraft und seine präsenten Zeiten an seine Bedürfnisse anzupassen.

Das bedeutet, Pflege energiesparend anzubieten und den Patienten anzuleiten, mit den Energiereserven gezielt hauszuhalten. Bei Patienten mit Fatigue ist eine Kraft raubende Körperpflege nicht angezeigt. Dafür kann eine *belebende Teilwaschung* vor einem wichtigen Tagesereignis an Bedeutung gewinnen. Die Vorbereitung zur Mobilisation und zum Transfer gestaltet sich mit deutlichen *Ausstreichungen* oder auch einem *Vibrationsangebot* belebend und wachheitsfördernd. Auch das Annehmen der Müdigkeit, müde sein zu dürfen, benötigt Unterstützung und Begleitung für den Bewohner und seine Zugehörigen.

3.4.2 Atemrhythmus und Dyspnoe

Der eigene Atemrhythmus ist für jeden Menschen von elementarer Bedeutung. Solange die Atmung nicht eingeschränkt oder verändert ist, bleibt diese Eigendynamik häufig unbewusst. Ständig gegenwärtige Atemnot, eine Atemnotattacke durch psychische oder physische Belastungen, wirkt auf den gesamten Lebensrhythmus massiv einschränkend, und macht die Entwicklung eines eigenen, situativ angepassten Rhythmus unerlässlich (→ Kap. 3.1.2).

Dyspnoe und Angst verstärken sich gegenseitig und bringen jeden Menschen aus seinem Rhythmus. Medikamentös kann das Gefühl der Angst bei Dyspnoe abgeschwächt werden, die Einschränkung im Lebensrhythmus, die der Patient erfährt, kann jedoch nur bedingt beeinflusst werden.

Der sorgsame Umgang mit Kraftreserven, das bewusste Entschleunigen der Aktivitäten und das gemeinsame Erarbeiten eines den eigenen Ressourcen angepassten Rhythmus, sind hilfreich.

Alle Elemente der Basalen Stimulation, die beruhigend wirken, können auch angstlindernd sein und sich positiv und rhythmisierend auswirken.

Eine akute Atemkrise ist in jedem Fall medikamentös zu behandeln. Rhythmisierend und entspannend wirkt eine *Atemstimulierende Einreibung* (→ Kap. 5.5) und kann unterstützend angeboten werden. Wenn diese in symptomfreien Phasen angeboten wird, erlebt der Patient die positive Wirkung der rhythmisierenden Berührung und kann auch bei stärkerer Atemnot auf diese Erfahrung zurück greifen. Eine *beruhigende Waschung* (→ Kap. 5.4.1) *im Atemrhythmus* des Patienten kann ebenfalls die Atmung rhythmisieren und beruhigen. Den eigenen Rhythmus bewusst erleben kann der Patient auch durch *Kontaktatmen*: wenn man mit den Händen am Körperstamm oder auch an den Armen des Patienten Kontakt aufnimmt und im Atemrhythmus des betroffenen Menschen abwechselnd Druck und Entlastung gibt, wird der eigene Atemrhythmus wahrnehmbar. Die Interaktion über das Kontaktatmen ist auch eine Möglichkeit, Angehörige in die Betreuung einzubinden.

3.4.3 Veränderungen im Tag-Nachtrhythmus

Veränderungen im Tagesrhythmus können viele Ursachen haben und sind bei einigen Krankheitsbildern typische Begleitsymptome. Manche Pflegeeinrichtungen haben sich auf einen umgekehrten Tag-Nacht-Rhythmus von demenziell erkrankten Menschen mit einem „Mitternachtscafé“ eingestellt. Das geschieht mit dem Gedanken, dass diese Menschen ihren eigenen (krankheitsbedingten) Rhythmus entwickelt haben, und dass das Aufzwingen eines anderen „normalen“ Tag-Nacht-Rhythmus sinnlos ist. Bei anderen Erkrankungen oder palliativen Situationen sind rhythmusgebende Angebote zur Orientierung sinnvoll, vorausgesetzt, sie können den betroffenen Menschen in der Entwicklung seines eigenen Rhythmus unterstützen. Die Kenntnis des individuellen Lebensrhythmus ist hier wichtig, um angemessene Angebote machen zu können.

Den Tag beginnen

Das Wecken am Morgen kann verbal und somatisch erfolgen. Mit einer *Ausstreichung* von den Schultern über die Arme und Beine bis zu den Füßen kann man den ganzen Menschen „wecken". So ist es dem Patienten möglich, sich wahrzunehmen und zu orientieren. Für manche Menschen gehören Kaffee, Tee und/oder eine Zigarette zum Morgenritual. Für Patienten, die gerne früh am Tag aktiv sind, bietet sich morgens eine stimulierende, belebende Körperpflege an. Für diese sollte die aktuelle Vorliebe bezüglich der Wassertemperatur erfragt werden. Zur Mobilisationsvorbereitung kann ein *Vibrationsangebot* an der unteren Extremität dienen, oder eine deutliche *belebende Ausstreichung*. Die Körperpflege kann in dem Maße aktivierend angeboten werden, dass der betroffene Mensch ökonomisch mit seiner Kraft und seiner Leistungsfähigkeit haushalten kann. Ein *Fußbad mit taktilem Angebot* wirkt ebenso belebend, wie die *taktile Beschäftigung* mit den eigenen Waschutensilien. Eine vertraute *Struktur* im Ablauf gibt durch Wiedererkennen Orientierung, und ermöglicht eine Mobilisation des eigenen Antriebs.

Den Patienten bei der Entwicklung des eigenen Rhythmus zu unterstützen, bedeutet eine wiederholte Evaluation der Angebote. Mit zunehmender Schwäche kann sich der Bedarf an Ruhe ändern und ein anregender Tagesbeginn entspricht dann nicht mehr dem aktuellen Bedürfnis.

Eine Aktivierung, die nicht dem Bedürfnis des betroffenen Menschen, sondern den vorgegebenen Strukturen einer Einrichtung entspricht, ist unsinnig und wird einer wertschätzenden, individuellen Haltung nicht gerecht.

Im eigenen Rhythmus zur Ruhe kommen

Der individuelle Rhythmus eines kranken Menschen entspricht nicht den allgemeingültigen Aktivitäts- und Ruhezeiten. Das bedeutet, für Patienten können Ruhephasen zu jeder Tageszeit notwendig sein, und sind nicht nur am Abend planbar.

> *Hr. M. leidet neben einem Pankreaskarzinom an einer demenziellen Erkrankung und ist besonders am Abend bis spät in die Nacht aktiv. Er ist zeitlich und situativ desorientiert, weiß aber genau, dass er an dem Ort, an dem er sich befindet auch eine Aufgabe hat. Regelmäßig bietet er seine Hilfe im allen handwerklichen Belangen an und wenn er keinen Auftrag hat, oder sich nicht mehr daran erinnert, findet er in seinem Zimmer eine Beschäfti-*

gung. Er ist abends meistens aktiv, indem er die Möbel umräumt. Oft schläft er gegen 4:00 Uhr ein, wacht morgens erst gegen Mittag auf und ist dann manchmal sehr missgestimmt. Alle medikamentösen Interventionen die anfangs wegen einer großen Unruhe angeordnet wurden, sind wirkungslos. Ebenso alle nichtmedikamentösen, schlafinduzierenden Angebote. Hr. M. lebt seinen Rhythmus und kann morgens so lange schlafen wie er es wünscht.

Gleichzeitig ist auch Fr. K. abends lange wach und kann weder einschlafen, noch durchschlafen. Sie ist damit unzufrieden, will aber keinerlei Schlafmedizin, weil sie sonst morgens müde ist. In einem Gespräch berichtet sie, dass ihr „der Tag oft so nachgeht", worauf hin ich ihr anbiete, den Tag symbolisch vom Körper abzustreichen. Sie findet die Idee amüsant, nimmt das Angebot aber an. Sie legt sich ins Bett, und ich streiche jede Körperseite mit einem trocknen Waschlappen zwei Mal von der Schulter bis zum Fuß aus. Die 3. Streichung beginne ich am Kopf. Fr. K. schläft in dieser Nacht durch und möchte „das Abstreichen" gerne am nächsten Abend auch wieder haben.

Den Tag vom Körper abstreichen – das ist manchmal eine Erklärung für Patienten, die nach der pflegerischen Abendversorgung mit einer *Ausstreichung des Körpers* gut einschlafen. Dabei kann dem Körper mittels einer Ausstreichung, in der aktuellen Liegeposition, ein Rahmen gegeben werden. Beide Körperseiten werden nacheinander von den Schultern bis zu den Füßen ausgestrichen. Der Kopf des Patienten wird, wenn es individuell passend ist, mit einbezogen. Die gleiche Ausstreichung findet mit einer anderen Ankündigung am Morgen statt. Manche Patienten kommen damit zur Ruhe, für andere wirkt es anregend und orientierend.

Manche Patienten wollen nachts eine besonders *schützende Schlafposition*, da sie Angst haben, aus dem Bett zu fallen. Dann vermittelt eine *körperumgrenzende Lagerung für die Nacht Sicherheit.* Beruhigend kann auch *das Modellieren des Körpers beim Zudecken sein.* Das „in die Kissen drücken" weckt vielleicht das Gefühl von Geborgenheit durch die Assoziation elterlichen Zudeckens.

Ein *warmes Fußbad* mit einem vertraut beruhigenden Duft, und das anschließende warme Einpacken der Füße, fördert die Entspannung.

Das Angebot einer *Lavendel- oder Melissen-Ölkompresse*, orientiert an den biografischen oder persönlichen Ritualen, vermittelt nicht nur individuelle Zuwendung, sondern knüpft an persönliche Erinnerungen an.

Auch wenn es manchmal irritierend wirkt, wenn erwachsene Menschen zum Schlafen einen bestimmten Gegenstand brauchen (z.B. Plüschtier, bestimmtes Kissen oder Decke), so kann dies ein *Ritual* und ein *taktiler Orientierungspunkt* sein, der verdeutlicht, dass jetzt eine Pause eingeleitet wird.

3.4.4 Gastrointestinale Probleme

Der eigene Rhythmus ist von somatischen Vorgängen geprägt, wie Nahrungsaufnahme, Verdauung und Ausscheidung. Daran orientieren sich Tagesablauf, Aktivitäts- und Ruhezeiten und Leistungsfähigkeit. Veränderungen in diesem Lebensbereich bringen den gewohnten Lebensrhythmus durcheinander. Das hat Auswirkungen auf den somatischen, genauer gesagt, gastrointestinalen Bereich.

Schwere Erkrankungen und/oder deren Therapie irritieren Hungergefühl und Appetit und beeinträchtigen durch Übelkeit, Erbrechen, Völlegefühl und Obstipation die Lebensqualität.

Hungergefühl und Appetit

Der Tagesrhythmus orientiert sich an festgelegten Essenszeiten, die einer Gewohnheit entsprechen und nicht dem Bedürfnis zu essen oder einem Hungergefühl. Das gemeinsame Essen bietet Raum für Begegnungen und hat einen besonderen Stellenwert im Sozialgefüge jedes Menschen.

Eingeschränkter Appetit und reduziertes Hungergefühl werden bei Erkrankungen, wie auch bei alten Menschen allgemein, als Defizit und teilweise als schlechtes Zeichen im Hinblick auf die Gesundheit oder den Verlauf der Erkrankung gewertet.

Abdominale Tumore, eine vorausgegangene Therapie mit Zytostatika oder eine Strahlentherapie, einige Medikamente und zunehmende Schwäche wirken sich direkt auf die Lust am Essen aus.

Manchmal üben auch Schuldgefühle den Zugehörigen gegenüber, die vielleicht extra die Lieblingsspeise mitgebracht haben, zusätzlich indirekten Zwang aus.

Für den betroffenen Menschen ist es bedeutsam, zwischen Hunger, Appetit und der Gewohnheit zu essen zu unterscheiden. Hungergefühl entsteht, wenn jemand aufgrund einer Erkrankung sehr plötzlich keine Nahrung mehr zu sich nehmen kann. Bei langsamer Gewöhnung an eine reduzierte Kalorienzufuhr oder bei bestehender (Tumor-) Kachexie wird nur sehr selten von einem Hungergefühl berichtet.

Der eigene Rhythmus verändert sich und das Ritual „Essen" ist bedeutungslos. Wenn Tumore trotz Hunger eine normale Nahrungsaufnahme behindern, ist eine Umstellung auf flüssige Kost oder die Gabe über eine PEG möglich.

Fr. T. hat einen kompletten Darmverschluss aufgrund eines Tumors und erhält Nahrung, die über die liegende PEG abläuft. Sie hat keinen Hunger, sie hat Lust am Essen und „es ist nun mal eine normale Sache 3–4 mal am Tag zu essen – und das nicht allein". Sie achtet darauf, dass alles gut über die PEG abläuft. Etwas selbstironisch bemerkt sie, dass es gut ist, dass sie gerne Herzhaftes isst, einen Kuchen braucht sie nicht verflüssigt…

Mehr als die Patienten, leiden häufig die Zugehörigen an der Veränderung dieser gewohnten Lebensrituale. Hier kann es hilfreich sein, den veränderten Rhythmus des Patienten zu unterstützen und den Zugehörigen eine andere Form von gemeinsamen Ritualen und Angeboten aufzuzeigen.

Übelkeit und Erbrechen

Fast 60 % aller Patienten mit einem fortgeschrittenen Tumorleiden leiden an Übelkeit und Erbrechen (Bausewein et al. 2010, 418). Übelkeit kann ohne Erbrechen auftreten, genauso ist Erbrechen ohne Übelkeit möglich.

Die Ursachen können sowohl in der Tumorerkrankung selbst, als auch in der Therapie liegen. Oft sind nur symptomlindernde Maßnahmen möglich.

Übelkeit reicht vom einfachen Unwohlsein bis hin zu dem Gefühl, im nächsten Moment erbrechen zu müssen und kann daher unterschiedlich belastend sein. Der Patient empfindet bei Übelkeit ein starkes Unwohlsein, verbunden mit einem Krankheitsgefühl, das er nicht konkret beschreiben kann. Übelkeit wird vom Patienten als quälend, belastend und lebenseinschränkend erlebt. Für die Umwelt ist es nicht sichtbar und wird deshalb unterschätzt oder fehlinterpretiert. Eine andauernde Übelkeit, mit oder ohne Erbrechen, wird als Gradmesser für das Fortschreiten der unheilbaren Erkrankung erlebt.

Der Handlungsbedarf bezüglich Übelkeit und Erbrechen ist bei Patient und Pflegepersonen umgekehrt proportional, das heißt, Übelkeit hat eine große Bedeutung für den Patienten aber eine geringere Bedeutung für die Pflege, was zu einer Unterbewertung des Symptoms führen kann. Erbrechen ist sichtbar und hat eine große Bedeutung für das Umfeld, oft jedoch eine geringere Bedeutung für Patienten, in der Folge kann Erbrechen überbewertet werden.

Das Erbrechen bringt meist Erleichterung, gleichzeitig jedoch auch Gefühle von Ekel, Scham oder Hilflosigkeit. Viele Patienten empfinden es als eine „Zumutung“ für das Umfeld. Eine mögliche Reaktion besteht in Rückzug, da das soziale Leben durch gemeinsames Essen geprägt ist und zusätzlich Schuldgefühle ausgelöst werden, wenn ein fürsorglich zubereitetes Lieblingsgericht nicht vertragen wird.

Jede Aktivität im Tagesrhythmus orientiert sich an der momentanen Befindlichkeit. Allgegenwärtige Übelkeit wirkt lähmend und macht passiv. Es ist notwendig, den Rhythmus des Patienten nach folgenden Kriterien aufmerksam zu beobachten:

- Wie verändern sich die Symptome im Tagesverlauf?
- Gibt es andere Symptome, die Übelkeit zur Folge haben?

- Welche anderen Faktoren beeinflussen die Symptome (Besuche, Arztvisiten)?
- Welche Nahrungsmittel, Medikamente, Gerüche, Geräusche, Tätigkeiten lösen Übelkeit aus?
- Welche Ideen der Linderung hat der Patient selbst?

Der eigene Rhythmus kann unterstützt werden, indem Zeiten für das Essen und Trinken individuell an die Bedürfnisse des Bewohners angepasst werden. Unruhige Phasen, die stark von Übelkeit geprägt sind, können durch beruhigende Angebote, wie die *Atemstimulierende Einreibung* oder *entspannende Ausstreichungen* begleitet werden. Angebote zur *Wahrnehmungsförderung auf der auditiven oder taktilen Ebene*, beispielsweise durch Musik hören, Handarbeit oder Zeichnen, können Wege zu eigenen Fähigkeiten aufzeigen, um so wieder einen eigenen Rhythmus zu entwickeln.

Bei unstillbarem Erbrechen durch Ileus oder bei Miserere kann eine nasogastrale Magenablaufsonde Linderung verschaffen. Nicht jeder Patient kann die Vorstellung einer Magensonde ertragen, da Schmerzen oder ein starker Würgereiz beim Legen erwartet werden. Manche empfinden eine „zusätzliche“ Einschränkung der Bewegungsfreiheit durch diese Maßnahme oder können sich dadurch keine Erleichterung vorstellen. Das Legen einer nasogastralen Magensonde setzt viel Vertrauen seitens des Patienten voraus und soll so gestaltet sein, dass der Patient einen hohen Grad an aktiver Selbstbestimmung erhält.

Hr. L. leidet unter massivem Erbrechen bei einem bestehenden Ileus. Er ist verwirrt und kann die Ursache nicht verstehen. Er wirkt beschämt, wenn er das Bett durch Erbrechen verschmutzt hat. Gemeinsam mit seiner Frau biete ich ihm eine Magenablaufsonde als Erleichterung an. Unsicher stimmt er dem zu, scheint aber Angst davor zu haben. Auch wir sind unsicher, ob er verstanden hat, um was es geht und beschließen einen Versuch. Nachdem ich ihn über die Vorgehensweise aufgeklärt habe, sage ich ihm, dass er seine Hand auf meinen Unterarm legen und so selbst die Aktion abbrechen oder durch Festhalten eine Pause bestimmen kann. Auf diese Weise hat er eine gewisse Mitbestimmung, eine Kontrolle und damit die Sicherheit, dass er die Maßnahme jederzeit unterbrechen kann. Beim ersten Versuch zieht Hr. L. die Magensonde gleich zu Beginn wieder raus. Beim zweiten Versuch hält er meine Hand mehrmals kurz fest und nimmt sich so selbstbestimmte Pausen. Er toleriert das Legen der Magensonde auf diese Weise gut. Er selbst bestimmt die Geschwindigkeit und das Erleben der eigenen Wirksamkeit und Mitbestimmung in seinem eigenen Rhythmus, geben Sicherheit.

In den folgenden Tagen ist er sehr aufmerksam. Er achtet auf die Magensonde und erkennt auch, dass er jetzt wieder mehr trinken kann, ohne zu erbrechen. Sein Lebensrhythmus ist nicht mehr von Erbrechen geprägt und er scheint sich besser orientieren zu können.

Völlegefühl und Obstipation

Im fortgeschrittenen Stadium einer Erkrankung leiden viele Patienten unter Unwohlsein durch *Völlegefühl* und *Obstipation*. Begleitend können Übelkeit und Erbrechen, kolikartige Schmerzen, sowie ein Wechsel zwischen Diarrhö und Obstipation und die psychische Fixierung auf dieses Thema, den Lebensrhythmus stark irritieren. Zunehmende Schwäche macht eine Unterstützung beim Toilettengang notwendig und schränkt die Selbstbestimmung im eigenen Rhythmus zusätzlich ein. Die Abhängigkeit von Laxanzien und deren teilweise unberechenbarer Wirkung vergrößern das Gefühl von Fremdbestimmtheit.

In einer palliativen Behandlungssituation können die Ursachen einer Obstipation in Opiattherapie, Dehydration, Schwäche, Immobilität oder psychovegetativen Belastungen liegen. Obstipation bedeutet nicht allein Stuhlverhalt, sondern auch Unregelmäßigkeiten im Rhythmus und in der Konsistenz. Das Gespräch über Stuhlverhalten oder Stuhlentleerung ist für alle Beteiligten entweder schambesetzt oder, wenn diese Grenze überschritten ist, ein dauerhaft präsentes und quälendes Gesprächsthema.

Fr. W. leidet an einem Ovarial-Karzinom mit beginnendem Ileus und beschreibt ihre aktuellen Probleme folgendermaßen: „Früher hatte alles seinen Platz. Ich habe mich morgens nach dem Kaffee fertiggemacht – auch auf der Toilette und war dann fertig. Dann ging es mir einfach gut. Ich hatte den Kopf frei für die Arbeit und habe viel gelacht. Jetzt ist das ganz anders! Morgens habe ich nur die Frage im Kopf wie das heute geht – geht es? Wenn ja wie? Und kann ich es alleine oder wird mir wieder schwindlig oder ist wieder nur ein Pfleger da und keine Schwester oder soll ich es lieber ganz lassen weil es ja eh' nicht geht? Es muss ja gehen, aber oft erst am Mittag, dann habe ich den ganzen Morgen diese Gedanken und habe auf sonst nichts Lust, weil alles durcheinander ist. Nichts an so einem Tag hat seinen Platz, alles ist anders!"

Mit körperlichen Einschränkungen und krankheitsbedingten Symptomen ändert sich vieles und erst dann fällt auf, wie sich der Mensch an den eigenen Rhythmus gewöhnt. Mit einer unregelmäßigen Verdauung wird dies überdeutlich und für viele Menschen beginnt hier die Definition ihres Rhythmus. Einem eigenen Rhythmus folgen heißt, einen neuen Rhythmus zu entwickeln, der sich den veränderten Ressourcen und der neuen Situation anpasst. Die erste Herausforderung ist die Akzeptanz der neuen Entwicklung und das Sichtbarmachen des veränderten Rhythmus. Ein individueller Rhythmus bedeutet auch, von festen zeitlichen Vorgaben abweichen zu können und die Bedürfnisse des Patienten mit den aktuellen Beschwerden zu berücksichtigen.

Ganz konkret stellt sich die Frage nach der Häufigkeit und der Art und Weise der Stuhlentleerung. Neben der – bei einer Opiattherapie – notwendigen Obstipationsprophylaxe stehen nichtmedikamentöse Angebote und individuelle Strategien zur Verfügung.

Hr. T. nimmt sein Frühstück im Bett ein und geht danach mit dem Aschenbecher und einer Schachtel Zigaretten zur Toilette...

Eine regelmäßige Bauchmassage, oder Ausstreichungen im Verlauf des Dickdarms und angemessene Bewegungsförderung sind sinnvolle und unterstützende Angebote. Physiotherapeuten können mit einer Colonmassage die Darmentleerung erleichtern. Diese Technik kann auch von Pflegenden angeboten und damit pflegeintegrativ angewendet werden.

3.4.5 Gewohnheiten, Symbole und Rituale

Gewohnheiten sind automatische, zweckmäßige Handlungen, die normalerweise keiner besonderen Aufmerksamkeit bedürfen. Jedoch sind sie von einer besonderen Bedeutung, wenn sie fehlen oder für den betroffenen Menschen nicht erkennbar sind. Jeder Mensch hat Gewohnheiten, die in ihrer Regelmäßigkeit Sicherheit, Verlässlichkeit und Struktur vermitteln.

Um Menschen mit Wahrnehmungsveränderungen individuell begleiten zu können, ist der Versuch, diese Gewohnheiten in Pflegeanamnesen zu ermitteln, sinnvoll aber gleichzeitig schwierig. Die Selbstverständlichkeit in den eigenen Gewohnheiten ist groß. Sie sind selbstverständlich für den betreffenden Menschen, meist unbewusst und kaum mit Worten zu beschreiben. Oft sind diese Gewohnheiten nicht ohne Probleme an einem anderen Ort reproduzierbar.

Trotzdem wird versucht, vertraute, gleichförmige Handlungen strukturgebend und orientierend zu entwickeln, die durch einen eigenen Rhythmus, Vertrautheit und Geborgenheit vermitteln. Durch wiederkehrende Abläufe, eine Tagesstruktur, individuelle Rituale und zielgerichtete pflegerische Tätigkeiten kann der Mensch die Angebote nachvollziehen, und so *Sicherheit erleben* und *Orientierung finden*.

Die ritualisierte Begrüßungsberührung (Initialberührung) oder der gewohnte Ablauf der Körperpflege sind praktische Beispiele von ritualisierten Handlungen.

Vor dem Hintergrund einer schweren Erkrankung und der Frage nach dem Sinn von Leiden Sterben und Tod, nehmen Rituale eine wichtige Rolle ein. Rituale sind von Menschen gemachte, regelmäßige Handlungen. Sie dienen der Verlangsamung und damit der Verinnerlichung. Rituale sind nicht mehr an die praktischen Abläufe des täglichen Lebens gebunden, sie sind symbolhafte Handlungen mit emotionaler Beteiligung, die mit einer besonderen Aufmerksamkeit vollzogen werden. Der Übergang zwischen Gewohnheit und Ritual kann fließend sein. Eine Gewohnheit kann zu einem Ritual werden, oder Rituale, die unreflektiert durchgeführt werden, können zu einer automatischen Gewohnheit abflachen. Bei einem Ritual ist weniger die Handlung selbst, als vielmehr die innere Haltung sinngebend. Rituale sind symbolhafte Handlungen oder auch *Symbole in Aktion* (Küpper-Popp/Lamp 2010, 17–20). Symbole haben viele Dimensionen:

- sie stiften Gemeinschaft,
- sie verbinden das Sichtbare mit dem Unsichtbaren,
- sie sind vieldeutig und geheimnisvoll,
- sie tragen in sich, was sie versinnbildlichen,
- sie verdichten die Wirklichkeit, die sie offenbaren,
- sie vermitteln Sinn durch das Ansprechen der Sinne.

Funktionen von Ritualen

- Rituale haben psychologische, soziale und spirituelle Funktionen, die Menschen in Krisensituationen ganzheitlich ansprechen können. Auf der psychologischen Ebene schaffen sie Verhaltenssicherheit, sie entlasten den Menschen durch einen geregelten Ablauf, der keine Entscheidungen oder schwierige Überlegungen fordert.
- Rituale haben eine zeitliche Funktion, sie verlangsamen und schaffen gleichzeitig einen zeitlichen Rahmen. Sie können Angst reduzieren, da sie durch festgelegte Regeln Orientierung geben.
- Rituale lösen Emotionen aus und kanalisieren diese gleichzeitig durch eine vorgegebene Struktur.
- Auf der sozialen Ebene wirken sie solidarisierend und durch klare Rollenzuordnung auch stabilisierend. Sie demonstrieren so Solidarität und Verbundenheit. Am stärksten sprechen rituelle Handlungen jedoch auf spiritueller Ebene an. Rituale bringen Spiritualität auf die Ebene der Wahrnehmung mit den Sinnen, sind sichtbare und hörbare Symbole, sie sind spürbar, manchmal kann man sie auch riechen und schmecken.

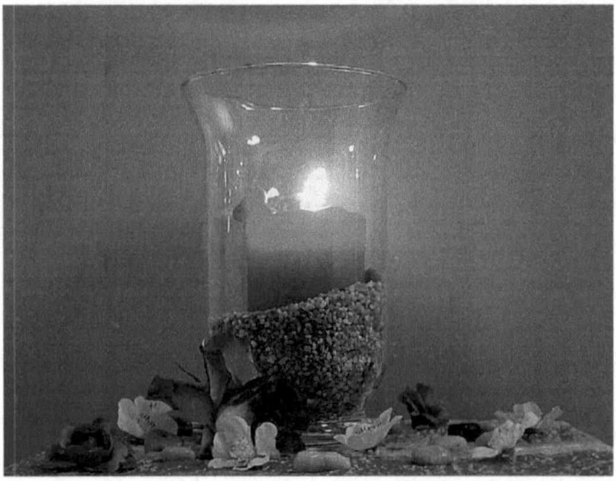

Abb. 3.14: Dekorierte Kerze vor dem Zimmer eines Verstorbenen

Durch ihre Verbindung zum Kernthema „Wahrnehmung“ der Basalen Stimulation, helfen Rituale dem Patienten, den Zugehörigen und dem Betreuungsteam, den eigenen Rhythmus zu entwickeln, und zwar im Praktischen, in Form von sinngebenden, vertrauten Gewohnheiten, die strukturgebend orientieren und im spirituellen Bereich durch eine besondere Umgangsform mit Sinnfragen und Emotionen.

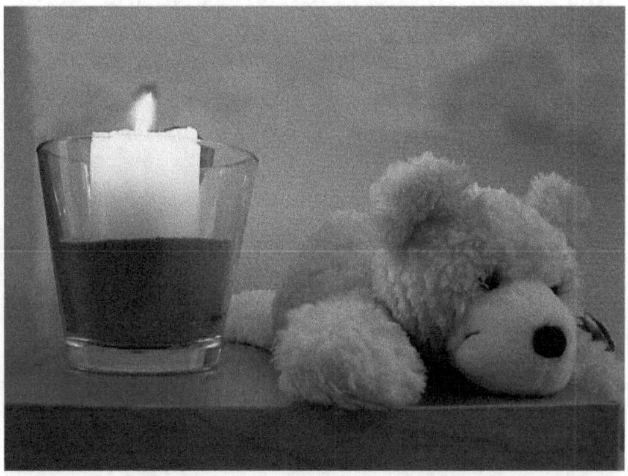

Abb. 3.15: ... wir waren noch nicht zum Dekorieren gekommen ... Gruß der Enkelin für ihre verstorbene Oma

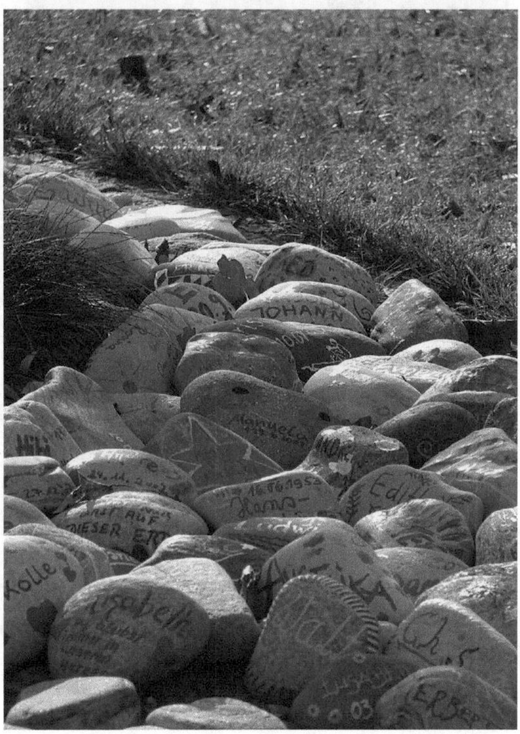

Abb. 3.16: Steine im Fluss der Erinnerung

Rituale im Hospiz

Rituale haben für den Rhythmus der Pflegenden eine wichtige Bedeutung. In Ritualen nehmen sie Abschied von den verstorbenen Bewohnern. In unserem Hospiz haben wir Totenrituale, die jede Pflegeperson innerhalb eines gewissen Rahmens selbst gestaltet.
Die Toten werden gewaschen und mit einem gut riechenden Körperöl oder einem eigenen Duft eingeölt. Sie werden angekleidet mit Kleidern,

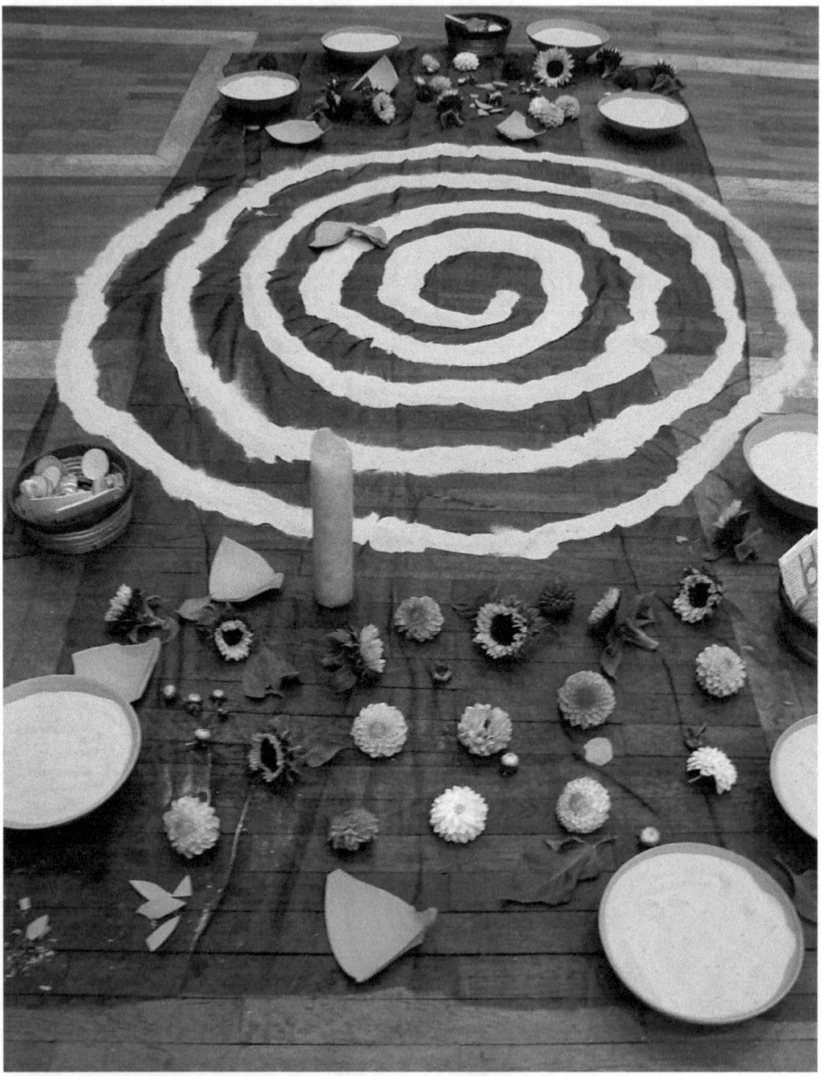

Abb. 3.17: Symbolhafte Dekoration bei einer Gedenkfeier

die sie selbst oder ihre Zugehörigen für diesen Zweck vorgesehen haben. Vor die Zimmertür kommt ein kleiner Tisch mit einer Kerze, die mit Blumen, Steinen oder Glasperlen dekoriert ist. Auf Wunsch werden Totenversorgung und Zimmergestaltung mit den Zugehörigen gemeinsam arrangiert.

Zu den Abschiedsritualen gehört ein Abschiedsbuch, das von den Pflegenden vorbereitet und ins Zimmer gelegt wird. Die Zugehörigen schreiben Grüße an den Verstorbenen und Gedanken selbst dazu. Mitglieder des Teams aller Professionen können sich ebenfalls in diesem Buch mit einer Unterschrift verabschieden. Wir laden die Zugehörigen ein, einen Gedenkstein zu bemalen, der im Garten in den „Fluss der Erinnerung“ gelegt wird.

Andere Hospize gestalten eine individuelle Kerze oder der Name und das Sterbedatum der betreffenden Person werden auf ein getrocknetes Efeublatt geschrieben. Beides nehmen die Zugehörigen mit nach Hause. In einer Hospiz-Kapelle werden die Namen auf kleine Holzscheiben geschrieben, die an einer Wand als Baum zusammengefügt werden.

Regelmäßig findet eine Gedenkfeier statt, die von verschiedenen Mitarbeitern vorbereitet wird. Die Zugehörigen und alle Mitarbeiter im Team sind eingeladen.

3.5 Das Leben selbst gestalten

Das Leben gestalten bedeutet, das Leben aktiv und selbstbestimmt zu organisieren, zu strukturieren und zu dekorieren. Die eigenen Ressourcen, die körperlichen, sozialen und strukturellen Veränderungen unterliegen, bilden dabei die natürlichen Grenzen.

> „Wer in einer Welt leben muss, die nur von anderen dekoriert wird, kann diese Welt nicht als seine Welt akzeptieren. Erst das Erleben einer gewissen Gestaltungsmöglichkeit, d.h. einer eigenen Aktivität, macht diese Welt zur eigenen Welt.“ (Bienstein/Fröhlich 2003, 90)

Die Möglichkeit der individuellen Gestaltung einer fremden Umgebung ist wesentlich von der Orientierungsfähigkeit eines Patienten abhängig. Gleichzeitig dient die Gestaltung des persönlichen Umfeldes der eigenen Orientierung. Nur wenn ein Mensch sein Leben mit vertrauten Strukturen und Gegenständen einrichten kann, ist Wohlbefinden und Sicherheit möglich.

Der Tagesablauf hat eine Struktur, die Körperpflege erfolgt in einer individuellen Reihenfolge, zum Frühstück gehört eine Tageszeitung und die Besucher kommen nicht unvermittelt, sondern angekündigt – so ist es bisher gewesen und so soll es bleiben. Zur Lebensqualität gehört eine aktive Gestaltungsmöglichkeit einer vertrauten Lebensweise. Angebote zur Wahrnehmungsförderung greifen diese auf und unterstützen den Menschen in der Umsetzung der Strukturierung des eigenen Lebens. Pflege motiviert und unterstützt den Bewohner, das eigene Leben innerhalb einer neuen Situation selbst zu gestalten.

3.5.1 Sich einrichten in der letzten Lebensphase

Fr. T. kann nicht mehr in ihrer Wohnung bleiben, da sie aufgrund einer Recurrensparese akute Atemnotattacken hat und die Angst, nachts ohne Hilfe zu ersticken, für sie unerträglich ist. Sie richtet sich im Hospiz mit den Möbeln ihrer Wohnung (die aufgelöst wurde) ein. Wenn sie sich gut fühlt, macht sie kleine Spaziergänge, geht mit Hospizhelfern zum Einkaufen und bringt sich stets frische Blumen mit. Manchmal kocht sie sich etwas in der kleinen Teeküche und nimmt an den Gemeinschaftsveranstaltungen im Hospiz teil. Sie sagt selbst, dass sie jetzt hier wohnen muss und richtet sich in diesem Lebensabschnitt ein.

Ein Hospiz ist nach der ursprünglichen Übersetzung eine „Herberge“ und das bedeutet eine fremde Umgebung. Die Hospizbewegung will jedoch das Sterben im eigenen Zuhause ermöglichen. Nur, wenn dies nicht möglich ist, ist ein stationäres Hospiz ein Ersatz.

Einige Bewohner im Hospiz richten sich ihre letzte Lebenszeit selbständig ein, oft müssen sie dazu ermutigt werden. Das Einrichten wird durch Möbel auf Rollen erleichtert, die leicht verschoben oder aus dem Zimmer entfernt werden können. Ein Hospizzimmer, das mit eigenen Möbeln eingerichtet ist, macht dieses nicht nur für den Bewohner wohnlicher, sondern verändert die gesamte Atmosphäre. Die Vorstellung von „Hospiz“ gewinnt eine besondere Bedeutung, wenn Räume existieren, die wirklich wie eine private Wohnung aussehen. Hier einige Beispiele:

- Ein Bett mit bunter Bettwäsche, alte Schränke, großformatige Bilder und frische Blumen – das ist eindeutig kein Krankenzimmer.
- Ein anderes Bewohnerzimmer gleicht mehr dem Ausstellungsraum eines Elektrogeschäftes: ein großer Flachbrettfernseher, DVD-Recorder, eine Stereoanlage, ein voller CD-Ständer, ein Laptop und eine Sammlung von Computerzeitschriften.
- Fr. W. hat sich ihr eigenes Zuhause eingerichtet: viele alte Teppiche, die gut geschichtet und bunt verteilt den Boden bedecken.
- Der kleine Raum ist für manchen Geschmack sehr voll: eine große Buddha-Figur, große abstrakte Bilder, ein bequemer Ohrensessel und der Geruch von Räucherwerk vernebelt den Blick auf drei Besucherinnen und eine auffällig geschminkte Bewohnerin mit viel Schmuck.

- Ein Bett steht in der Mitte, direkt vor dem Fenster, sodass die Bewohnerin einen freien Blick in den Garten hat. An den Wänden hängen Ikonen. Auf dem Boden in einer Ecke liegt eine Isomatte mit Wolldecke und Kissen und auf dem Bett sitzt eine junge Frau, die ihrer Mutter ein russisches Märchen vorliest.
- Das Zimmer ist nüchtern, Fr. M. sitzt im Bad inmitten von Kosmetikartikeln, die alle sorgsam aufgereiht in einem eigenen Regal stehen, oben drauf sind mehrere edle Parfümflaschen und in einer Schublade befinden sich die Schminkutensilien.

3.5.2 Zukunftsplanung gestalten

Auch wenn sich schwerkranke Menschen in einer palliativen Begleitung befinden, haben sie das Bedürfnis, ihr Leben zu planen. Diese Planbarkeit ist begrenzt, aber dafür oft umso konkreter und von elementarer Bedeutung, wenn es um den eigenen Tod geht.

Für den Fall, dass der eigene Wille nicht mehr selbst geäußert werden kann, kann er in einer Patientenverfügung schriftlich niedergelegt werden. Es gibt eine Vielzahl von Formularen/Instrumenten. Der Christophorus Hospiz Verein e.V. (2015, 38) hat folgende Definitionen veröffentlicht, um eine Orientierung zu erleichtern:

> *Patientenverfügung:* schriftlich oder mündlich erklärte Willensäußerung eines einwilligungsfähigen Patienten, durch welche er vorsorglich für den Fall, dass er seinen Willen zukünftig nicht mehr wird äußern können, seine Einwilligung in eine bestimmte Behandlung erklärt oder verweigert.
> *Vorsorgevollmacht:* vorsorgliche schriftliche Bestimmung einer oder mehrerer Personen durch einen Volljährigen, damit diese im Fall seiner Einwilligungsunfähigkeit anstatt eines Betreuers rechtsverbindliche Entscheidungen treffen können (§ 1896 II BGB).
> *Betreuung:* gesetzliche Stellvertretung für Volljährige, die ihre Angelegenheiten ganz oder teilweise nicht mehr selbst regeln können (§§ 1896 ff BGB); ein Betreuer wird durch das Vormundschaftsgericht bestellt; immer bezogen auf bestimmte Aufgabenbereiche (z.B. Finanzen, Gesundheit); dies ist nicht nötig, wenn eine Vorsorgevollmacht vorliegt.
> *Betreuungsverfügung:* Vorschlag eines Volljährigen, eine bestimmte Person als Betreuer zu bestellen oder ausdrücklich nicht zu bestellen; wird vom Gericht befolgt, wenn es nicht dem Wohl des Betreuten zuwiderläuft (§§ 1897 IV, 1901 a BGB).

Advance Care Planning – das Lebensende planen:

Mit dem sogenannten Advance Care Planning (ACP), der Vorausplanung in Gesundheitsfragen, erhalten Menschen in kritischen Erkrankungsphasen nur die Therapie in dem Umfang, den sie möchten – auch wenn sie sich nicht mehr äußern können. „Gesundheitliche Vorsorgeplanung für die letzte Lebensphase" wurde im Rahmen des Hospiz- und Palliativgesetzes als § 132g im Sozialgesetzbuch V eingefügt. Advance Care Planning hilft Menschen mit einer lebenslimitierenden Erkrankung, besonders in der letzten Lebensphase. Das Konzept ermöglicht, Patienten-Wünsche für künftige medizinische Behandlung auch dann zu berücksichtigen, wenn sich die Patienten selbst nicht mehr äußern können. Vorgesehen ist eine Beratung durch geschulte Menschen mit der Möglichkeit, eine Vorausverfügung individuell zu erstellen (Bundesgesetzblatt 2015, Teil 1, Nr. 48).

Auch wenn diese schriftlichen Verfügungen verfasst sind, sind noch viele Dinge zu erledigen. Das Palliative Care Team unterstützt die Patienten und ihre Zugehörigen in der Planung für die letzte Lebensphase. Die Zugehörigen übernehmen im Rahmen von Vorsorgevollmacht und Betreuung viel Verantwortung. Sie benötigen manchmal Unterstützung bei der Umsetzung des Patientenwillens.

3.5.3 Leben und Sterben spirituell gestalten

Spirituelle Bedürfnisse werden häufig erst in der Lebenskrise des Sterbens bewusst und sowohl Zugehörige als auch der/die Sterbende brauchen Unterstützung in der individuellen Gestalten und Umsetzung.

Fr. C. ist schon seit Tagen bei ihrem sterbenden Mann und verlässt das Zimmer nicht eine Minute. Die notwendige Intimpflege wird nur von männlichen Kollegen durchgeführt. Sie wendet sich dabei ab, verlässt aber nicht den Raum. Wir ermutigen sie, auch mal eine kurze Auszeit zu nehmen, was sie freundlich lächeln ablehnt. Leider verstehen wir ihre Sprache nicht, aber eine ehrenamtliche Kollegin kann sich mit ihr unterhalten und teilt uns mit, dass Fr. C. ihren Mann aus religiösen Gründen nicht mehr sehen darf, sobald er tot ist. Ihr ist sehr wichtig, ihre Söhne selbst zu informieren. So hat sie noch etwas länger Gelegenheit, bei ihm zu sein.

Als ihr Mann gestorben ist, betet sie und fällt in ein immer lauter werdendes Wehklagen. Als ihre Söhne kommen, decken diese sofort das Gesicht des Toten zu. Fr. C. muss das Zimmer verlassen. Sie darf nicht mehr zu ihrem Mann und die Söhne erlauben keiner Frau mehr den Eintritt.

Die letzten Minuten im Leben ihres Mannes wollte Fr. C. nicht versäumen. Diesem Bedürfnis konnte sie nur nachkommen, indem sie ständig anwesend war.

Als Fr. P. sterbend ist wird das Zimmer von der Familie umgestaltet. Das Bett wird nach der Himmelsrichtung ausgerichtet und die Patientin mit unserer Hilfe in Seitenlage gebracht. Wir empfinden diese Lagerung nicht als optimal, aber sie scheint sich augenblicklich zu entspannen. Es wird geräuchert und – begleitet von verschiedenen Perkussionsinstrumenten – leise gesungen. Nach ein paar Stunden bieten wir eine Lageveränderung an, werden aber freundlich gebeten, sie nicht mehr zu berühren. Die Patientin wirkt entspannt, das macht es uns leichter, die verdrehte Position zu belassen. Nach dem Tod der Bewohnerin werden wir eingeladen, an Totentänzen teilzunehmen. Eine Tochter sagt später, sie hatte das Vertrauen, dass ihre Mutter so sterben durfte, wie es ihrer Vorstellung entsprach.

Auch wenn diese Ausdrucksformen von Spiritualität nicht für jeden nachvollziehbar sind, so ist die individuelle Gestaltung für die Zugehörigen für ihre spätere Trauerarbeit wichtig.

Prof. Dr. Franco Rest lehrt Erziehungswissenschaften, Sozialphilosophie, Sozialethik und Pflegewissenschaft an der Fachhochschule Dortmund. Er hat in seinem Buch „Sterbebeistand, Sterbebegleitung, Sterbegeleit“ eine spirituelle Verfügung (Rest 2006, 292 ff.) entwickelt, die eine Auseinandersetzung mit persönlichen Wertvorstellungen und der eigenen Spiritualität anstoßen kann.

Sie enthält Fragen und Denkanstöße zum Umgang mit belastenden Ereignissen, ausstehenden Angelegenheiten, eigenen Umgangsformen in Beziehungen, Erwartungen bezüglich der medizinischen Aufklärung, dem Umgang mit belastenden Symptomen und Therapiewünschen. Es geht um die Gestaltung des Abschiedes, die Lebensbilanz, die Bewertung des eigenen Lebens, die Wünsche für den Sterbeprozess und die Zeit danach. Sie enthält Gedanken zu Sterberitualen, Bestattung und die eigene Vorstellung vom Tod.

Die spirituelle Verfügung führt mit offenen Fragen zu einer spirituellen Beschäftigung mit dem Sterben, und kann eine autonome Gestaltung unterstützen. Gemeinsam mit den Zugehörigen können Werte und Wünsche besprochen und festgehalten werden. Diese Art einer anderen Patientenverfügung ermöglicht eine besondere Form der Verbundenheit und befähigt die Zugehörigen, die Begleitung im Sterben und danach im Sinne des Patienten zu gestalten. Diesen Prozess gemeinsam mit dem Patienten und den wichtigsten Bezugspersonen zu begleiten und so eine Basis für die Gestaltung des Lebens nach eigenen Werten zu schaffen, ist auch eine Aufgabe eines Palliative Care Teams.

3.5.4 Leben und Trauer selbst gestalten

„*Der sterbende Mensch und seine Angehörigen stehen im Zentrum des Hospizdiensts*“ – damit hat J. C. Student (→ Kap. 1.3) die Zugehörigen in die Fürsorge von Hospizdiensten bewusst eingeschlossen. Mit der *Kontinuität in der Fürsorge für die betroffene Gruppe* hat er die kontinuierliche Erreichbarkeit eines ambulanten Hospizdienstes für Zugehörige gemeint (Student/Napiwotzky 2011, 8 ff.; Student 1999, 23 ff.).

Darüber hinaus gilt die Fürsorge des Palliative Care Teams auch nach dem Tod des Patienten den Zugehörigen, und so ist Trauerarbeit selbstverständlicher Bestandteil der Palliativbetreuung.

Trauer beginnt nicht erst mit dem Tod, sondern schon viel früher und berührt nicht nur Hinterbliebene, sondern ebenso den schwerkranken Menschen und seine Begleiter. Diese antizipatorische Trauer kann als vorweggenommene Trauer bezeichnet werden. Sie nimmt den Tod vorweg, und kann sich bei Zugehörigen durch Rückzug oder Loslösen äußern. Der Patient ist dadurch oft alleingelassen und erlebt den sozialen Tod gewissermaßen vor dem physischen Tod.

> *„Trauer bezeichnet also den Weg, den wir Menschen zurücklegen müssen, um unser seelisches Gleichgewicht, das durch einen Verlust schwerwiegend gestört worden ist, wieder zu finden. Insofern ist Trauer auch immer ein gesunder oder wenigstens auf Gesundheit ausgerichteter Prozess." (Student/Napiwotzky 2007, 118)*

Für den Zurückbleibenden kann der Tod eines nahestehenden Menschen ein Auseinanderbrechen des bisherigen Lebens bedeuten. Seine Welt scheint plötzlich still zu stehen, für die anderen geht alles seine gewohnten Wege. Die Gefühlswelt eines trauernden Menschen hat Wystan Hugh Auden (2008, 8) in seiner „Klage" zum Ausdruck gebracht:

Klage

Er war mein Nord, mein Süd, mein Ost und West,
Meine Arbeitswoche und mein Sonntagsfest,
Mein Gespräch, mein Lied, mein Tag, meine Nacht,
Ich dachte, Liebe währet ewig: Falsch gedacht.
Die Sterne sind jetzt unerwünscht, löscht jeden aus davon,
Verhüllt auch den Mond und nieder reißt die Sonn',
Fegt die Wälder zusammen und gießt aus den Ozean,
Weil nun nichts mehr je wieder gut werden kann.
Haltet alle Uhren an, lasst das Telefon abstellen,
Hindert den Hund daran, den saftigen Knochen anzubellen,
Klaviere sollen schweigen, und mit gedämpftem Trommelschlag,
lasst die Trauernden nun kommen, tragt heraus den Sarg.
Lasst Flugzeuge kreisen, klagend im Abendrot,
An den Himmel schreibend die Botschaft. Er ist tot;

> Lasst um die weißen Hälse der Tauben Kreppschleifen schlagen
> Und Verkehrspolizei schwarze Baumwollhandschuh' tragen.

Was „Das Leben selbst gestalten" aus der Sicht des Trauernden bedeutet, kann anhand des Modells der Aufgaben eines Trauerprozesses von William J. Worden aufgezeigt werden. Nach Worden (1991) gibt es vier Traueraufgaben :

- Aufgabe 1: *Die Wirklichkeit des Verlusts (des Todes) akzeptieren.*

  Die Akzeptanz der Endlichkeit und des Todes ist Voraussetzung für den Trauerprozess. Die Aufgabe der palliativen Betreuung ist die Gestaltung einer Atmosphäre, die es den Zugehörigen ermöglicht, die sinnhafte Wirklichkeit des Todes wahrzunehmen und den Sterbeprozess zu begleiten.
- Aufgabe 2: *Den Trauerschmerz und darin die Vielfalt der Gefühle durchleben.*

  Der Trauerprozess äußert sich in verschiedensten Gefühlen (Wut, Angst, Ohnmacht, Sehnsucht, Leere, …) und Ausdrucksformen auf somatischer Ebene (Schlafstörungen, Schmerzen, Unruhe, …). Palliative Betreuung schafft einen Rahmen von Raum und Zeit, in dem Trauernde ohne Bewertung oder Regularien ihren Emotionen Raum geben können und sich in der Verschiedenartigkeit ihrer Äußerungen angenommen fühlen.
- Aufgabe 3: *Sich an eine veränderte Umwelt anpassen, in der die/der Verstorbene fehlt.*

  Ein verstorbener Mensch hinterlässt eine Lücke in nahezu allen Lebensbereichen. Diese zu füllen, neue Strukturen schaffen, sich anderen Rollen und Aufgaben zu stellen fordert eine Neuorientierung und eine Neugestaltung des eigenen Lebens. Vielen Trauernden wird diese Notwendigkeit rasch bewusst und sie erhalten Informationen zu dem Angebot einer Trauerbegleitung oder anderen notwendigen Beratungen.
- Aufgabe 4: *Der/dem Toten einen neuen Platz zuweisen.*

  Das eigene Leben selbst gestalten beinhaltet auch den Verstorben in der Erinnerung bewahren und einen guten Ort im eigenen Gefühlsleben geben. Realität wird dieses Neugestalten sicher zu einem späteren Zeitpunkt aber im Gespräch mit Trauernden wird die Frage nach dem Platz für ihren Verstorbenen oft mit einem realen Ort in ihrer Erinnerung oder ihrem Herzen beschrieben. (Worden 2007, 19 ff.; Knipping 2007, 413; Bausewein et al. 2010, 539 ff.; Aulbert et al. 2007, 1209 ff.)

„Begleiter können oft keine Antworten geben, aber sie können immer Antwort sein. Und damit dem anderen ermöglichen, in seine eigenen Antworten hineinzuwachsen." (Monika Müller, Trauerbegleiterin. www.hospiz-evlka.de/formulare/Das%20Zeitliche%20segnen.pdf))

Die zentralen Ziele im Trauerprozess

Die zentralen Ziele der Basalen Stimulation beziehen sich auf den, in seiner Wahrnehmung eingeschränkten Menschen. Sie spiegeln aber auch wieder, was für jeden Menschen wichtig ist, um gesund zu bleiben oder wieder „heil" zu werden, z. B. nach dem Verlust eines nahestehenden Menschen.

Die Ziele der Basalen Stimulation können Ziele und Aufgaben von trauernden Menschen folgendermaßen beschreiben:

- *Leben erhalten und Entwicklung erfahren* – die Trauernden leben mit dem Verlust weiter und entwickeln einen eigenen Umgang mit der Erinnerung.
- *Das eigene Leben spüren* – durch den Schmerz und die spürbaren Emotionen nehmen Zugehörige wahr, dass sie selbst am Leben sind.
- *Sicherheit erleben und Vertrauen aufbauen* – Trauernde wissen, dass Trauer ein „normaler" Prozess ist und dass sie Unterstützung erwarten dürfen.
- *Den eigenen Rhythmus entwickeln* – nach dem Verlust eines nahestehenden Menschen entwickeln Trauernde einen neuen Lebensrhythmus in dem der Verstorbene fehlt.
- *Das Leben selbst gestalten* – der Tote hinterlässt eine Lücke und das eigene Leben wird mit neuen Aufgaben und einer eigenen Struktur neu gestaltet.
- *Die Außenwelt erfahren* – ohne den Toten zu vergessen können sie sich wieder an Ihrer Umwelt orientieren und diese neu er-leben.
- *Beziehung aufnehmen und Begegnung gestalten* – trotz des Bedürfnisses und der Sehnsucht nach dem Verstorbenen werden andere Beziehungen als tragfähig erlebt und es entsteht eine Freiheit für neue Begegnungen.
- *Sinn und Bedeutung geben und erfahren* – das eigene Leben hat mit der Erinnerung an Bedeutung gewonnen.
- *Selbstbestimmung und Verantwortung leben* – das eigene Leben kann selbstverantwortlich und souverän erlebt werden.

3.6 Die Außenwelt erfahren

So lange ein Mensch lebt – auch ein sterbender Mensch lebt – steht er in einer grundlegenden Verbindung mit der Umwelt. Die Selbstwirksamkeit und Interaktion mit Personen und Objekten im direkten Umfeld kann wahrgenommen, verstanden und auf diese Weise erlebt werden.

Vielen Orientierungsstörungen liegt eine Veränderung auf der Ebene der Körperwahrnehmung zugrunde. Die Körperwahrnehmung ist Grundlage für die Wahrnehmung der Umwelt. Die Außenwelt erfahren bedeutet, sich räumlich, zeitlich und situativ orientieren zu können und in Kontakt mit Personen und bedeutsamen Gegenständen zu treten.

3.6.1 Wahrnehmungsstörungen

Eine veränderte Wahrnehmung kann zu einer Einschränkung oder dem Verlust der Orientierung führen und dadurch Verunsicherung, Verwirrtheit und Angst auslösen. Wahrnehmungsveränderte Menschen benötigen Unterstützung, um sich in und mit der Umwelt zu orientieren. Dabei ist es unerheblich, ob es sich um die Erfahrung von menschlicher Begegnung oder das Erfassen und Begreifen von Gegenständen handelt.

Individuelle Orientierungsangebote müssen für den betroffenen Menschen in einer für ihn adäquaten Form unter Berücksichtigung seiner Ressourcen erreichbar sein. Um eine Wahrnehmung über die Fernsinne zu erleben ist nötig einen sinnvollen Bezug, ein Erkennen von bedeutsamen Gegenständen der Umwelt ermöglichen. Es ist nicht sinnvoll, eine Masse an Umweltreizen aufzuzeigen, sondern die aktuell bedeutsamen Objekte gemeinsam zu erkennen.

Das *Ertasten* und *Riechen* eigener Wäsche, das assistierte Aufschrauben einer Zahnpastatube, das *Spüren* des ersten Schnees in der Hand, selbst eine Mandarine schälen, sie dabei riechen und an der Farbe erkennen. Angebote zur Wahrnehmung der Außenwelt sind nur dann orientierend, wenn sie für diesen Menschen aktuell eine Bedeutung haben.

Die Einschränkung einzelner Sinnesorgane kann durch Angebote in diesem Wahrnehmungsbereich oder durch das Einbeziehen anderer Wahrnehmungsebenen ergänzt werden.

Sehen – Erkennen der Umwelt

Menschen orientieren sich mit den Augen, daher ist eine Störung der visuellen Wahrnehmung folgenschwer. Für einige Veränderungen des Sehvermögens, von denen Patienten im palliativen Bereich betroffen sind, gibt es einfache Lösungsansätze.

Alle *visuellen Angebote* zur Orientierung sollten sich im Aktionsradius des Bewohners aber möglichst nicht im direkten und dauerhaften Blickfeld befinden. Die Außenwelt trotz visuellen Einschränkungen erfahren, bewirkt eine Öffnung aller anderen Wahrnehmungskanäle. Oft sind taktile Angebote willkommen.

Fr. W. leidet infolge eines Hirntumors unter zentraler Blindheit und einer globalen Aphasie. Sie wirkt weitgehend orientiert. Alle Reaktionen auf verbale Aufforderungen, die taktil und somatisch vermittelt werden, sind adäquat. Sehr selten ist sie unruhig oder angstvoll: Sie wirkt trotz ihrer schweren Einschränkung eher zufrieden und ausgeglichen. Die Zugehörigen bestätigen, dass sie den Eindruck haben, dass Fr. W. die Stimmen zuordnen kann und die Menschen in ihrem Umfeld erkennt. Wenn sie begrüßt wird, ertastet sie die Hände und Arme der Person. Alle Alltagsgegenstände scheint sie durch Tasten zu erkennen und einzuordnen. Die Mahlzeiten befühlt sie mit den Händen, riecht ausführlich daran und isst dann mit Hilfe, da sie Probleme mit dem „Finden" ihres Mundes hat. Manchmal scheint es ihr peinlich zu sein, wenn sie flüssige oder breiige Nahrungsmittel berührt. Ein feuchter Waschlappen neben dem Teller zum Hände abwischen wird Teil ihres Rituals beim Essen.

Tab. 3.3: Sehstörungen

Veränderungen	Auswirkung	Abhilfe
der Hornhaut	Verwaschenes oder verzerrtes Sehen	Streulicht vermeiden, deutliche (Farb-) Kontraste, Ton in Ton vermeiden (Badezimmer = alles in Weiß, Geschirr und Tablett)
durch Linsentrübung (Katarakt, Einnahme von Antiepileptika)	wenig kontrastreiche Pastellfarben werden schlechter gesehen, Empfindlichkeit für Blendung	
der Bindehaut	Empfindlichkeit für Blendung	Licht zum Einschalten dimmen, möglichst gleichbleibendes Licht, ggf. spezielles Nachtlicht
der Pupillenflexibilität	Hell-Dunkel-Anpassung erschwert, Empfindlichkeit für Blendung	
im Glaskörper des Auges	optische Erscheinungen, Differentialdiagnose optische Halluzination	ernst nehmen, diagnostische Abklärung
durch hirnorganische Störungen (Tumor, Metastasen)	Gesichtsfeldausfälle, zentrale Blindheit, Halluzinationen, optisches Verkennen (visuelle Agnosie)	Orientierung am Gesichtsfeld des Patienten, taktile und auditive Angebote
durch Lidödeme, Einflussstauung	zeitweise Unfähigkeit zum Augenöffnen	Lymphdrainage, Kühlung, Ausstreichung

Schluckstörungen

Die *orale Tastwahrnehmung*, riechen und schmecken sind Sinne, die der Prüfung und Einordnung von Essen und Getränken und somit der „Aufnahme“ der Außenwelt dienen. Schluckstörungen oder Tumore im Hals-Nasen-Rachenbereich behindern diese Umweltorientierung. Die Tastwahrnehmung im Mundbereich ist wichtig für den Schluckakt. Der Mensch muss spüren können, ob die Nahrung in Größe und Konsistenz zu schlucken ist. Dann muss die Nahrung im Mund so platziert sein, dass sie geschluckt werden kann.

Orale Tastangebote zur Wahrnehmungsförderung (→ Kap. 3.3.5 und Kap. 3.9.2) können die Wahrnehmung im Mund verbessern. Orale oder geschmackliche Wahrnehmungsangebote orientieren sich an persönlichen Vorlieben. Aber auch andere Wege der Umwelterfahrung, über den taktilen oder olfaktorischen Sinn, sind sinnvoll und vielseitig.

Fr. B. sagt, dass sie für ihr Leben gerne Schokolade isst, kann und will aber wegen ihrer Schluckstörung nichts mehr essen, was sich massiv auf ihre Stimmung auswirkt. Sie reagiert mit Rückzug und lehnt alle oralen oder gustatorischen Angebote ab. Ihre Schwestern bringen eine Serie von Pflegeprodukten mit Schokoladenduft mit und überlegen gemeinsam mit dem Pflegeteam, ob der Geruch des Lieblingsgenussmittels ihre Stimmung verbessern könnte. Trotz großer Zweifel, ob dies die Trauer ihrer Schwester reduzieren kann, bieten sie die „schokoladige“ Hautpflege an. Fr. B. entwickelt daraufhin einen Körperkult mit Schokolade: Waschzusatz, Bodylotion und Gesichtscreme verwandeln die Patientin und den ganzen Raum in eine wahre Duftlandschaft. Die Stimmung ist sehr positiv verändert und sie nimmt wieder am Leben teil.

Apraxie

Unter Apraxie versteht man eine Störung der Ausführung willkürlicher, koordinierter und zielgerichteter Bewegungen trotz intakter motorischer Funktion. Die Ursache ist weder in einer Lähmungen oder abnormem Muskeltonus, noch in einem Defizit der kognitiven Fähigkeiten oder einer mangelnden Kooperationsbereitschaft zu finden. Es sind sowohl die sinnvolle Auswahl, als auch die Umsetzung von Bewegung und Handlung betroffen (Urbas 1996, 55).

Von Apraxie können die Mimik, die Sprache und die manuelle und taktile Fähigkeit betroffen sein. Letztere können als Gangapraxie das normale Gehen behindern und durch ein Stolpern über die eigenen Füße zu Stürzen führen.

Die betroffenen Menschen können Schwierigkeiten haben, Dinge zu greifen und zu gebrauchen und haben dadurch auch Probleme beim Begreifen ihrer Umwelt (Ideomotorische Apraxie). Die Fähigkeit, sich anzukleiden kann gestört sein, indem Menschen beispielsweise Kleidung in der falschen Reihenfolge anziehen (Ankleideapraxie).

Bei der Ideatorischen Apraxie ist der Handlungsablauf korrekt, wird aber in der falschen Situation oder mit dem falschen Objekt ausgeführt (Goldenberg 2006, 34 ff.).

Auch wenn Menschen mit einer Apraxie zusätzlich unter Orientierungsstörungen oder Verwirrtheit leiden, ist es notwendig, diese Symptome in der pflegerischen Interaktion zu unterscheiden und die *Pflegeangebote* bewusst *begleitend* zu gestalten. Eine Grundpflege kann orientierend und situativ sinngebend angeboten werden, indem die Bedingungen an dem Ziel „die Außenwelt erfahren" ausgerichtet werden. Das bedeutet, dass die Waschung im Badezimmer in aufrechter Position mit eigenen und vertrauten Utensilien und den Ressourcen des weitgehend selbstständigen Patienten mit nur anleitenden Unterstützungen durchgeführt wird. Pflegende greifen nur ein, wenn der Patient sich selbst durch das Benutzen eines „falschen" Gegenstands schaden würde.

Fr. M. führt ihre Morgentoilette selbst durch. Sie wirkt dabei sicher und selbstbewusst und legt großen Wert auf ihre Selbstbestimmung. Sie wird von einer Krankenpflegeschülerin ins Bad gebracht und bleibt an diesem Morgen sehr lange dort, ohne sich zu melden. Bei der Nachfrage, „ob alles in Ordnung sei", findet die Krankenpflegeschülerin sie verzweifelt und angstvoll vor. Die Schülerin wendet sich an einen Kollegen mit der Frage, ob sie Fr. M. ein Medikament zur Beruhigung geben soll. Als dieser das Bad betritt, weint die Bewohnerin. Sie hält ihre Haarbürste, auf der sehr viel Zahnpasta verteilt ist, in der Hand und sagt, dass sie nicht weiter weiß. Er nimmt ihr die Haarbürste aus der Hand, die Schülerin reicht ihr die Zahnbürste und so, als wäre nichts gewesen, beginnt sie, sich die Zähne zu putzen. Die zwischenzeitlich gereinigte Haarbürste wird an den gewohnten Platz gelegt. Die Schülerin bleibt bei Fr. M. die sich danach frisiert und eine Gesichtscreme aufträgt. Danach lässt sie sich zum Frühstück an den Tisch führen und sagt nur etwas verlegen: „Manchmal passieren einem komische Sachen." In den folgenden Tagen wird Fr. M. bei der Morgentoilette begleitet. Dabei fällt auf, dass sie zunehmend Dinge nicht gemäß ihrer Bestimmung benutzen will. Sie lässt sich wortlos korrigieren. In allen Gesprächen und in anderen Alltagsangelegenheiten ist sie orientiert und freundlich. Sie scheint die Unterstützung einfach auszublenden. Nach einiger Zeit sucht die Tochter das Gespräch mit uns, da sie beobachtet hat, dass ihre Mutter beim Essen die Reihenfolge variiert, die Nachspeise als Soße über die Kartoffel gegossen hat (die ihr dann nicht mehr essbar erschien) und die Suppe mit dem Messer essen will. Fr. M. erwähnt ihrer Tochter gegenüber, dass sie morgens manchmal noch verschlafen ist und Dinge verwechselt. Diese ist irritiert, da sie ihre Mutter als orientiert und nicht verwirrt beurteilt. Wir organisieren für Fr. M. eine Essensbegleitung durch ei-

ne ehrenamtliche Hospizhelferin, die sich bei den Mahlzeiten sehr angeregt mit der belesenen Frau über die aktuelle Politik unterhält und dabei unauffällig das Essen und das Besteck ordnet.

Eine Apraxie der Mimik kann auch mit einer Störung der willkürlichen Mundmotorik einhergehen. Menschen mit Hirntumoren sind manchmal von dieser Einschränkung betroffen (Bukofaziale oder Gesichtsapraxie bedeutet eine Störung der Koordination des Schluck- und Sprechaktes). Während das Essen und Trinken oft noch ohne Schwierigkeiten gut koordiniert werden kann, leiden sie unter dem Unvermögen, die Mundmotorik oder die Mimik abzustimmen. Auffällig wird dies beim Zähneputzen. Das Putzen gelingt noch gut, aber das Spülwasser kann nicht mehr ausgespuckt werden. Manchmal wird es einfach geschluckt, aber manche Patienten behalten es lange im Mund. Neben der Reduktion der Zahnpasta kann es hilfreich sein, dem Patienten den Mund durch eine geführte Eigenberührung bewusst zu machen. Dabei wird der Finger des Patienten an den Mund gelegt und in kreisenden oder streichenden Bewegungen über die Lippen geführt. Manche Patienten öffnen sich selbst mit dem Finger die Lippen, so dass sie das Wasser ausspucken können.

3.6.2 Den Radius vergrößern

Bei Palliativpatienten gibt es viele Ursachen für Bewegungseinschränkungen: körperliche Schwäche, Konzentrationsstörungen, Schmerzen, Atemnot, Übelkeit, Schwindelgefühl, Lähmung, Spastik und andere Einschränkungen durch Tumorwachstum oder Metastasen.

Zur Wahrnehmung der Umgebung ist Bewegung notwendig. Nimmt die Bewegungsfähigkeit ab, ist die Wahrnehmung eingeschränkt. Pflegerische Angebote zur Wahrnehmungsförderung beinhalten auch die Befähigung, den Mangel an notwendiger Bewegung auszugleichen, oder bei Bewegung zu assistieren, bzw. diese zu ersetzen.

Eine sinnvolle visuelle Wahrnehmungsförderung bedeutet die Platzierung von Bildern, Uhren und sonstigen Objekten in einem für den betroffenen Menschen sichtbaren Bereich. Ausreichendes Licht, welches nicht blendet und gut wahrnehmbare Farben und Kontraste sind notwendig für visuell eingeschränkte Patienten. Analog zur visuellen Entwicklung (→ Kap. 2.3.5) sollten auch die Gegenstände gestaltet und angeordnet sein.

Manche Patienten erleben Sicherheit, indem sie sehen können, wenn jemand das Zimmer betritt. Andere möchten lieber aus dem Fenster schauen. Es macht nur wenig Mühe, ein Bett diesem Bedürfnis entsprechend auszurichten.

Die auditive Wahrnehmung kann der Bewohner nicht ausschalten, außer durch die Verwendung von Ohrstöpseln. Bei eingeschränkter Mobilität möchten manche Menschen sich über Radio und Fernsehen informieren. Mit einer unkomplizierten Fernbedienung sind sie unabhängiger.

Die taktilen Angebote sind dann interessant, wenn sie für den Patienten eine persönliche Bedeutung haben und sich innerhalb ihres Greifraums befinden. Wenn die Bewegungsfähigkeit unzureichend ist, kann das Tasten und Begreifen assistiert werden, indem der Gegenstand in der Hand des Patienten bewegt oder die Hand des Patienten um ein Objekt geschlossen wird.

Sturzgefahr reduzieren

Je größer das Bedürfnis nach Selbstbestimmung und Erkundung des Umfelds, in Verbindung mit den genannten bewegungseinschränkenden Faktoren, desto größer ist die Sturzgefahr für den Patienten.

Palliative, präventive Maßnahmen schließen jede Form von fremdbestimmter Bewegungseinschränkung aus. Das bedeutet, jede Form von medikamentöser „Ruhigstellung“ findet nur mit dem Einverständnis des Bewohners statt, um seine auch subjektiv erlebte Unruhe zu reduzieren. Andere freiheitsentziehende Maßnahmen verbieten sich aus einer palliativen Haltung heraus von selbst. Freiheitsentziehende Maßnahmen bedürfen einer richterlichen Anordnung. Vorhandene Bettgitter werden nur auf Wunsch des Bewohners und auch dann nur teilweise, zur Hälfte oder schräg gestellt, sowie zeitlimitiert, nachts wenn der Bewohner dies wünscht, eingesetzt.

Das bedeutet, dass möglichen Stürzen des Bewohners in einer anderen Art und Weise vorgebeugt werden muss, oder sie für das höher geachtete Prinzip der Selbstbestimmung und Freiheit hingenommen werden müssen. Im Expertenstandard zur Sturzprophylaxe (Deutsches Netzwerk für Qualitätsentwicklung in der Pflege. https://www.dnqp.de/ExpertenstandardSturzprophylaxe.pdf) wird darauf hingewiesen, dass die Interventionen einen maßgeblichen Einfluss auf die Lebensführung des Bewohners haben. Daher ist die Voraussetzung für den Erfolg von präventiven Maßnahmen die Achtung und Unterstützung der Selbstbestimmung des Bewohners. Eine wichtige Grundlage für die Vorgehensweise stellt die Information und Beratung dar. Die aktuelle, systematische Erfassung der Sturzrisikofaktoren und die Anpassung der Interventionen, Hilfsmittel und der Umgebung an das individuelle Sturzrisiko, können in einem stationären Bereich besser erfolgen, als in einer häuslichen Betreuung. Die Beurteilung der Risikofaktoren fordert, in Anbetracht der sich sehr schnell verändernden Fähigkeiten von Menschen in einer palliativen Situation, eine engmaschige Erfassung.

Die Förderung der Wahrnehmung auf verschiedenen Ebenen kann die Sturzgefahr erheblich reduzieren.

Optimierung der Lichtverhältnisse bedeutet blendungsfreies Licht. Stufen oder Unebenheiten in kontrastreichen Farben vermindern Stürze.

Diese *visuellen Angebote* erleichtern dem Patienten die selbstständige und sichere Bewegung. Eine sichere Umgebung gestalten bedeutet, die Einrichtungsgegenstände so zu arrangieren, dass ein Festhalten oder Abstützen auch bei kurzen Strecken möglich ist. Diese Unterstützung ist inzwischen als "funiture walking" bekannt.

Fr. R. ist aufgrund einer Hirnmetastase in ihrer Orientierung eingeschränkt und kann wegen Schwindelgefühl und Schwäche nur kurze Strecken gehen. Sie ist kontinent. Obwohl sie häufig zur Toilette begleitet wird, vergisst sie dies wieder und kommt bei einem Versuch alleine zu gehen, zu Sturz. Wir lassen die Türe zum Bad offen, das Licht bleibt an, damit sie ihr Ziel gut sehen kann. Die Strecke wird zusätzlich mit einem Rollstuhl und einem Sessel zum Festhalten oder Pausieren flankiert. Wir verkürzen das Zeitintervall zum Toilettengang. Das Angebot nimmt sie manchmal an, manchmal lehnt sie ab. Mit diesen Maßnahmen kann Fr. R. ihre Selbstbestimmung und lange Kontinenz erhalten.

Durch eine *belebende Waschung* (→ Kap. 5.4.2), ein *anregendes Fußbad*, *Ausstreichungen* und *Vibrationsangebote* kann der Bewohner sich sicherer bewegen. Hilfsmittel wie Gehstock, Handlauf oder Rollator müssen für den Patienten erreichbar und adäquat eingestellt sein. Für einige Bewohner scheint es sinnvoller, einen Rollstuhl als Gehhilfe mit gleichzeitiger Sitzmöglichkeit bei Erschöpfung zu verwenden. Für die Benutzung von Rollstuhl oder Rollator muss ausreichend Platz sein und Türen, die gegen die Laufrichtung aufgehen, sollten nicht geschlossen sein.

Menschen, die gerne Barfuß laufen, können sicherer aufstehen, wenn sie Antirutschsocken tragen. Eigene Teppiche, die dem Bewohner vertraut sind, stellen in der Regel eine deutlich geringere Sturzgefahr dar, als ein unbekannter, glatter Fußboden. Patienten, die aufgrund von Schwindelgefühlen stürzen, können durch das *Wiegen des Kopfes* (→ Kap. 5.7) ein Training für den Gleichgewichtssinn erhalten.

Bei Patienten die, aus welchen Gründen auch immer, aus dem Bett stürzen, kann eine Matte vor dem Bett das Verletzungsrisiko verringern. Sinnvoll ist die Verwendung einer Gymnastikmatte oder einer speziell dafür hergestellte Sturzmatte, die viel dünner ist und so ein sicheres Stehen rutschfrei ermöglicht.

Präventive Angebote zur Verringerung des Sturzrisikos bei Palliativpatienten müssen unter Beachtung der Selbstbestimmung und der Würde des Patienten erfolgen.

3.7 Beziehung aufnehmen und Begegnung gestalten

Menschliche Beziehungen und Begegnungen werden in Verbindung mit unheilbaren Erkrankungen oft nur im Sinne von Abschied gesehen. Die Begrenztheit des Lebens, und der damit einhergehende Abbruch aller Beziehungen wird bewusst und ist unabhängig von dem Glauben an eine Zukunftsperspektive nach dem Tod.

Mit dem Wissen um das Sterben, gewinnen Partnerschaften, Freundschaften und andere Begegnungen eine andere Bedeutung. Sie werden vertieft, erneuert oder auch bewusst beendet.

Gleichzeitig sind bei einer schweren Erkrankung Begegnungshindernisse möglich, die allen Beteiligten wertvolle und begrenzte Zeit rauben können. Die Störungen können auf verschiedenen Ebenen bereits bestehen, jetzt aber bewusst hervortreten und in einer unbekannten Situation zusätzlich verunsichern.

Die Persönlichkeitsstruktur des Patienten und/oder die der Zugehörigen scheint verändert. Lange verschwiegene Verletzungen wollen besprochen sein, *antizipatorische Trauer* (→ Kap. 3.5.3) kann einen Rückzug oder andere Verhaltensänderung erzeugen. Durch die Krankheit bedingte Wesensveränderung, Störungen der Kommunikation, Bewusstseinsveränderung, das äußere Erscheinungsbild und Zeichen der Erkrankung sind nur einige der möglichen Faktoren, die Beziehungen und menschliche Begegnungen beeinträchtigen können.

Bei Sterbenden gehört auch Respekt vor der „Nicht-Begegnung“ dazu. Auch das ist eine Form der Begegnungsgestaltung: Alleinsein ermöglichen!

3.7.1 Verändertes Körperbild verändert die Begegnung

Das Erscheinungsbild eines kranken Menschen kann auf Grund der Erkrankung auf mehreren Sinnesebenen verändert wirken. Diese Veränderungen werden unterschiedlich bewertet, und individuell gewichtet. Zum Beispiel kann der Geruch von exulzerierenden Wunden oder Ausscheidungen den Besuch bei einem Patienten stark beeinträchtigen.

Exulzerierende Wunden

Tumore im Gesicht sind nicht zu verbergen. Auch eine gute Wundversorgung kann den Geruch und die Entstellung kaum verdecken. Ein Gesichtstumor ist bei jeder Begegnung gegenwärtig. Patienten reagieren oft mit Rückzug und meiden Begegnungen mit anderen Menschen. Häufig sind Pflegende die einzigen Menschen, die sie sehen, besuchen und begleiten dürfen.

Für die Wundbehandlung eines exulzerierenden Tumors haben die Ziele des Patienten Vorrang vor den Kriterien moderner Wundbehandlung. Die können im Sinne der Basalen Stimulation folgendermaßen umgesetzt werden:

- *Beziehung aufnehmen und Begegnung gestalten* – bedeutet einen optisch guten Verband zu konstruieren der die Einschränkung in der Kommunikation (Mimik, Augen) gering hält und üble Gerüche reduziert.
- *Selbstbestimmung und Verantwortung leben* – heißt Verbandmaterial so auswählen, dass der Patient den Verband selbst oder mit Assistenz wechseln kann.
- *Sicherheit erleben und Vertrauen aufbauen* – meint Blutungsgefahr und Schmerzen vorbeugen.
- *Sinn und Bedeutung geben und erfahren* – Emotionen, wie Wut, Trauer, Scham, Ekel zulassen, Wahrhaftigkeit in der Kommunikation.
- *Das Leben selbst gestalten* – pflegerische Ziele sind sekundär – vielleicht will der Bewohner keinen Verband.
- *Den eigenen Rhythmus entwickeln* – Verbandsintervall nach den Wünschen und der Symptomlast des Patienten auswählen.
- *Leben erhalten und Entwicklung erfahren* – gemeinsame Entscheidung über eine kurative oder palliative Wundbehandlung (→ Kap. 3.1.6).

Ödeme

Ödeme verändern das Körperbild und wirken entfremdend. Besonders Ödeme im Gesicht oder an den Händen sind in der Begegnung mit anderen Menschen nicht zu verstecken. Sie sind „offen-sichtlich", wie eine Entstellung, die als eine Art von Gesichtsverlust empfunden werden kann.

Fr. M. ist nach einer Cortisontherapie im Gesicht sehr aufgedunsen, hat ödematöse Extremitäten und hadert mit diesem Zustand: „Ich hänge sehr an meinen Enkelkindern aber ich will nicht, dass sie mich besuchen. Ich sehe ja aus wie ein Monster! Und mit meinen grobschlächtigen Händen kann ich sie nicht mal anfassen – sie werden nur Angst haben!" Diese Aussage ist der Beginn von mehreren langen Gesprächen, in denen Fr. M. viel von sich und ihrer Unzufriedenheit mit der aktuellen Situation mitteilt. Sie sagt, wie wichtig ihr das äußere Erscheinungsbild sei und wie sehr sie im ganzen Leben auf eine gepflegte Haut geachtet habe. Jetzt benutzt sie die teure Anti-Aging Creme nur noch, weil sie gut riecht und sie der Duft an bessere Zeiten erinnert. Sie erzählt auch, wie unterschiedlich sich ihre beiden Töchter entwickelt haben: eine komme ganz nach ihr, und der Älteren sei ihr Aussehen egal – sie sagt „der Mensch innen drin ist wichtig". Nach einigen Gesprächen haben wir eine gemeinsame Strategie entwickelt: zuerst wird Fr. M. eine Lymphdrainagebehandlung erhalten und deren Wirkung beurteilen, danach wird ein Friseur und eine Maniküre bestellt. Als Vorbereitung zur Maniküre bieten wir der Patientin ein Handbad an, bei dem diverse eigene Bürsten (Handbürste,

Nagelbürste, Hornhautbürste, ...) zum Einsatz kommen. Ein aktivierendes taktiles Angebot, durch das die Beweglichkeit zunimmt und sich ein Ödem reduziert. Eine Handmassage mit dem Bewegen der kleinen Gelenke bewirkt bei Fr. M. das Erleben: „jetzt erkenne ich meine Hände wieder". Die jüngere Tochter bringt neben den Schminksachen auch noch eine Freundin mit, die sehr versiert mit dem Problem der Gesichtsödeme umgeht und gemeinsam schaffen sie es, Fr. M. auf den Besuch der Enkel vorzubereiten. Der Besuch wird ausgelassen gefeiert und es werden sogar einige Fotos gemacht, die eine sehr gepflegte und zufriedene Oma mit ihren Enkelkindern zeigen.

„Begegnung gestalten" ist hier gelungen, weil die individuellen Bedürfnisse ernst genommen wurden, die Kompetenzen der Zugehörigen und die der „Profis" (Lymphdrainage, Friseur, Nagelpflege und Pflege) gemeinsam eingebracht wurden.

Multiprofessionelle und kreative Zusammenarbeit und die Bereitschaft neue Wege zu gehen, sind Begegnungsgestaltung mit der Haltung von Basaler Stimulation und Palliative Care.

3.7.2 Begegnung trotz Kommunikationsproblemen und Wahrnehmungsstörungen

Zu der Begegnung zweier Menschen gehören eine Begrüßung, eine gemeinsame Interaktion und ein Abschied. Eine Kontaktaufnahme besteht oft aus einem Blickkontakt, einer verbalen Ansprache und einer Berührung. Sie ist in individueller Weise durch Nähe und Distanz geprägt.

Wahrnehmungsstörungen können zu Missverständnissen führen, Angst auslösen und dadurch eine Begegnung erschweren. Abhängig von der Art und Ausprägung einer Wahrnehmungsveränderung sind die Körperwahrnehmung und die Sinne beeinträchtigt. Eine verbale Begrüßung wird vielleicht nicht gehört oder verstanden und eine, in unserem Kulturkreis übliche Begrüßung per Handschlag, kann bei veränderter Körperwahrnehmung zu taktiler Abwehr (→ Kap. 2.5.2) führen. Eine ritualisierte *Initialberührung*, (→ Kap. 5.1.1) die von allen Beteiligten an der gleichen Stelle und auf die gleiche Weise angeboten wird, hat für den wahrnehmungsveränderten Menschen einen Wiedererkennungswert und er versteht, dass er persönlich gemeint ist. Mit dem Ausmaß des Rückzugs eines Menschen steigt die Notwendigkeit der Ritualisierung (→ Kap. 3.4.5) dieser Begrüßungsgeste um Sicherheit und Vertrauen zu vermitteln und eine Begegnung mit einem wahrnehmungsveränderten Menschen gut zu gestalten.

Die gemeinsame Interaktion muss bei Veränderungen in der Kommunikation und/oder der Wahrnehmung kreativ sein und sich einer einfachen, nonverbalen Sprache bedienen. Eine angemessene Dosierung von offenen Fragen und genügend Zeit für den Erkrankten, darauf zu reagieren, sind wichtige Faktoren. Geduld und das genaue Beobachten von Impulsen des Patienten sind erforderlich, um eine Interaktion gemeinsam zu gestalten. Interaktion unterscheidet sich im Wechselspiel von Information und Reaktion in drei Formen:

- eine *einseitige Interaktion* findet statt, wenn einer Information ohne zeitliche Unterbrechung eine Reaktion folgt. Beispiel: der verbalen und taktilen Aufforderung, ein Bein zur Bewegung anzustellen, folgt sofort eine selbstständige und adäquate Reaktion des Patienten,
- bei einer *schrittweisen Interaktion* entstehen Pausen in denen sich Information und Reaktion abwechseln. Beispiel: der verbalen und taktilen Aufforderung ein Bein zur Bewegung anzustellen, folgt eine nicht zielgerichtete Bewegung, die durch weitere Impulse schrittweise und nachvollziehbar in die richtige Richtung geführt werden muss,
- eine *gleichzeitig gemeinsame Interaktion* kann mit einer Information zur Reaktion und sofort mit der folgenden Information eine gesamte Reaktionskette nach sich ziehen. Beispiel: der verbalen und taktilen Aufforderung, ein Bein zur Umlagerung anzustellen, folgen sofort mehrere selbstständige und adäquate Bewegungen und leiten eine eigenständige Umlagerung ein.

Ein Impuls kann die notwendige Information geben und auf verschiedenen Wahrnehmungsebenen erfolgen*: somatisch durch Berührung, vestibulär durch Bewegung, taktil durch Begreifen.* Eine Aufforderung zur Bewegung im Bett, kann zum Beispiel mit einem kleinen Berührungsimpuls am Bein verständlich gemacht werden. Geführte Bewegungen bei der Körperpflege können eine eigene Aktivität einleiten und so die Selbstbestimmung des Bewohners fördern.

3.7.3 Kommunikation und Interaktion auf nicht verbaler Ebene

> „Man kann nicht nicht kommunizieren, denn jede Kommunikation (nicht nur mit Worten) ist Verhalten und genauso wie man sich nicht nicht verhalten kann, kann man nicht nicht kommunizieren." (Watzlawick, 2011, 58)

Obwohl eine unbewusste Kommunikation immer stattfindet, kann es schwierig sein, diese wahrzunehmen, zu verstehen oder richtig zu interpretieren. Eine Kommunikation die nur einseitig erscheint, wirkt manchmal sinnlos, und es fällt schwer, längere Zeit nur der Körpersprache zuzuhören und es auszuhalten, wenn Worte nicht anzukommen scheinen.

Menschen mit einer Bewusstseinsstörung oder mit einer Aphasie bedienen sich einer individuellen Ausdrucksform, die von Außenstehenden erst übersetzt werden muss. Kommunikation besteht meist als verbale und als nonverbale Ausdrucksform. Wenn eine Beeinträchtigung der verbalen

Kommunikation vorhanden ist, gewinnt die nonverbale Kommunikation an Bedeutung. Hier findet Beziehungsaufnahme mit Menschen, die scheinbar keine Reaktion zeigen im nonverbalen, vielleicht im somatischen Dialog (Fröhlich, https://www.basale-stimulation-klangtherapie.de/somatischer-dialog) statt. Dabei sind Körperspannung, Mimik, Erröten, Schweißausbruch und Tränen nur einige von vielen Ausdrucksmöglichkeiten.

Begrüßung, gemeinsame Interaktion und Verabschiedung sind Elemente einer Begegnung, die ritualisiert gestaltet werden können und nicht zwangsläufig eines verbalen Austauschs bedürfen. Im somatischen, vestibulären und vibratorischen Wahrnehmungsbereich gibt es für den Patienten viele Möglichkeiten, Reaktionen sichtbar und spürbar zu machen. Daher kann auch in diesen Bereichen ein Angebot zur Interaktion erfolgen.

Angelehntes Wiegen (Kangarooing für Erwachsene → Kap. 5.6.3) in Kombination mit Singen oder Summen kann das gemeinsame Erleben einer nicht sprachlichen Interaktion sein, die sehr viel Nähe, Ruhe und Entspannung mit sich bringt. Diese Nähe muss für beide Seiten stimmig sein, sonst bedeutet es für die Beteiligten einen immensen Stress.

Eine *Handmassage* kann für Zugehörige Zuwendung und Nähe ermöglichen, ohne distanzlos zu wirken und so möglicherweise den Patient und die Zugehörigen zu überfordern.

Fr. L. ist sterbend und wirkt ruhig, es gibt keine Anzeichen für belastende Symptome. Die einzige Tochter ist anwesend, sie ist sehr traurig aber auch gefasst und hat den Wunsch bei ihrer Mutter zu sein, bis sie stirbt. Ein Kollege hat den Eindruck, dass sie gerne etwas tun möchte, gibt ihr ein Massageöl und zeigt ihr eine Einreibung der Hände. Einige Zeit später ist Fr. L. in Anwesenheit ihrer Tochter gestorben. Nach einer Zeit der Totenwache erklärt sie, dass sie nicht bei der Totenversorgung ihrer Mutter dabei sein möchte. Sie erfragt noch, was nun zu tun ist, bedankt sich und geht. Wochen später erreicht uns ein Brief der Tochter von Fr. L., in dem sie sich noch einmal für die Zeit des Abschiedes bedankt. Sie beschreibt, dass körperliche Nähe in der sehr guten Beziehung zwischen ihr und ihrer Mutter nie ein Thema war, aber dass sie in der Zeit der Sterbebegleitung ein starkes Bedürfnis danach hatte. Die Handmassage, die eine Möglichkeit eines körperlich nahen, aber auch ihrer Beziehung angemessenen, Körperkontakts bot, hat ihr sehr gut getan. Sie schrieb, sie hatte so die Möglichkeit, ihre Mutter in den letzten Stunden ihres Lebens „legal zu streicheln".

Eine sehr intensive Interaktion kann eine *Kontaktatemübung* sein. Hier entsteht nicht nur körperliche Nähe durch das Berühren eines Menschen, sondern zusätzlich ein Austausch über die vielleicht einzige Mitteilungsebene des betroffenen Menschen, den Atemrhythmus. Eine flächig auf den Unterarm des Patienten aufgelegte Hand kann, dem Atemrhythmus des Patienten entsprechend, einen Wechsel von leichtem Druck und Raumgeben anbieten. Durch das Aufnehmen des Atemrhythmus kann ein intensives Gefühl von Anwesenheit, Anteilnahme und Zuwendung entstehen. Das Angebot kann eine Beziehungsaufnahme ermöglichen und eine stark beruhigende Wirkung haben, da der betroffene Mensch seine Selbstwirksamkeit erfahren kann.

Die Basale Stimulation geht davon aus, dass Reaktionsfähigkeit gefördert werden muss. Das bedeutet, die Förderung beginnt bei scheinbarer Reaktionslosigkeit. Der Patient kann nur reagieren, wenn eine Aktion vorausgeht. So kann der Atemrhythmus, als Ausdrucksform und Reaktion, nur durch ein Kommunikationsangebot gefördert werden. Die Möglichkeit der Manipulation des Patienten besteht durch die Einflussnahme auf den Atemrhythmus insbesondere dann, wenn ein sterbender Mensch Atempausen hat und diese – aus Angst – durch die Zugehörigen, beeinflusst werden. In diesem Fall ist eine zugewandte Aufmerksamkeit für die Intention der Begegnung und Begleitung des sterbenden Menschen notwendig.

3.7.4 Integration von Zugehörigen in der Pflege

Menschen, die einen Partner, ihre Eltern, ihre Kinder, ihren Freund oder Freundin in einer sehr schweren Lebensphase begleiten, sind physisch und psychisch stark belastet und befinden sich ebenfalls in einer Ausnahmesituation.

Liebe, Fürsorge, Angst, Verantwortungsgefühl aber auch Schuld und antizipatorische Trauer beschreiben nur einen kleinen Teil der emotionalen Verfassung, die selten in Worten ausgedrückt werden kann. Die gemeinsame Zeit mit dem Kranken ist begrenzt und sie schwanken zwischen dem Willen alles richtig zu machen und einer physischen und psychischen Erschöpfung.

Nicht selten haben Zugehörige schon eine Zeit des Umsorgens hinter sich, bevor sie Hilfe von einem Pflegedienst oder ambulanten Hospizdienst annehmen. Oft ist dieser Schritt geprägt von dem Gefühl, versagt zu haben, und dem kranken Menschen in seiner schwierigen Situation nicht gerecht geworden zu sein.

Auf der anderen Seite besteht die Möglichkeit, dass der Patient großen Druck ausgeübt hat und viel mehr eingefordert hat, als die Beziehung tragen konnte. Nicht immer ist es möglich, die Welt hinter einer guten Fassade zu erfassen und allzu leicht laufen die „Profis“ Gefahr, eine Beziehung zu bewerten oder Erwartungen zu formulieren.

Hr. M. ist Mitte 50, verheiratet und hat 2 Kinder. Er wird mit einem Hirntumor, nach einem Aufenthalt auf einer Palliativstation, ins Hospiz verlegt. Er wirkt nie wirklich entspannt, hat keine Mimik, die irgendein Leiden ausdrückt und eine Kontaktaufnahme ist nicht sicher möglich. In den Übergaben wird nur von mutmaßlichen Reaktionen gesprochen und einzig an dem scheinbar erhöhten Muskeltonus bei einer Bewegung im Bett, die aber aufgrund einer Tetraparese kaum möglich ist, interpretieren wir, dass er Angst haben könnte.

An den Wochenenden kommen seine Eltern. Sie sitzen relativ hilflos lesend oder strickend im Zimmer, sind sehr freundlich und stets zu einem distanzierten Gespräch bereit.

Am Sonntag kommt die Ehefrau. Manchmal bringt sie die Kinder mit. Der Krankheitsweg von Hr. M. ist lang und seine Reaktionsmöglichkeiten massiv eingeschränkt. Jede Kollegin und jeder Kollege im Pflegeteam hat Verständnis für die seltenen Besuche. Dennoch stehen die Fragen, warum Hr. M. so selten Besuch hat oder warum sein Zimmer auch nach längerer Zeit keinerlei persönlichen Dinge enthält, unbeantwortet im Raum.

Die Erwartungen und Wünsche von Patient und Zugehörigen bezüglich der Integration in die pflegerische Versorgung, stimmen nicht immer überein. Manche Bewohner lehnen die Hilfe bei der Körperpflege durch die Pflegenden ab, weil der Besuch am Nachmittag dies übernimmt. Fr. M. jedoch berichtet von einer langen und anstrengenden Pflege vor der Hospizeinweisung und der Erleichterung, die Versorgung hier in guten Händen zu wissen. Wenn ein klärendes Gespräch nicht zusätzlich Schuldgefühle auf beiden Seiten hervorrufen soll, ist großes Einfühlungsvermögen erforderlich.

In manchen Situationen bleibt nur die Wahl zwischen dem Vertrauen in eine tragfähige Beziehung, oder einer paternalistischen Entscheidung. Zugehörige, die Patienten pflegerisch unterstützen, sie waschen, verwöhnen oder beim Essen helfen, sind unterschiedlich emotional und praktisch befähigt. Wenn Schwierigkeiten auftreten, gibt es ein breites Spektrum an Pflegemaßnahmen, die in Umfang und Zeitaufwand differieren, und sich als Kompromiss anbieten.

Die Integration der Zugehörigen in die Pflege bedeutet nicht zwangsläufig eine komplette Übernahme, sondern das Angebot und die Befähigung zu einem kleinen pflegerischen „Verwöhnprogramm“. Oftmals besteht die Aufgabe der Pflegenden darin, Zugehörige zu ermutigen, sich auf die Körpersprache einzulassen und sie zu befähigen, mit dem betroffenen Menschen auf nonverbaler Ebene in Kontakt zu treten.

3.7.5 Sexualität und Zärtlichkeit

Jeder Mensch hat eine sexuelle Identität und ein Bedürfnis nach Akzeptanz. Die Art und Weise, wie sich das Bedürfnis äußert, ist von Mensch zu Mensch verschieden, jedoch unabhängig von der Schwere einer Erkrankung. Was heißt „Sexualität“? Welche Bedeutung hat Sexualität für schwerkranke Menschen? Die Autorin, Psychoanalytikerin und Sexualtherapeutin Avodah K. Offit (1991) hat die Vielfalt sexuellen Erlebens zusammengefasst:

> „Sexualität ist das, was wir daraus machen
> Eine teure oder billige Ware
> Ein Mittel der Fortpflanzung
> Eine Kommunikationsform
> Eine Waffe der Aggression (Herrschaft, Strafe, Macht, Unterwerfung)
> Ein Sport
> Liebe
> Kunst
> Schönheit
> Ein idealer Zustand
> Das Böse
> Das Gute
> Luxus oder Entspannung
> Flucht
> Ein Grund der Selbstachtung
> Ein Ausdruck der Zuneigung
> Eine Art Rebellion
> Eine Quelle der Freiheit
> Pflicht
> Vergnügen
> Vereinigung mit dem All
> Mystische Ekstase
> Indirekter Todeswunsch oder Todeserleben
> Ein Weg zum Frieden
> Eine juristische Streitsache
> Eine Art, menschliches Neuland zu erkunden
> Eine Technik
> Eine biologische Funktion
> Ausdruck physischer Gesundheit oder Krankheit
> Oder einfach eine sinnliche Erfahrung“
> (Offit 1982, zit. n. Zettel 2003, 26)

Beziehung aufnehmen und Begegnung gestalten bedeutet für schwerkranke Menschen, die Ausdrucksform von Sexualität und Nähe nach den eigenen Bedürfnissen zu gestalten, solange sie leben.

Die Außenansicht von Pflegenden, Therapeuten, Ärzten und auch von Zugehörigen sieht nicht selten einen Widerspruch zwischen körperlicher Zärtlichkeit auf der einen Seite, und Krankheit, Versehrtheit und Wunden auf der anderen Seite.

Erotik, Sexualität und Zärtlichkeit werden aus dem Pflegealltag ausgeklammert, und ein professioneller Umgang mit diesem Bereich von

Menschsein kann Probleme und Berührungsängste mit sich bringen. Auch ein scheinbar gut gelungener Umgang mit Nähe und Distanz kann zu Missverständnissen bei allen Beteiligten führen.

Hr. M. leidet an Knochenmetastasen mit einschießenden Schmerzen und an einer fortgeschrittenen Demenz. Die Schmerzen können nicht immer mit starken Analgetika erfolgreich behandelt werden und oft haben wir den Eindruck, dass seine Schmerzen mit einer ausstreichenden Einreibung mit einem speziellen Schmerzöl besser kuriert werden können. Seine Ehefrau, die oft während der Schmerzattacken anwesend ist, bevorzugt eine medikamentöse Therapie und möchte diese Einreibung nicht selbst anbieten. Wir beobachten, dass Hr. M. nach einem morgendlichen Vollbad deutlich weniger Schmerzen äußert und bieten es daraufhin regelmäßig an. Seine Frau unterstützt dies und benötigt nur Hilfe beim Ein- und Aussteigen aus der Badewanne. Hr. M. ist mehrfach nach dem Bad sehr gelöst und enthemmt. Er kokettiert und flirtet in nacktem Zustand mit den weiblichen Pflegepersonen. Das ist allen, außer Hr. M., unangenehm. Seine Frau kann es nicht einordnen und lehnt ihre weitere Anwesenheit beim Bad ab. Später will sie auch nicht mehr, dass wir ihren Mann ins Bad begleiten. Es gelingt nur schwer, mit Fr. M. ins Gespräch zu kommen und ihre Kränkung ist offensichtlich. Auch als wir das Bad nur noch mit den männlichen Pflegekollegen anbieten, bleibt ihr Verhältnis zum Pflegeteam sehr unterkühlt.

Selbst wenn das Verhalten eines Patienten eindeutig krankheitsbedingt ist, können Verletzungen entstehen, die die letzte Lebensphase nachhaltig beeinflussen. Die körpernahe Pflege im Sinne der Basalen Stimulation ist in einer existenziell bedrohlichen Situation sehr wichtig und notwendig, sie kann aber auch leicht fehlinterpretiert werden.

Die Fähigkeit einer *professionellen Berührungsqualität* (→ Kap. 5.1.2) und der sorgsame Umgang mit *Nähe und Distanz* sowie das Anerkennen eigener Grenzen sind notwendig. Die Tatsache, dass Pflege in den intimsten Bereichen des Menschen stattfindet, macht uns die Gradwanderung zwischen *Professionalität* und einer *liebevoll-umhüllenden Fürsorge für Menschen in der letzten Lebenskrise* immer wieder bewusst.

Es fordert vom Palliative Care Team Empathiefähigkeit, Unvoreingenommenheit und Fürsorge bezüglich der Verletzbarkeit von Patienten, ihren Zugehörigen und allen an der Begleitung beteiligten Menschen. Sexuelle Übergriffe in verbaler oder handgreiflicher Form, dürfen nicht aus Mitleid mit schwerkranken Menschen bagatellisiert werden. Auf der anderen Seite muss dem Bedürfnis des Patienten nach Sexualität Rechnung getragen werden, und nach einem Weg gesucht werden, seiner Lebensqualität in diesem Bereich gerecht zu werden. Es gibt viele Faktoren, die körperliche Nähe und ein Ausleben von Sexualität und Zärtlichkeit behindern oder einschränken, z. B.:

- Emotionen wie Ekel, Scham, Angst, Trauer, Wut, Schuld und Schuldgefühle,
- körperliche Einschränkungen wie Veränderungen des Körperbilds, Wunden, Schmerzen, Atemnot, Übelkeit, Parästhesie, Spastik, *Fatigue* und Schwäche,
- therapiebedingte Einschränkungen durch Medikamente, Chemotherapie und Bestrahlung,
- soziale Einschränkungen wie die Abwesenheit eines Partners,
- strukturelle Einschränkungen, wie mangelnde Intimsphäre (keine Einzelzimmer), Tagesstruktur, Störungen durch Pflege und Therapie.

Wenn Menschen durch körperliche Nähe, welcher Art auch immer, Beziehung aufnehmen und Begegnung gestalten wollen, brauchen sie Unterstützung. Räumliche Möglichkeiten können diesem Bedürfnis angepasst werden, z. B. durch die Schaffung von sicheren Rückzugsräumen in Einzelzimmern, die abschließbar sind oder ein *„Nicht stören"* Schild, das von allen berücksichtigt wird. Der Tagesablauf, auch die zeitliche Gestaltung von Pflege und Therapie sind an den Bedürfnissen des Bewohners orientiert und mit ihm und seinen Zugehörigen abgesprochen. Probleme mit der Sexualität bedürfen der Aufklärung, Information, Beratung und des Zulassens von Emotionen.

Als Hilfsmittel für die Beratung bietet das „BETTER-Model" von Mick (Mick et al. 2004, 84-86) eine sinnvolle Stuktur:

- *B*ring up the topic: Das Thema Sexualität benennen.
- *E*xplain: Erklären, dass Fragen zur Sexualität Platz haben.
- *T*ell: Erklären, dass Unterstützung möglich ist.
- *T*iming: Der richtige Zeitpunkt.
- *E*ducation: Informationen über unerwünschte Wirkungen der Therapie. Informationen zur Kommunikation mit dem Partner.
- *R*ecord: Dokumentation

> Du bist der, von dem Du willst, dass man ihn begehrt und liebt, nicht der Du hättest sein können, wenn Du größer, kleiner, schlanker wärst oder ohne Spuren, die das Leben hinterlassen und die Krankheit. (Christine Longaker)

3.7.6 Hospizliche Gastfreundschaft

Hospiz bedeutet Herberge und Palliative Care bezieht die Zugehörigen bewusst in die Betreuung ein. Der Gedanke einer Herberge und die Erweiterung des sozialen Umfeldes des Patienten als Zielgruppe, sind Grundlage für die hospizliche Gastfreundschaft.

Die Selbstbezeichnung eines *Hospizes als Lebensort* für Menschen in der letzten Lebensphase bedeutet für die Bewohner, dass sie ihr Leben selbst gestalten, und dass sie ihre Zugehörigen bis zuletzt um sich haben können. So ist es, wie in vielen Hospizen, auch im Christophorus Hospiz in München möglich, dass die Zugehörigen im Hospiz übernachten. Es gibt räumliche und finanzielle Grenzen aber in der Regel kann auch ein Weg gefunden werden, wenn mehrere Bewohner dieses Angebot in Anspruch nehmen. Zum Teil bieten die Zimmer genügend Platz für ein Gästebett und ein kleines Appartement steht zur Verfügung. Auf Wunsch kann auch eine Übernachtung in der Nähe kostengünstig vermittelt werden.

Hr. B. ist ein vietnamesischer Student, der schwer erkrankt im Hospiz einzieht. Ein Teil seiner Familie reist an, um die letzte Lebenszeit mit ihm zu verbringen. Eine Schwester oder die Mutter sind bei ihm im Zimmer, die andere schläft ein Stock höher in einem kleinen Apartment. Da dieses auch eine kleine Küche hat, können sie für Hr. B. heimatliche Speisen zubereiten. Die beiden Frauen übernehmen selbstverständlich die Pflege des Bewohners und können so ihrem Bedürfnis nach Nähe und Fürsorge nachkommen.

3.8 Sinn und Bedeutung geben und erfahren

> Wir verlangen, das Leben müsse einen Sinn haben – aber es hat nur ganz genau so viel Sinn, als wir selber ihm zu geben imstande sind. (Hermann Hesse)

Die Begriffe „Sinn“ und „Bedeutung“ können philosophisch betrachtet werden: Sinn des Lebens, Bedeutung von Leiden, Sterben, Tod, Sinnhaftigkeit von Verlassen, Zurücklassen, Gedanken zu Gerechtigkeit und vieles mehr. Im Bereich der palliativen Begleitung von schwerkranken Menschen, setzt sich ein multiprofessionelles Team mit diesen Fragen auseinander, um den Betroffenen zur Seite zu stehen.

Wahrnehmungsförderung über die Sinne kann sich auf verschiedene Bewusstseinsebenen auswirken:

- hören – begreifen und verstehen können,
- sehen – wiedererkennen und einordnen können,
- begreifen – ertasten und verstehen,
- riechen – sich erinnern können,
- spüren – empfinden und erleben können,
- bewegen – eine Veränderung der Position.

Oder ganz einfach: das was wahrgenommen wird, ergibt für den betroffenen Menschen einen Sinn.

Menschen mit einer veränderten Wahrnehmungsfähigkeit erleben Sinneseindrücke zunächst ohne Bedeutung, ohne sie zu verstehen, nicht vertraut – vielleicht beunruhigend oder beängstigend. Basal stimulierende Pflege kann sich aller Wahrnehmungskanäle bedienen um Sinn und Bedeutung zu vermitteln, und dem Patienten Angebote zur Orientierung zu machen.

3.8.1 Bewusstseinsstörungen

Zu den Ursachen von Bewusstseinsstörungen im palliativen Bereich zählen u.a. Tumore, Krampfanfälle, Medikamente – Nebenwirkungen oder Überdosierungen, Metabolische Erkrankungen, Kardiovaskuläre Probleme, Delir, Morbus Alzheimer, vaskuläre Demenz und Psychiatrische Erkrankungen.

Es werden zwei Formen von *Bewusstseinsstörungen* unterschieden:

- *qualitative Bewusstseinsstörungen* zeigen sich in einer Verminderung der Bewusstseinsklarheit mit veränderten Bewusstseinsinhalten. Dazu zählen kognitive, affektive und psychomotorische Störungen sowie Wahrnehmungsstörungen. Eine Bewusstseinstrübung kann sich in Desorientiertheit, Angst, Halluzinationen, Störung im Schlaf-Wach-Rhythmus oder Handeln und Kommunikation äußern.
- *quantitative Bewusstseinsstörungen* gehen mit einer unterschiedlich stark herabgesetzten Vigilanz einher. Dazu zählen Benommenheit, Somnolenz, Sopor und Koma. Teilweise wird ein Delir als eine Form der quantitativen Bewusstseinsstörung mit einer übersteigerten Vigilanz beschrieben.

Die Basale Stimulation geht davon aus, dass die körperliche Bewusstlosigkeit nicht mit einer seelischen oder psychischen Bewusstlosigkeit gleichzusetzen ist. (Bienstein/Fröhlich 2003, 16)

> „Das sogenannte Bewusstsein, die Fähigkeit zu kritischen Reflexion, die Verfügung über Sprache oder andere Kommunikationsformen sind zwar typisch für den Menschen, sie begründen aber nicht das Menschsein". (Bienstein/Fröhlich 2003, 11)

Menschen mit Bewusstseinsveränderungen sind in ihrer Fähigkeit zur Interaktion mit der Umwelt oder den Menschen eingeschränkt, das bedeutet, Wahrnehmung, Verstehen, Handeln und die Kommunikation können verändert sein. Die Interaktionsfähigkeit dieser Patienten kann über individuelle Wahrnehmungskanäle gefördert werden. Dazu ist es notwendig, den wenig beeinträchtigten und bevorzugten Sinneskanal des Bewohners zu erkennen, um ein Angebot vermitteln zu können welches angenommen werden kann.

Die Kommunikation mit Fr. M. funktioniert in den wichtigsten Belangen recht gut, teilweise verbal, manchmal mit Gesten. Einzig unsere Mitteilung, die Zahnprothese reinigen zu wollen, scheint sie trotz aller Bemühungen nicht zu verstehen. Sie bekommt alle Utensilien gezeigt, in die Hände gelegt und mit pantomimischem Talent erklärt. Die Patientin jedoch beißt im wahrsten Sinne die Zähne zusammen. Erst das Glas mit dem sprudelnden und typisch riechenden Prothesenreinigungsmittel direkt unter der Nase, bewegt Fr. M dazu, selbstständig die Zahnprothese heraus zu nehmen und in das Glas zur Reinigung zu legen.

Frau M. kann weder visuell erkennen, noch hörend verstehen, was die Pflegende tun will, sondern erst durch den Geruch und das Sprudeln des Prothesenreinigers hat sie Sinn und Bedeutung erkannt.

Pflegende haben ein großes Repertoire an Möglichkeiten, auf nonverbalem Weg Sinn und Bedeutung zu vermitteln:

- *waschen*: Hände des Bewohners mit Wasser in Kontakt bringen, Waschlappen befühlen und die eigene Seife riechen lassen in aufrecht sitzender Position die Waschutensilien sichtbar für den Menschen platzieren, geführte Einleitung des Waschens, …
- *rasieren*: den Elektrorasierer in die Hand geben und ggf. zum Gesicht führen, Rasierschaum riechen lassen vielleicht vorsichtig mit einem Rasierpinsel auftragen, Aftershave riechen lassen, …
- Zahnpflege, Mundpflege: mit einer Zahnbürste die Lippen berühren, geführte Zahn- oder Mundpflege, eigene Elektrozahnbürste in die Hand geben und zum Mund führen, …
- *umlagern*: die Körperseite, auf die sich der Mensch drehen soll ausstreichen, eine Hand zur Bettkante führen, Bewegungsanbahnung, …
- *Essen, Trinken, Nahrungsaufnahme*: in aufrecht sitzender Position das Essen sichtbar für den Menschen platzieren, ein Brot in seiner Anwesenheit und für ihn sichtbar vorbereiten, Besteck in die Hand geben, Nahrungsmittel und Getränke riechen lassen oder auf die Lippen bringen, Speisen gut erkennbar anrichten (bei passierter Kost von allen Bestandteilen ein nicht passiertes Stück dazulegen), …

All diese selbstverständlichen aber kreativen Maßnahmen sind Basale Stimulation, wenn sie mit einem zentralen Ziel, in diesem Fall „*Sinn und Bedeutung geben und erfahren*“ angeboten werden. Priorität hat hier die *Wahrnehmungsförderung zur Orientierung* des Patienten, *Körperorientierung* und *Umweltorientierung* ermöglichen das Verstehen von Sinn und Bedeutung.

„Die Diagnose „Bewusstlosigkeit“ ist ein Deutungsversuch von uns, den Mangel an Rückkopplung an uns als Handelnde zu beschreiben. Er sagt nur, dass uns die Antenne fehlt, Botschaften dieser Menschen zu empfangen.“ (Salomon, in: Bienstein/Fröhlich 2000, 67)

Nicht immer sind es die Patienten selbst, die einer Situation Sinn und Bedeutung geben wollen, sondern die Zugehörigen, die ihre bewusstseinsveränderten Partner, Eltern, Kinder oder Freunde unterstützen wollen. Eine Anleitung für sinngebende Interaktionsmöglichkeiten wird gerne und häufig kreativ umgesetzt.

Ein junger Mann ist bewusstseinseingetrübt und, wahrscheinlich aufgrund dieser Orientierungsstörung, sehr unruhig. Seine Familie wird gebeten, etwas von zu Haus mitzubringen, woran er sich orientieren kann. Die Familie ist sehr engagiert und bringt einen großen Korb mit taktilen, olfaktorischen und akustischen Angeboten mit: Getreide und Stroh, frische Schafwolle, Kartoffeln mit Erde daran, eine Cassette auf der Schafe, Kühe und ein Traktor zu hören sind, ... Es ist deutlich zu beobachten, dass er in der Beschäftigung und dem Erkennen der mitgebrachten Dinge, ruhig und entspannt wird.

3.8.2 Aphasie – Sicherheit und Vertrauen jenseits der Worte

Apoplexie, Hirntumore und Demenz werden häufig von einer Aphasie begleitet. Eine Aphasie umfasst eine Störung des Sprechens, Schreibens oder Lesens. Sprachstörungen, die auf intellektuelle, sensorische (sehen, hören), muskuläre oder koordinative Defizite zurück zu führen sind, werden nicht als Aphasie bezeichnet. Die Symptome können das Sprachverständnis (schlechtes visuelles oder auditives Verstehen) oder die Spracherzeugung betreffen. Störungen der Sprachbildung kann sich äußern, in: schlechter Artikulation, Wortfindungsdefizit, Paraphasie, Verlust von Grammatik und Intonation, geringer Sprachflüssigkeit, Unfähigkeit, Gehörtes zu wiederholen oder zu schreiben.

Neben der Klassifizierung nach der Lokalisation einer Schädigung, lassen sich Aphasien in flüssige und nichtflüssige Aphasien einteilen. Bei den flüssigen Aphasien, hierzu zählt die Wernicke-Aphasie, gibt es keine Artikulationsstörungen, das Sprachverständnis ist unterschiedlich stark gestört, das Wiederholungsvermögen gering, es kommen häufig Neologismen und Paraphasien vor. Die Broca-Aphasie und die globale Aphasie gehören zu den nichtflüssigen Aphasien, die ein Sprechunvermögen oder eine mühsame Sprache mit unterschiedlich ausgeprägten Artikulationsstörungen aufweisen (Kolb/Whishaw 1996, 341–344).

Für die Patienten führt eine Broca-Aphasie mit Wortfindungsstörungen und sehr stockender Sprache oft zu Missverständnissen, da das Sprachverständnis nur inkomplett gestört ist, d.h. verstehen und nicht verstehen ist gleichzeitig vorhanden. Die Fähigkeit, sich sprachlich zu artikulieren, ist unzureichend.

Tab. 3.4: Aphasie

Typ	Spontanes sprechen	Wiederholungsvermögen	Wortfindung	Verständnis für Sprache
Broca-Aphasie	gestört	gestört	eingeschränkt	eingeschränkt für komplexe Sprache
Wernicke-Aphasie	flüssig Neologismen, Paraphasie, Logorrhö	gestört	eingeschränkt	eingeschränkt
globale Aphasie	gestört	gestört	eingeschränkt	gestört

Bei einer Wernicke-Aphasie ist das Sprachverständnis stark eingeschränkt und die flüssig wirkende Sprache weist viele semantische und phonetische Paraphasien (Verwechslung von Wörtern und Lautverdrehungen) sowie Neologismen (Wortneubildungen) auf. Manchmal zeigt sich ein überschießender Sprachfluss (Logorrhö). Diese Sprachstörung wird leicht als allgemeine Verwirrtheit fehlinterpretiert. Für die betroffenen Menschen ist diese Form häufig schambesetzt, da ihnen beim Sprechen bewusst wird, dass ihre Sprache fehlerhaft ist.

Oft ist eine Aphasie kombiniert mit einer Bukofazialen Apraxie oder Gesichtsapraxie, die eine Störung der Koordination des Schluckens und Sprechens beinhaltet.

Alle Sprachstörungen bringen eine große Verunsicherung mit sich, da die Verständigung, also die eigene Ausdrucksfähigkeit und das Verstehen dessen, was andere mitteilen wollen, beeinträchtigt sind. Menschen in palliativer Betreuung befinden sich oft in einer verzweifelten Lage, da verbale Kommunikation die Grundlage dafür ist, verstehen zu können, was geschieht. Sowohl physische Belange als auch spirituelle und psychische Bedürfnisse wollen in Worten Ausdruck finden.

Sinn und Bedeutung zu geben und erfahren zu lassen, ist im alltäglichen pflegerischen Kontext mit Einfühlungsvermögen und Kreativität in einem begrenzten Maße möglich (→ Kap. 3.8.1), aber besonders in spirituellen Fragen bleiben als einzige Unterstützung oft nur ein Erahnen und eine wortlose Begleitung.

Die Fähigkeit, jenseits der Sprache, eine Basis der Verständigung durch nonverbalen somatischen Dialog (→ Kap. 3.7.3) zu finden, um so eine Situation begleiten zu können, führt beide Seiten an die Grenze eigener Unzulänglichkeit. Doch manchmal ist das der einzige Weg, in dieser Situation in Kontakt zu sein.

3.8.3 Sinnfragen und Schmerzverarbeitung auf spiritueller Ebene – Lebensqualität selbst (neu) definieren

„Ich bin 83 Jahre alt und hatte ein gutes Leben. Ich kann jetzt auch gut gehen. Immer habe ich den Rat meines Vaters befolgt und bin mit allen Menschen in der Art und Weise umgegangen, wie ich es mir auch für mich wünsche. Ich war nicht böse und habe niemandem Leid zugefügt. Warum kann ich jetzt nicht einfach sterben, warum muss ich jetzt noch so leiden?" Zitat von Fr. S.

Eine Antwort auf diese Frage gibt es nicht. Sinnfragen werden trotzdem immer wieder gestellt und wollen ernstgenommen werden. Im multiprofessionellen Verständnis von Palliative Care ist es eine gemeinsame Aufgabe, sich diesen Fragen zu stellen und im Bereich der spirituellen Begleitung übernimmt die Palliativpflege eine wichtige Rolle (→ Kap. 1.5). Aufgabe der Pflege ist es, Raum zu geben und die Menschen dahingehend zu unterstützen, dass sie ihre Emotionen, Ängste und Sinnfragen mitteilen können. Dieser Raum entsteht oft bei pflegerischen Angeboten und erfordert den „nicht standardisierten" Umgang mit den Möglichkeiten der Basalen Stimulation.

Fr. S. (s.o.) fühlt sich zu schwach für eine Körperpflege, aber das taktile Angebot eines Fußbads mit Kieselsteinen aus der Isar, führen zu einem langen Gespräch, in dem sie ihre Lebensbilanz zieht. Die Fragen nach der Gerechtigkeit und dem Sinn von Leiden bleiben unbeantwortet, scheinen aber auch am Ende ihrer Erzählung nicht mehr so wichtig zu sein.

Körperliche Zuwendung, wie eine *Einreibung* oder ein *Fußbad,* kann auch keine Sinnfragen beantworten, aber den Raum zu einem Gespräch bieten in dem *Emotionen und Ängste zugelassen* werden können.

Fr. K. wirkt sehr zurückgezogen, sie ist bescheiden, will keine Umstände machen und ist jederzeit bereit, alles was an sie herangetragen wird, sofort umzusetzen. Aus diesem Grund will sie auch keine „besonderen pflegerischen Maßnahmen" und Hautpflege ist ihrer Aussage nach nicht notwendig. Als die Körperpflege wegen der zunehmenden Schwäche im Bett durchgeführt werden muss, wird Hautpflege wegen der Möglichkeit von Hautschäden angeboten und in Form einer ASE durchgeführt. Fr. K. wird ganz ruhig, sehr entspannt und beginnt schließlich, leise zu weinen. Nach einer Zeit des Wei-

nens ergibt sich ein langes Gespräch, in dem Fr. K. viele ihrer eigenen Fragen nach Sinn und Bedeutung in Worte fasst und auch, wenn vieles unbeantwortet bleib, ist es „gut wenn man es mal ausspricht".

„Hoffnung ist nicht die Überzeugung, dass etwas gut ausgeht, sondern die Gewissheit, dass etwas einen Sinn hat, egal wie es ausgeht." (Vaclav Havel)

3.8.4 Mundpflege – sinnvoll erleben

Mundpflege kann von wahrnehmungsveränderten Menschen sehr ambivalent erlebt werden. Der Mund, als persönlicher und intimer Bereich, ist häufig die letzte Domäne von gelebter Selbstbestimmung. Patienten machen im Verlauf ihrer Erkrankung unterschiedliche Erfahrungen mit dem Umgang mit dieser intimen Körperzone. Negative Erfahrungen durch schmerzhafte, vielleicht gewaltsame Einwirkung mit schlecht schmeckenden oder scharfen Mundpflegezusätzen, verursachen Misstrauen, Angst oder Abwehr bei Menschen, die sich nicht verbal mitteilen können. Sie haben erlebt, dass therapeutische oder pflegerische Maßnahmen ausschließlich unter dem Aspekt der Notwendigkeit verrichtet wurden.

Veränderte Bewusstseinszustände oder Verständigungsprobleme können eine Durchführung der Mundpflege für beide Seiten zu einem sehr unangenehmen Erlebnis machen. Für Pflegende ist die saubere und feuchte Mundschleimhaut ein Pflegeziel, das mit einer hohen Pflegequalität assoziiert wird. Dies ist in einer palliativen Situation oft nicht erreichbar.

Um eine bedürfnisorientierte Pflege anbieten zu können, ist es notwendig, zwischen pflegerisch indiziertem Vorgehen und den individuellen Bedürfnisse des Patienten zu unterscheiden. Palliativpflege bewegt sich in einem Spannungsfeld von „Tun und Lassen" und bedarf einer kreativen Herangehensweise, sowie einer reflektierten Haltung gegenüber den eigenen Zielen und den Patientenbedürfnissen. Die Ziele für Mundpflege sind in der Pflegeleitlinie „Mundpflege in der letzten Lebensphase" (Kern 2006, 7) wie folgt definiert:

- Patient fühlt sich sicher und lässt die Mundpflege freiwillig durchführen,
- verbindet mit der Mundpflege ein angenehmes Gefühl,
- fühlt sich mit seinen Problemen bzgl. Mundpflege wahr – und ernst genommen,
- behält die autonome Entscheidungsfreiheit über den Intimbereich Mund,

Das Ziel der Basalen Stimulation „*Sinn und Bedeutung geben und erfahren*" kann in Bezug auf das Thema Mundpflege bedeuten, sinngebende Normalität und Individualität zu erleben. Dies ist die Grundlage für ein vertrauensvolles, für den Patienten sinnvolles Angebot. Eine *ritualisierte Einbettung* der Mundpflege in die Körperhygiene ist für den Patienten nachvollziehbar und vertraut. Menschen mit verändertem Körperbild benötigen eine körperorientierende Einleitung, um den Mundbereich wahrnehmen zu können. Zu Beginn unterstützen *Ausstreichungen* und vorsichtige Berührungen an den Lippen die situative Orientierung und leiteten das Mundpflegeangebot ein. Wenn diese Ausstreichungen mit der Hand des Patienten *geführt* angeboten werden, wird er befähigt, sich selbst zu spüren und sich autonom zu orientieren. Auch durch eine *geführte Lippenpflege*, bei der der Patient seine Lippen selbst cremt, kann sich Vertrauen und Orientierung entwickeln. Die eigenen und bekannten Materialien vermitteln Normalität und ermöglichen, Sinn und Bedeutung zu verstehen.

Eine *aufrechte Position*, das *Ertasten einer Zahnbürste*, das *Riechen von Zahnpasta, sich selbst in einem Spiegel sehen* und ein *geführter Beginn* des Zähneputzens vermittelt das, was der Patient vielleicht mit Worten nicht versteht. Die *nachvollziehbare Normalität* und die *Unterstützung der Selbstbestimmung* schaffen das für die Mundpflege nötige Vertrauen.

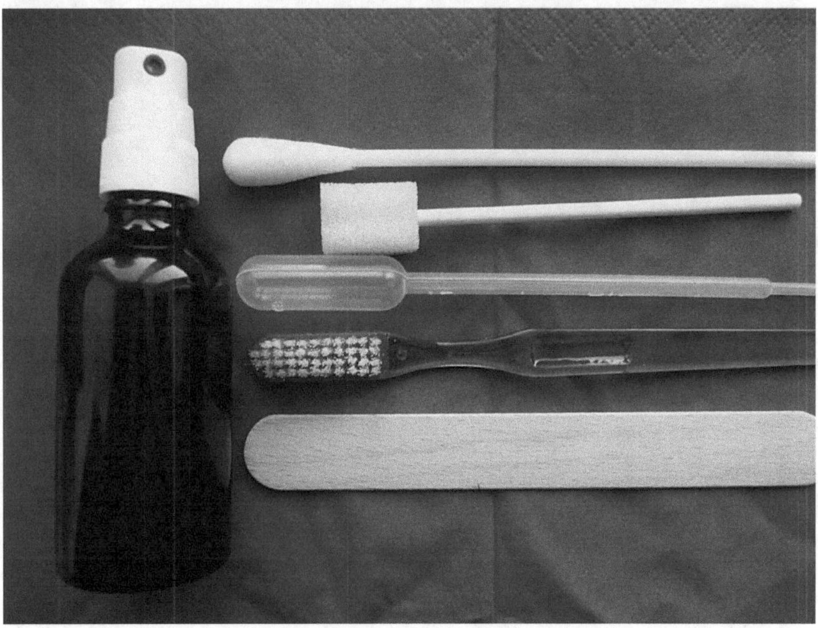

Abb. 3.18: Mundpflegematerial (Sprayflasche, Mundspatel, Zahnbürste, Einmalpipette, Schwamm-Zahnbürste, Watteträger)

Die Sinnhaftigkeit der Mundpflege wird nicht nur auf der *oral-taktilen Wahrnehmungsebene* sondern auch im *gustatorischen und olfaktorischen Bereich* erlebt. Dabei sind die *Vorerfahrung und persönlichen Präferenzen* des Patienten auf der einen Seite, und der therapeutische Einsatz von Zusätzen auf der anderen Seite, manchmal schwierig zu verbinden.

Die basal stimulierende Palliativpflege ist individuellen Vorlieben und Abneigungen ebenso verpflichtet wie der Symptomkontrolle für belastende Krankheitszeichen. Mundtrockenheit, Mundgeruch und Borkenbildung lassen sich oft gut mit *individuell bevorzugten Zusätzen* oder Getränken lindern.

Eine Anregung des Speichelflusses kann durch die *Ausstreichung* der Wangen und des Kiefers und eine vorsichtige Massage der Speicheldrüsen gefördert werden. Je nach persönlicher Vorliebe können *saure Getränke* (Fruchtsäfte v.a. verdünnter Zitronensaft, saure Tees, geharzter Wein) mit *Sprühflasche oder Pipette, „Eis-Chips“* (eingefrorenes Konservenobst, v.a. Ananas) zum Lutschen, Zitronenöl über eine Aromalampe, saure Bonbons oder auch ein Lunchpack zur Mundbefeuchtung angeboten werden.

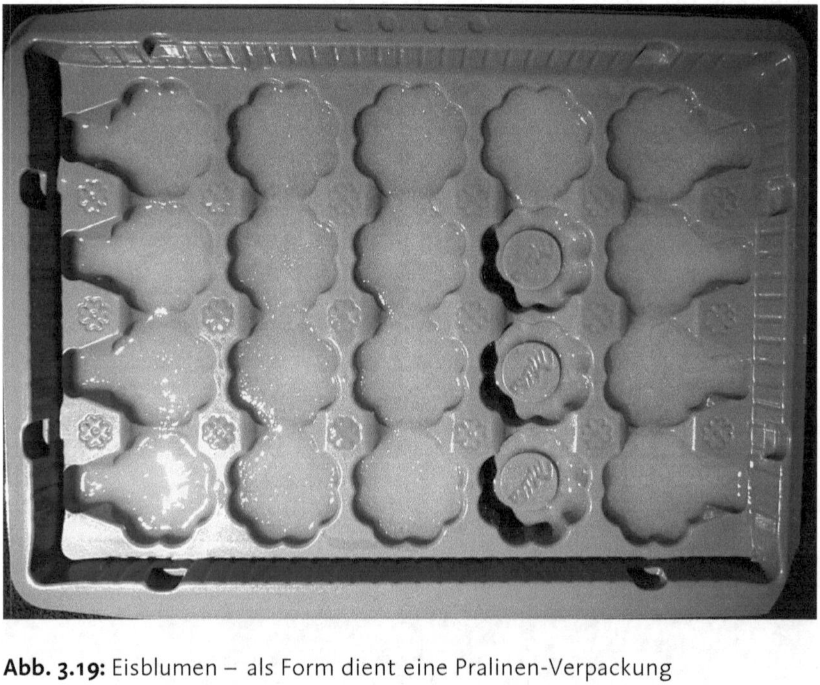

Abb. 3.19: Eisblumen – als Form dient eine Pralinen-Verpackung

Bei Mundgeruch können Thymian oder Pfefferminz als Tee oder Aufguss zum Spülen oder in einer Sprühflasche desodorierend wirken. Eine Bewohnerin hat ihren Mundgeruch mit Pfefferminz-Hydrolat oder Eukalyptus Hydrolat (mit einer Sprühflasche) behandelt. Hier muss aber auf die Möglichkeit hingewiesen werden, dass beide Stoffe das Auftreten von Krampfanfällen fördern können.

Das Lösen von Borken im Mundbereich wird unterstützt mit Sahne, Mandelöl, Brausepulver und kohlensäurehaltigen Getränken.

Butter zur Mundpflege? Butter neigt dazu, durch den Einfluss von Luftsauerstoff, Licht, Wärme, Wasser, Enzymen und Mikroorganismen sehr schnell ranzig zu werden. Wegen des hohen Wassergehaltes, weist die Butter bei normalen Temperaturen eine sehr rasche Verderblichkeit auf. Aus diesem Grund ist Butter zum Lösen von Belägen eine weit verbreitete Methode, die aber durch die Verwendung von Sahne, Mandelöl oder Olivenöl abgelöst wurde.

Mit diesen *gustatorischen* Angeboten zur Mundpflege kann bei individuellen Bedürfnissen und mit pflegetherapeutischen Absichten gemeinsam mit dem Patienten eine Sinn und Bedeutung spendende Mundpflege vertrauensvoll gestaltet werden.

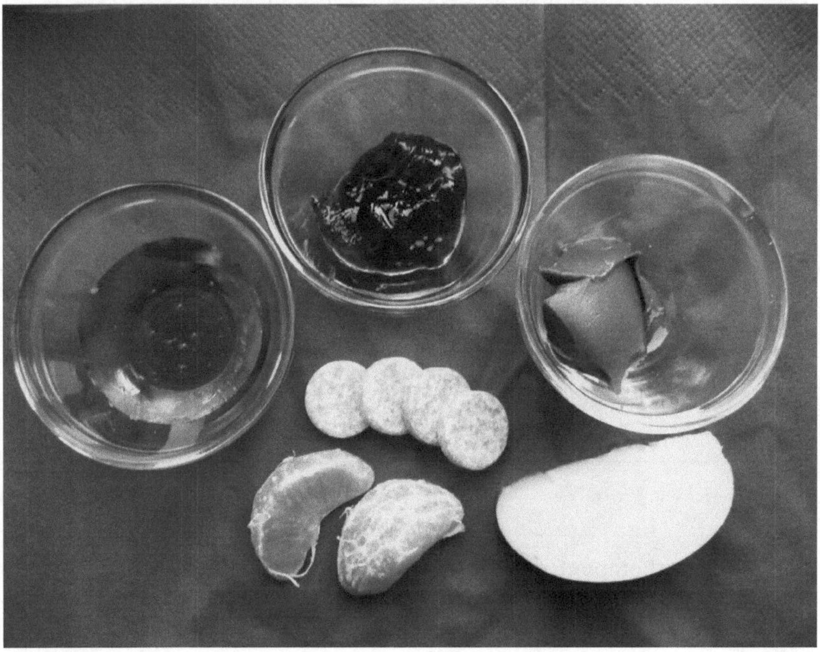

Abb. 3.20: Mundpflege für Menschen die Süßes bevorzugen: Marmelade, Honig, Schokocreme, Brausedrops, Mandarine und Apfel

Tab. 3.5: Palliative Probleme und Angebote der Basalen Stimulation

Palliative Probleme	Angebote der Palliativpflege und der der Basalen Stimulation (ohne Medikamente)
Mundtrockenheit	Speichelfluss anregen: **olfaktorisch/gustatorisch:** Zitronenöl über Aromalampe, Zitronenwasser, saure Tees (Hagebutte, Malve), Zitronendrops, Vitamin C-Lutschtabletten, Säfte, Ananas-Eis-Chips, Eiswürfel aus Wein (Retsina), Sekt, Bier, Cola, Säfte **oral:** Brotrinde, Trockenobst, Lunchpack, Kaugummi **somatisch:** Ausstreichung der Wangen – Stimulation der Speicheldrüse Mundpflegemischung (Sprayflasche oder Tupfer) 40 ml Wasser mit wenig Kondensmilch und Zucker + 2 gtt Zitronenöl + 2 gtt Kardamomöl (Rezept der Palliativstation Interdisziplinäres Zentrum für Palliativmedizin Klinikum der Universität München-Großhadern)
Beläge, Borken	Ablösen mit Fett (Sahne, Mandelöl, Olivenöl, Naturjoghurt), danach Spülen oder Abwischen Ausspülen mit kohlesäurehaltigen Getränken (Cola, Sekt) Brausepulver oder Vitamin C-Lutschtabletten (Schaumentwicklung löst Beläge)
Painful mouth	Myrrhentinktur, Salbeitee, Honigwürfel (gefroren) oder Honig gefroren auf einem Mundspatel
Mundgeruch	Pfefferminztee, Pfefferminzhydrolat (verdünnt), Salbeitee, Eukalyptusöl in Dexpanthenollösung zur Spülung

Für weitere therapeutische Interventionen stehen der Palliativmedizin pharmakologische Möglichkeiten zur Verfügung. Insbesondere für Mukositis und ein Schmerzsyndrom im Mund (painful mouth), sowie für Infektionen (Soor) ist die ärztliche Anordnung einer medikamentösen Therapie notwendig.

3.9 Selbstbestimmung und Verantwortung leben

Mit diesem zentralen Ziel stehen Freiheit und Selbstverantwortlichkeit des Bewohners im Vordergrund. Doch die Begriffe „Eigengesetzlichkeit", „Selbstgesetzgebung" oder „Willensfreiheit" beschreiben Selbstbestimmung ohne strukturelle, ethische oder physische Grenzen. Jean-Jacques Rousseau definiert Freiheit aus einer anderen Blickrichtung:

> „Die Freiheit des Menschen liegt nicht darin, dass er tun kann, was er will, sondern, dass er nicht tun muss, was er nicht will." (Jean-Jacques Rousseau)

Das ethische Prinzip der *Respekt für Autonomie* steht nicht allein, sondern ist ein Teil des 4-Prinzipien-Ansatzes der Medizinethik. Frau Prof. Dr. Stella Reiter-Theil, die Vorsteherin des Instituts für Angewandte Ethik und Medizinethik an der Medizinischen Fakultät der Universität Freiburg, stellt diesen Zusammenhang und die Grenzen der Autonomie dar (Reiter-Theil, in: Aulbert et al. 2007, 66 ff.). So ist Autonomie gemeinsam mit *Non-Malefizienz* (Vermeidung von Schaden), *Benefizienz* (allgemeinen Verpflichtung, das Wohlergehen des Einzelnen sicherzustellen), und der *Gerechtigkeit* (in der Verteilung von Aufwand, Nutzen und Lasten) (→ Kap. 1.5) zu betrachten. Für die Palliativpflege und das Ziel *„Selbstbestimmung und Verantwortung leben"* bleiben Fragen, die eine tägliche Auseinandersetzung erfordern, z. B.:

- In wie weit ist der Mensch in der Lage, autonom zu handeln?
- Welche genetischen und medizinischen Ressourcen sind vorhanden und welche soziokulturellen Zusammenhänge schränken Menschen in ihrer Selbstbestimmung ein oder unterstützen ihn?
- Und wie können wir Menschen befähigen, mit ihrer Selbstverantwortung zu leben?

In der pflegerischen und therapeutischen Zusammenarbeit mit schwerkranken Menschen wird Selbstbestimmung als wichtiges Ziel formuliert. Die Ressourcen des Patienten werden analysiert und in Pflegeplanungen erfasst, um ihn individuell pflegen und seine Selbstständigkeit und Autonomie zu fördern. Die Fähigkeiten des Patienten werden nach dem Grad der Hilfsbedürftigkeit beurteilt: Was kann der Patient selbst? Bei welcher Tätigkeit braucht er Unterstützung oder Anleitung? Wo kann eine Selbstgefährdung entstehen? Dabei wird seine aktuelle Verfassung berücksichtigt und bedarfsweise bei der Körperpflege oder der Nahrungsaufnahme assistiert oder die Tätigkeiten werden ganz übernommen.

In der Palliativpflege wird der Fokus auf die aktuelle, subjektiv erlebte Lebensqualität gelegt. Der ressourcenorientierte, rehabilitative Gedanke tritt in den Hintergrund. Die *autonome Willensbekundung* des Patienten ist Richtschnur für das Maß an Unterstützung, die er erhält.

Pflegende müssen reflektieren, wo die Grenze zwischen der *autonomen Selbstverantwortlichkeit* des Patienten und der *Fürsorgepflicht* der Pflege verläuft. Dabei fällt es oft schwer, Ablehnung oder ein „Nein“ als autonome Willensbekundung zu akzeptieren. Dies trifft umso mehr zu, wenn die Ablehnung mit den eigenen Werten und dem eigenen Menschenbild nicht konform geht. Hier beginnt ein ethischer „Schlingerkurs“ mit der Frage nach der tatsächlich vorhandenen *Entscheidungsfähigkeit* und *Selbstverantwortlichkeit* des Patienten. Kann er die Konsequenzen seines Willens für sich und andere erkennen und tragen? Wann und wo ist die Grenze zwischen Selbstbestimmung und Selbstverantwortung auf der einen Seite und die Fürsorgepflicht der Pflege auf der anderen Seite?

> „Pflegende in der Palliativversorgung achten die individuelle Würde jedes einzelnen Menschen und unterstützen seine Autonomie und Einzigartigkeit im Leben und über den Tod hinaus.“ (Leitbild der Palliativpflege DGP. → Kap. 1.5)

Die Selbstbestimmung des Patienten zu respektieren und zu unterstützen, ist eine Herausforderung an das gesamte Palliative Care Team. Neutralität, Unvoreingenommenheit und Wertfreiheit bedeuten oft einen Konflikt mit dem eigenen Werteverständnis, dem Fachwissen und dem Anspruch der Fürsorge.

Die Selbstbestimmung ist Maßstab für die Behandlung des Patienten, er bestimmt über die Therapie und die Pflege. Doch nicht jeder Mensch ist fähig und auch willens, die Verantwortung für sein Handeln und seine Wünsche zu übernehmen. Das Bedürfnis nach Selbstbestimmung und Selbstverantwortung ist situativ bedingt und individuell unterschiedlich stark ausgeprägt. Darüber hinaus bringen Zugehörige zwischen Sorge um den kranken Menschen und der Selbstverpflichtung, alles richtig machen zu wollen, ihre eigenen Vorstellungen zu den Fragen der *Selbstverantwortung*, *Entscheidungsfähigkeit* und *Fürsorge* mit ein. Die Gewissenskonflikte der Angehörigen werden häufig mit Selbstzweifeln oder Vorwürfen an die Pflegenden herangetragen. In einer existenziell bedrohlichen Lebensphase können auch Kontroversen bezüglich des Flüssigkeitsbedarfs oder dem Pro und Contra einer Schmerztherapie entstehen.

> „Das Richtige und Falsche wird bestimmt durch gute oder schlechte Konsequenzen einer Handlung.“ (Aristoteles)

Bei der Begleitung von schwerkranken und sterbenden Menschen wird die Konsequenz der Handlung an der aktuellen, subjektiv erlebten Lebensqualität gemessen, und diese ist nicht immer einfach zu evaluieren.

Nicht selten kann die Bewertung der Lebensqualität im Sterbeprozess nur in einer Nachbetrachtung erahnt werden.

Die Gradwanderung zwischen Selbstbestimmung und Fürsorge, zwischen Selbstverantwortung und Übernahme der Verantwortung ist vielleicht die schwierigste, für manche Pflegende auch zermürbende und fortwährend anders geartete Herausforderung der Palliativpflege. Dieser reflexive Prozess ist in einem multiprofessionellen Team von elementarer Bedeutung. Er muss von Achtsamkeit und Empathie, aber auch von fachlicher Kompetenz und Konfliktfähigkeit getragen sein.

3.9.1 Die autonome Willensbekundung und die Entscheidungsfähigkeit

> *Definition Einwilligungsfähigkeit:* „natürliche Einsichts- und Steuerungsfähigkeit, die dann gegeben ist, wenn der Patient Folgen und Tragweite einer Behandlung geistig zu erfassen und seinen Willen nach dieser Einsicht zu bestimmen vermag" (Christophorus Hospiz Verein e.V. 2015, 38).

Die gesetzlichen Regelungen zum Thema *„Patientenautonomie am Lebensende* " liegen vor und stärken die Rechte der Patienten. Die ethischen Entscheidungen und Rahmenbedingungen, innerhalb derer diese individuellen Verfügungen umgesetzt werden, werfen jedoch Zweifel auf und stellen eine Herausforderung an Zugehörige und an das Palliative Care Team dar. Folgende Fragen stellen sich:

- Wer kann antizipativ Entscheidungen über sein Leben und sein Sterben treffen?
- Wer weiß, ob er nicht anders entscheiden würde, wenn er in der Situation ist?
- Wie entscheidungsfähig ist ein Mensch in einer Lebenskrise oder in einer Akutsituation?
- Wer entscheidet nach welchem Willen und nach wessen Werten bei nicht einwilligungsfähigen Patienten?

Wolfgang Maier ist Direktor der Klinik für Psychiatrie und Psychotherapie an der Universitätsklinik in Bonn und Sprecher des Kompetenznetzes Degenerative Demenzen. Er beschreibt in einem Interview in „Der Tagesspiegel" (Maier 2011 in www.tagesspiegel.de/zeitung/interview-unser-bild-von-der-demenz-sollte-nicht-ausschliesslich-negativ-sein/4241182.html, 25.5.16) seine Überlegungen zur *Entscheidungsfähigkeit* und *autonomer Willensbekundung* von demenziell Erkrankten und das Dilemma von Vorfestlegungen:

> „Bei Fortschreiten der Demenz wird zwar die aktive Entscheidungsfähigkeit zunehmend in Frage gestellt: Erkennen und Abwägen von Alternativen, Erfassen von Bedeutung und Tragweite, Antizipation von Konsequenzen und Handeln auf der Basis von Gründen sind nämlich zunehmend erschwert. Aber Willensbildung und Willensbekundung bleiben trotzdem möglich, selbst wenn die Fähigkeiten zur Kommunikation und Verständigung schwinden. Diese Willensbekundungen sollten auch weiterhin die Grundlage von Behandlungsentscheidungen sein." …
> „Auf jeden Fall trifft die Vorstellung, dass man sich im entscheidungsunfähigen Zustand nicht mehr ändert, auf Demenzkranke nicht zu. Die Persönlichkeit bleibt immer im Wandel, und das gilt vor allem an den Grenzen des Lebens, am Anfang und am Ende, und bei schwerer Krankheit. Dabei gibt es oft keine Kontinuität von Persönlichkeitseigenschaften und Werthaltungen, so dass frühere Vorfestlegungen problematisch werden können. So können Willensbildungen im Stadium der Entscheidungsunfähigkeit von früheren Einschätzungen deutlich abweichen. Sie müssen trotzdem respektiert und vorrangig behandelt werden. Für die Bevollmächtigten und gesetzlichen Betreuer ist es eine schwierige Aufgabe, immer wieder zu prüfen, was in der konkreten Situation der mutmaßliche Wille des Erkrankten wäre und ob eine schriftliche Verfügung darauf passt oder nicht."

Entscheidungsfähigkeit ist, ebenso wie der Begriff der „Verwirrtheit", nicht absolut zu betrachten. Es muss eine Differenzierung zu Themen und Situationen geben. Ein in seiner Wahrnehmung und Orientierung eingeschränkter Mensch kann in dieser Situation nicht über die umfassenden Konsequenzen einer Schmerztherapie entscheiden, aber er kann sich entscheiden, ob er jetzt in diesem Moment eine medikamentöse Schmerzlinderung will oder nicht. Er kann dieses Bedürfnis verbal oder nonverbal zum Ausdruck bringen. Er kann keine allgemeingültige Aussage treffen zum Thema Flüssigkeitszufuhr in der Sterbephase, aber er kann mitteilen, ob er momentan Durst hat.

Patienten sind hier von der Empathie und der Aufmerksamkeit der Pflege abhängig. Die Entscheidungsfähigkeit kann gefördert werden, indem der Patient *angemessene Informationen* und *Alternativen* erhält. Die Informationen müssen für ihn verständlich sein, das bedeutet, sie müssen in einer Sprache angeboten werden, die der betroffene Mensch versteht. Menschen, die in ihrer Wahrnehmung eingeschränkt sind, benötigen die Erklärungen auch auf einer nonverbalen Ebene.

> „Sie erkennen das individuelle Ressourcenpotential des zu Betreuenden und unterstützen sein Leben bis zum Tod" (Leitbild der Palliativpflege DGP. → Kap. 1.5)

Sich entscheiden können, bedeutet auch, zwischen verschiedenen Alternativen wählen zu können. Entscheidungsfähigkeit fördern heißt, auch echte Alternativen zu bieten. Das kann eine Frage mit einer „Ja-Nein" Antwort sein, aber auch eine „entweder-oder" Entscheidung bedeuten.

Im Zentrum stehen der Wunsch und Wille des Patienten und nicht die Notwendigkeiten der Pflege. Das impliziert das Unterlassen von manipulativem Verhalten oder Suggestivfragen. Ganz praktisch beinhaltet das bei der Frage, ob eine Körperpflege gewünscht ist, die Fragen nach „ja" oder „nein" aber auch nach „jetzt" oder „später" und nach dem „wie". Und es bedeutet Offenheit, die autonome Willensentscheidung wahrzunehmen und zu respektieren.

Pflegende müssen sensibel mit der Grenze von Willensentscheidungen umgehen können. Sie müssen entscheiden, ob und zu welchen Fragen der Patient sich entscheiden kann, ob er die Konsequenzen seines Handelns einschätzen kann und so die Selbstverantwortung zu übernehmen vermag.

Pflegende müssen also entscheiden, wann es notwendig ist, die Verantwortung für den Patienten zu übernehmen und in Fürsorge für ihn zu handeln. Das bedeutet, Pflegende müssen zwischen den ethischen Prinzipien *Autonomie* auf der einen Seite und *Benefizienz* und *Non-Malefizienz* auf der anderen Seite entscheiden. Dies stellt eine große Verantwortung dar, welche die Fähigkeit zur Selbstreflexion und eine konstruktiv kritische Haltung im Pflegeteam voraussetzt.

3.9.2 Selbstbestimmung kontra Vernunft? Ernährung und Flüssigkeit trotz Schluckproblemen

Fr. R. leidet an ALS in einem fortgeschrittenen Stadium und verteidigt ihre Selbstbestimmung gegen die zunehmende Schwäche und die reduzierte verbale Äußerungsfähigkeit vehement. Fast rituell bestellt sie ihre gewohnten Mahlzeiten, die sie sich zeitintensiv anreichen lässt und sich dabei häufig verschluckt. Alle Angebote, ihre Wunschkost besser schluckfähig zu machen, sind nicht erwünscht. Das knusprige Toastbrot, ohne Butter mit Schnittwurst zum Frühstück krümelt sehr und sie verschluckt sich häufig. Trotz Panik, Zyanose und Tränen will sie keine besser schluckbare Variation ihres Frühstücks. Ein Gespräch, in dem die Möglichkeit eines, vielleicht qualvollen Erstickungstodes erklärt wird, endet mit einer eindeutigen Willensbekundung: „Ich will essen, was ich will. Wenn ich daran ersticke, ist es meine Verantwortung. Und wie sie darüber denken, ist mir egal!" Fr. R. ist etwa 2 Monate später nach 3 Tagen in einem somnolenten Zustand verstorben. Sie ist nicht akut erstickt.

Patienten, die entscheidungsfähig sind und die Konsequenzen ihres Handelns kennen und verstehen, entscheiden nicht in erster Linie nach den Maßstäben der pflegerischen Vernunft, sondern *autonom selbstbestimmt* und so für die Pflegenden teilweise in einer sehr belastenden Art und Weise.

Die Schluckprobleme sind Folge der ALS Erkrankung, sie verlaufen progredient und sind nicht behandelbar. Die optimale *Positionierung*, stabil und aufrecht sitzend, den Kopf nach vorn geneigt, ist Voraussetzung für die Nahrungsaufnahme bei bestehenden Schluckproblemen. *Orale Angebote* in Form von Variationen in Temperatur und Konsistenz für die taktile Sensorik im Mundbereich und interessante Nahrungsbestandteile können manche Schluckprobleme verbessern. Patienten, die an Schwäche und Müdigkeit leiden, können durch eine deutliche *Ausstreichung der Arme* eine größere Bewusstheit mit einer Verbesserung der Kraft erleben. Durch die Fähigkeit, selbständig zu essen, können Schluckprobleme reduziert werden.

Schluckprobleme anderer Ursachen, wie beispielsweise eine tracheoösophageale Fistel, gehen regelmäßig mit einer Aspiration von Nahrung oder Getränken einher. Patienten nehmen dies für ein Geschmackserlebnis wissentlich in Kauf, oder sehen es als Möglichkeit, durch eine Pneumonie ihr Leiden zu beenden. Auch das ist eine autonome Entscheidung, die es zu respektieren gilt.

Ein Bewohner, der tracheoösophageale Fisteln hat, probiert trotz PEG-Sonde immer wieder auf dem natürlichen Weg kleine Mengen zu trinken. Dies endet immer in einem massiven Hustenanfall. Auf die Frage, warum er dies wiederholt in Kauf nimmt, teilt er mit: „Husten gehört zum Leben – solange ich husten muss, weiß ich, dass ich noch lebe!"

3.9.3 Nahrungskarenz am Lebensende

Wenn Kranke nicht mehr essen und trinken, wird die Progredienz einer Erkrankung sichtbar und die Konfrontation mit Tod und Sterben deutlich. Für Angehörige ist es eine schlimme Vorstellung, dass jemand verhungert oder verdurstet und sie benötigen eine kompetente Begleitung.

Es muss sicher geklärt sein, dass nicht Krankheitssymptome, wie Schmerzen, Atemnot, Übelkeit oder Aszites und Einflussstauung den Menschen daran hindern, zu essen. Daher ist es eine wichtige Frage, ob der betroffene Mensch an Hunger oder Durst leidet. Außerdem muss zwischen Durst und Mundtrockenheit unterschieden werden.

Sterbende Menschen stellen meistens selbstständig die Nahrungsaufnahme ein, da sie weder Hunger noch Appetit verspüren. Eine Ernährung ist sogar belastend und unangenehm für sie. Der sterbende Mensch leidet selten unter Hunger oder Durst, sondern in der Regel unter Mundtrockenheit. Dieser kann mit einer guten Mundpflege entgegengewirkt werden. Flüssigkeitszufuhr über PEG oder Infusionen in der Terminalphase verstärken das Leiden in vielerlei Hinsicht (Tab 3.6).

Die Leidenden sind in diesem Fall die Zugehörigen und nicht selten üben sie emotionalen Druck auf die Patienten und das Betreuungsteam aus. Teilweise ist dieser Druck so groß, dass Angehörige Patienten Essen oder Getränke eingegeben, die infolgedessen erbrechen oder aspirieren.

In diesem Dilemma kann es hilfreich sein, die Zugehörigen nicht nur einfühlsam und verständlich aufzuklären, sondern sie bewusst mit in die Pflege einzubinden und ihnen andere Möglichkeiten der Zuwendung aufzuzeigen. Einige Wahrnehmungsangebote der Basalen Stimulation sind für Angehörige aus der Kenntnis von Vorlieben des Patienten gut umzusetzen:

Tab. 3.6: Folgen künstlicher Flüssigkeitszufuhr in der Terminalphase (Christophorus Hospiz Verein e.V. 2015, 42)

Ohne Flüssigkeitszufuhr	Problem	Mit Flüssigkeitszufuhr
↓ nimmt ab	Atemnot	↑ nimmt zu
↓ nimmt ab	Notwendigkeit des Absaugens	↑ nimmt zu
↓ nimmt ab	Terminale Rasselatmung	↑ nimmt zu
↑ nimmt zu	Mundtrockenheit	(↓) nimmt fraglich ab
↓ nimmt ab	Menge der Sekretbildung im Gastrointestinal-Trakt	↑ nimmt zu
↓ nimmt ab	Erbrechen	↑ nimmt zu
↓ nimmt ab	Zerebrale Ödeme	↑ nimmt zu
↓ nimmt ab	Periphere Ödeme	↑ nimmt zu
Ungleichgewicht vermehrte Endomorphinausschüttung (körpereigenes Schmerzmittel)	Flüssigkeit und Elektrolythaushalt	Kann korrigiert werden
↑ nimmt zu	Verwirrtheit	↓ nimmt ab
↓ nimmt ab vermeidet Notwendigkeit eines BDK, reduziert anstrengende Toilettengänge (Steckbecken) oder Inkontinenzversorgung	Diurese	↑ nimmt zu hat meist das Legen eines BDK zur Folge

Ohne Flüssigkeitszufuhr	**Problem**	**Mit Flüssigkeitszufuhr**
↑ nimmt zu	Obstipation	↓ nimmt ab
nicht notwendig	Krankenhaus-einweisung	oft notwendig

- *Gestaltung des Umfelds* (Bilder, Düfte, Dekoartikel, Lieblingsgegenstände, eigene Kleidung, Blumen, ...)
- *somatische Angebote* (Einreibungen, Ausstreichungen, Massagen, Körperpflege, ...)
- *akustische Angebote* (Vorlesen, Musik, Singen, ...).

Die Akzeptanz der Zugehörigen für die autonome Entscheidung einer Nahrungskarenz zu gewinnen und Fürsorge in Zuwendung zu wandeln, ist auch ein Bestandteil der Palliativpflege, die damit allen Beteiligten Entlastung bringen kann.

3.9.4 Selbstverantwortung – Symptomkontrolle und Medikamenteneinnahme

Die Befreiung oder Linderung von belastenden Symptomen ist Mittelpunkt der Palliativmedizin. Palliative Care wird maßgeblich an der erfolgreichen Behandlung von Schmerzen, Atemnot und anderen Folgen einer schweren Erkrankung gemessen.

Aber auch die Selbstbestimmung und die Selbstverantwortung des Patienten besitzen hohe Priorität und stellen eine Selbstverpflichtung aller palliativ denkenden Menschen dar.

Konflikte bezüglich ethischer Entscheidungen ihrer Selbstbestimmung, müssen gemeinsam mit dem Patienten gelöst werden und dürfen nicht dem Paternalismus geopfert werden. Laut *Husebø bedeutet Autonomie „das Recht des Patienten, selbst Entscheidungen zu treffen“, Paternalismus heißt „die Haltung des Arztes, der für einen Patienten Entscheidungen trifft, da er aufgrund seiner besseren Einsichten weiß, was in einer bestimmten Situation für diesen das Beste ist“. (*Husebø/Klaschik 2009, 53)

Eine medikamentöse Therapie ist ein Angebot zur Linderung von Leiden. Ein Angebot kann mit oder ohne Begründung auf Ablehnung stoßen (→ Kap. 3.2.1, Kap. 3.3.5). Hier steht die Befähigung des Patienten zur autonomen und selbstverantwortlichen Symptomkontrolle im Vordergrund. Voraussetzung für diese Selbstbestimmung ist die kognitive Fähigkeit, das Verstehen der Notwendigkeit und der Wirkung von Medikamenten. Fragen dazu, die im klinischen Bereich an den Arzt gerichtet sind, werden in der ambulanten und stationären Hospizbetreuung an Pflegende delegiert.

Spezielles Fachwissen und die Bereitschaft, Verantwortung zu übernehmen, sind notwendig, um die Patienten adäquat beraten zu können.

Ein medikamentöser Bedarfsplan ist für alle möglicherweise auftretenden Symptome mit genauer Dosierung und Indikation vorhanden, dennoch muss die aktuelle und situative Entscheidung über eine Bedarfsmedikation von den Pflegenden getroffen werden. Selbstbestimmung und Verantwortung für den Patienten heißt dann, dass er entscheidet, ob er eine medikamentöse Unterstützung möchte. Wenn er die Medikamente möchte, erhält er sie umgehend.

Autonomie kann auch bedeuten, dass die Bedarfsmedikation ganz in der Hand des Patienten liegt, wie es in der ambulanten Betreuung die Regel ist. Im Hospiz kann die Selbstverantwortung des Patienten ebenfalls unterstützt werden, indem er, solange er dazu fähig ist, seine Medikation selbst verwaltet. Bei akut auftretenden Symptomen können die Minuten, bis die Medikamente gebracht werden, lange erscheinen. Wenn diese schon im Zimmer portioniert sind, ist die Zeitspanne bis zum Wirkungseintritt erheblich kürzer.

Nicht alle Patienten wollen so viel selbst bestimmen, einige geben die Verantwortung gerne ab und sind froh, wenn jemand anderes für sie entscheidet. Es gibt Patienten, die erst auf Nachfrage Schmerzen bestätigen. Sie können mit einer korrekt dosierten Bedarfsmenge, die sie in Reichweite haben, in ihrer Selbstbestimmung und Selbstverantwortung unterstützt werden.

Eine PCA (Patient-Controlled Analgesia) Pumpe macht die Patienten vom Warten unabhängig und gibt zusätzlich Sicherheit. Damit kann nach eigenem Ermessen ein Bolus Schmerzmittel appliziert werden.

Selbstbestimmung ist ein Recht des Patienten, welches auch abgelehnt werden kann.

3.9.5 Selbstbestimmung und Selbstverantwortung für Pflegende?

Bezieht man Bedürfnisse der Pflegenden in die Betrachtung der zentralen Ziele ein, so wird nicht selten deutlich, dass Pflegende ihre Anliegen hinter die Ziele der Patienten stellen. Die ethischen Prinzipien der Autonomie, der Benefizienz und der Non-Malefizienz (→ Kap. 1.5) können die Haltung der Pflegenden als Individuen und als Team sowohl positiv als auch negativ beeinflussen und in Frage stellen.

Selbstbestimmung und Verantwortung bedeuten für mich als Pflegende auch, dass ich Verantwortung für mein Handeln übernehmen will. Dazu muss ich wissen, wofür ich verantwortlich bin. Auf der Mikro-Ebene findet die Interaktion in meinem Verantwortungsbereich als Pflegefachkraft statt (→ Abb. 3.21). Hier ist es unerlässlich, mein Handeln ethisch zu reflektieren. Sicherheit erleben heißt, dass ich mich sicher fühlen kann in dem was tue und wie ich etwas tue. Reflexion über mein Handeln ist im Wesentlichen eine ethische Reflexion. Hilfreich können Fragen die sich aus den ethischen Prinzipien ergeben (→ Kap. 1.5):

- Entspricht mein Handeln dem Wunsch und dem Willen des Betreuten?
- Besteht die Möglichkeit, dass ich dem Patienten durch mein Tun schade?
- Welchen Nutzen bringt mein Tun oder Nicht-Tun für diesen Menschen?
- Ist mein Engagement für Menschen gerecht gegenüber den anderen Patienten, die sich in meiner Betreuung befinden? Ist z.B. meine Zeit und Zuwendung gerecht zwischen allen betreuten Menschen aufgeteilt?

Die Folgenethik fragt: Welche Folgen hat mein Tun? Welche Folgen hat mein Unterlassen?

Der *Paradigmenwechsel, die* radikale Änderung des Blickwinkels, den die Palliativpflege fordert, kann zu einer Zerreißprobe für Pflegende werden. Sich dieser Gradwanderung und der eigenen Haltung bewusst zu sein, beständig zu reflektieren, sich in einem tragfähigen Team austauschen, Supervision und eine sorgsame Selbstpflege sind notwendig, um die Pflege und Begleitung von schwerkranken, sterbenden Menschen ohne persönliche Härte und ohne Burn-out gestalten zu können.

Viktor Frankl, Neurologe und Begründer der Logotherapie hat diese Reflexion als einen (Zeit-) Raum der Entscheidung beschrieben:

> „Zwischen Reiz und Reaktion liegt ein Raum. In diesem Raum liegt unsere Macht zur Wahl unserer Reaktion. In unserer Reaktion liegen unsere Entwicklung und unsere Freiheit."

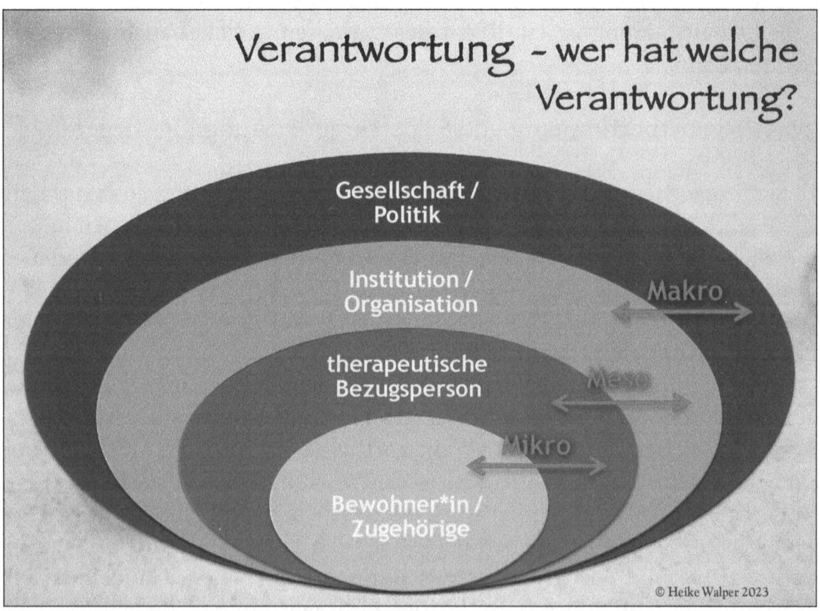

Abb. 3.21: Ebenen der Verantwortung

4 Was müssen wir über den Menschen wissen?

4.1 Biografische Anamnese, Sensobiografie (Sinnesbiografie), Pflegeanamnese

Der Anspruch der Basalen Stimulation und Palliative Care ist, jeden Menschen individuell nach seinen Bedürfnissen und Ressourcen unter Berücksichtigung seiner Vorlieben und Abneigungen und seiner Lebensgewohnheiten zu pflegen und zu begleiten. Daher ist es notwendig, Informationen zu vielen Lebensbereichen des Bewohners zu erhalten. Mittels verschiedener Biografie- und Pflegeanamnesebögen werden diese Informationen erhoben und dokumentiert.

4.1.1 Biografische Anamnese

Durch Biografiearbeit wird versucht, den Menschen in seiner Ganzheit zu erfassen. Unter anderem werden Fragen zu Herkunft, den bisherigen Lebensbedingungen, prägenden Ereignissen, beruflichem Werdegang (Schule, Beruf, Militär, Ruhestand), individuellen Fähigkeiten, Begabungen und Interessen, Persönlichkeit und Lebensgewohnheiten gestellt. Biografiebögen sind oft sehr ausführlich und erscheinen teilweise indiskret. Manche Fragen können nicht direkt in einen pflegerisch begleitenden Kontext gebracht werden. Sinnvoller Weise werden diese Bögen über einen längeren Zeitraum, in Gesprächen mit dem Bewohner und seinen Zugehörigen erarbeitet.

Im Palliativbereich reichen manchmal die verbleibende Lebenszeit, Belastbarkeit und Ressourcen kaum aus, um ein so ausführliches Bild eines Menschen zu erhalten, wie es zum Beispiel in der Betreuung von demenziell erkrankten Menschen sinnvoll ist.

4.1.2 Sensobiografie

Buchholz und Schürenberg beschreiben in ihrem Buch „Lebensbegleitung alter Menschen“ (Buchholz/Schürenberg 2002, 97–104) die Sinnes- oder Sensobiografie als eine auf die Wahrnehmung fokussierte biografische Anamnese, die nicht nur für Menschen mit demenziellen Erkrankungen wertvoll ist. Für Angebote der Basalen Stimulation ist vor allem der bevorzugte und am meisten genutzte Wahrnehmungskanal des Bewohners interessant, das heißt zum Beispiel: orientiert sich dieser Mensch eher visuell, braucht er verbale Erklärungen, oder muss er alles erst einmal in die Hand nehmen, um es taktil zu verstehen? Speziell in den favorisierten Wahrnehmungsbereichen werden Vorlieben und Abneigungen eruiert, um individuelle Sinnesanregung anbieten zu können. Im palliativen Bereich haben die favorisierten Zugangswege eine besonders große Bedeutung, wenn ein sterbender Mensch sich z. B. nicht mehr verbal mitteilen kann, wenn er Angst hat, oder sich nicht mehr orientieren kann.

Frau K., eine junge Mutter ist infolge eines Glioblastoms blind und hat eine Aphasie. Sie orientiert sich taktil und olfaktorisch. Ständig tastet sie und versucht, an Gegenständen zu riechen. Sie erkennt offenbar Pflegpersonen durch Ertasten der Hände und sie versteht Pflegeangebote, z.B. durch Befühlen von Waschutensilien. Der Besuch ihrer Tochter scheint sie, durch das Hören ihrer Stimme, sehr zu verunsichern. Erst als das kleine Mädchen ins Bett krabbelt, sie es ganz ausführlich streicheln und so ertasten kann, scheint sie freudig überrascht, und beim liebevollen in die Arme schließen sieht man deutlich, dass sie den Duft ihres Kindes erkennt. In den Zeiten, wenn Fr. K. alleine ist hat sie oft ein Plüschtier ihrer Tochter in den Händen und sieht dabei sehr entspannt aus.

4.1.3 Pflegeanamnese

Pflegeanamnesen werden erhoben, um den Bedarf an Unterstützung in der pflegerischen Betreuung zu ermitteln. Hier stehen sowohl die pflegerelevante Vorgeschichte, persönliche Gewohnheiten bei der Körperpflege, als auch Lebensgewohnheiten, Vorlieben und Abneigungen, sowie aktuelle Defizite und Ressourcen im Vordergrund. Pflegeanamnesen orientieren sich teilweise direkt an den „Aktivitäten des täglichen Lebens“ (ATLs) nach Juchli (Juchli 1994, 74 ff.) oder den „Aktivitäten, Beziehungen und Existenziellen Erfahrungen des Lebens“ (ABEDLs) nach Krohwinkel (Löser 2004, 34 ff.) Eine vorausschauende Palliativpflege muss sich individuell und situativ flexibel an dem sich veränderten Befinden und den aktuellen Symptomen orientieren. Dazu soll eine Anamnese weniger die Vorgeschichte und mehr die aktuelle Situation und die Ressourcen sowie die Präferenzen des betroffenen Menschen widerspiegeln:

- Kommunikationsfähigkeiten und Orientierung
- Wünsche und Aspekte zur Körperpflege
- Ressourcen der Bewegung und Mobilität sowie der Umgang mit physischen Einschränkungen
- Bedürfnisse der Selbstbestimmung
- Absprachen und Wünsche für Krisensituationen
- Aspekte im Umgang mit der Lebenssituation

(Ausschnitt aus der Pflegedokumentation des stationären Christophorus Hospiz München)

Bei allen Erkenntnissen, die durch eine biografische Anamnese, eine Sensobiografie oder eine Pflegeanamnese gewonnen werden, bleibt die Frage, welche Antworten für eine gute pflegerische Betreuung in welchem Bereich sinnvoll und nötig sind. Im Pflegebereich wohnen Menschen, die sehr viel gelebte Biografie mitbringen, die sozial eingebunden werden sollen in diese letzte Wohngemeinschaft und so lange es möglich ist in ihrer Selbstbestimmung unterstützt werden. Hier ist viel Kenntnis über ihr Leben, ihre Werte, ihre Ressourcen und ihre Bedürfnisse nötig, um sie rehabilitativ, wertschätzend und individuell bedarfsgerecht begleiten zu können. Im eher funktional ausgerichteten Krankenhaus zielt die medizinische Versorgung auf die sichere, prophylaktische Pflege und Rehabilitation bei Krankheiten oder Traumen. Für die Befriedigung individueller Bedürfnisse gibt es viele Bemühungen, die jedoch häufig am straffen Zeitmanagement scheitern.

Bei jeder Erhebung von pflegerelevanten und biografischen Daten bleibt die Frage, welche der gewonnenen Informationen in der Pflege umgesetzt werden können und welche leider unerfüllbare Erwartungen erwecken. Zum Beispiel weckt die Frage, ob jemand gerne badet die Vorfreude auf ein Bad. Bei nicht vorhandenem Lifter kann aber ein Bad für nicht mobilisierbare Menschen nicht angeboten werden. Dem Wunsch eines Patienten nach einer Nassrasur kann bei massiver Blutungsgefahr vielleicht nicht immer entsprochen werden.

Die Palliativpflege ist sehr kreativ, manchmal unorthodox und geht dabei auch Wege, die im klinischen Bereich selten möglich sind. Trotzdem sind auch hier nicht alle Wünsche zu erfüllen und es braucht eine gute Einschätzung des Patienten, um in einem Erstanamnesegespräch keine unrealistischen Erwartungen zu wecken. Manche Palliativpatienten benennen im Begrüßungsgespräch stark rehabilitative Bedürfnisse und schnell ist man als Pflegende in eine langfristige Lebensplanung involviert, die einer realistischen Einschätzung entbehrt.

Hr G. wird mit einer inkompletten Querschnittlähmung infolge der Wirbelsäulenmetastasen ins Hospiz verlegt. Laut Pflegeüberleitungsbericht ist er immobil, selbst ein Transfer oder auch das Sitzen in einem Rollstuhl ist nicht möglich. Er ist orientiert und über seine Erkrankung einschließlich der Prognose informiert. Trotzdem sagt er jedem, mit dem er in Kontakt kommt, dass er wieder laufen will, da er weiterhin für seine Familie und den noch ungeborenen Enkel sorgen will. „Ich bin ein Kämpfer und gebe nicht so schnell auf!" Auf die Frage, was er erwarte, sagt er, dass er Physiotherapie wünscht und Thromboseprohylaxe, die er in der Klinik nicht bekam, sowie mindestens den Versuch, im Rollstuhl mit seiner Tochter einen Biergarten zu besuchen. Und am Schluss sagt er: „Und dann sehen wir ja, was geht und was nicht". Er wird in den nächsten Tagen mit dem Lifter in den Rollstuhl mobilisiert und stellt nach einigen Tagen fest: dass dies wohl „das Maximum ist, was geht…"

Um einen Menschen individuell und qualitativ gut begleiten und pflegen zu können, sind manchmal intime Einblicke in die Privatsphäre notwendig. Dies kann eine Gradwanderung sein zwischen den Informationen, die Pflegende haben müssen, um sie individuell für den Patienten nutzen zu können und den persönlichen, intimen Details, mit denen die Pflegenden sensibel umgehen müssen. Bei sehr persönlichen aber wichtigen Informationen, ist auch die Frage der Dokumentation nicht immer unproblematisch.

Zunehmende Schwäche zwingt Fr. Z. auf die Toilettengänge zu verzichten und auch die Benutzung eines Steckbeckens strengt sie über die Maßen an. Ich informiere sie über die Möglichkeit eines Blasendauerkatheters, um ihr eine Erleichterung zu bieten. Fr. Z. bittet fast flehentlich, das nicht und niemals zu tun, da sie als Jugendliche eine Gewalterfahrung hatte. Wir einigen uns auf eine Inkontinenzeinlage als Alternative und sie ist zufrieden mit der Zusage, dass das Wechseln einer nassen Vorlage bei Bedarf sofort geschieht und dass es für uns so in Ordnung ist. Bei der Übergabe stelle ich fest, dass einige Mitglieder des Teams diese Information schon hatten und auch, dass Fr. Z. auf keinen Fall will, dass ihr Mann jemals davon erfährt. Wir einigen uns auf einen Eintrag im Dokumentationssystem, der aber lediglich die Bemerkung enthält, dass Fr. Z. in keinem Fall ein Dauerkatheter zu legen ist. Die medikamentöse Bedarfsliste wird, nach Rücksprache mit dem Arzt, um ein Medikament bei neurogenem Harnverhalt ergänzt und alle weiteren Informationen werden nur mündlich im Pflegeteam weitergegeben.

4.2 Genogramm

Ein Genogramm ist die piktografische Darstellung von Beziehungen im sozialen Umfeld eines Menschen. Genogrammarbeit findet unter anderem in der systemischen Therapie, Familienforschung, Medizin und Psychologie statt und geht im Wesentlichen auf Monica McGoldrick zurück, die in ihrem Buch „Genogramme in der Familienberatung“ (2002) Familienbeziehungen, wiederkehrende Konstellationen und Verhaltensmuster in der Familie visualisiert und anschließend analysiert hat.

Da Palliative Care das soziale Umfeld des Patienten in die Begleitung einbezieht, und dem Patienten auch in diesem Lebensbereich beratend zur Seite steht, sind die persönlichen Bezüge eines Bewohners ein wichtiger Bestandteil der Pflege. Ein Genogramm ermöglicht es, Beziehungen zu dokumentieren. Die Erkenntnisse aus dem Genogramm können, durch eine Verknüpfung mit klinischen Problemen, oder durch die Darstellung der historischen Entwicklung der Struktur der Beziehungen, Konflikte und Ressourcen transparent machen.

Anhand eines erklärten Genogramms (→ Abb. 4.1) werden ein Teil der Biografie und die Struktur der Beziehungen beispielhaft dargestellt.

In einer weiteren Darstellung (→ Abb. 4.2) werden die Bezüge der betreffenden Person und die Qualität der Beziehungen deutlich.

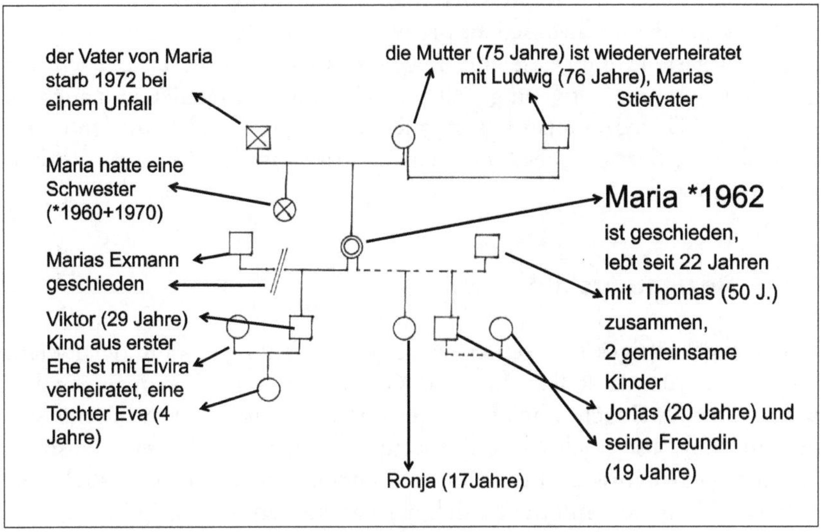

Abb. 4.1: Genogramm: einfache Darstellung des sozialen Umfeldes

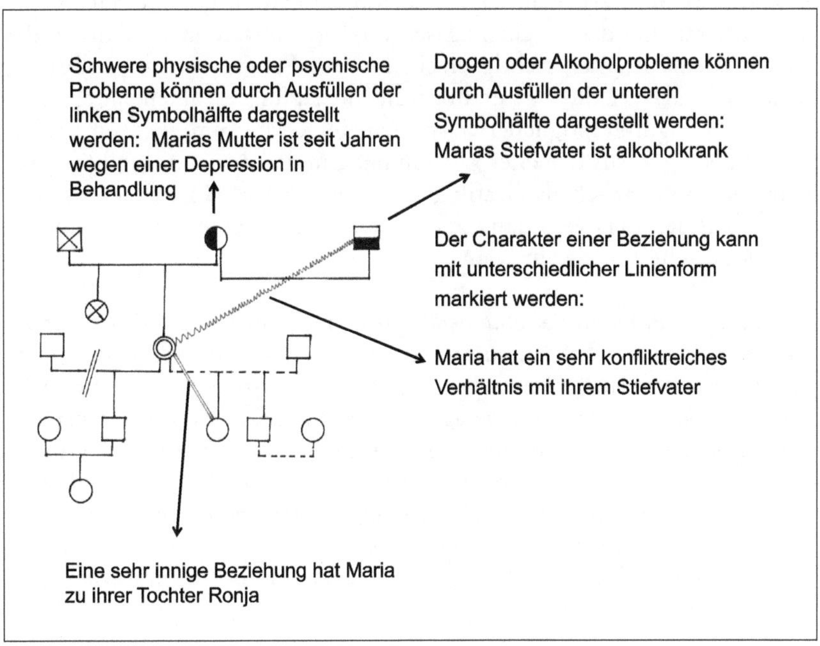

Abb. 4.2: Darstellung der Bezüge, seelischen Probleme und die Suchtproblematik im Genogramm

Im Genogramm können die Namen, das Alter der Personen, sowie weitere Informationen eingetragen werden, dabei ist aber darauf zu achten, dass dies nicht auf Kosten der Übersichtlichkeit geschieht.

Die Symbole und ihre Bedeutung werden in der Literatur nicht immer gleich dargestellt, daher ist eine Legende für die, in dieser Einrichtung gängigen, Symbole notwendig. Mit etwas Übung im Erstellen und auch im Lesen eines Genogramms ist es möglich, einen guten und schnellen Überblick über die Bezüge eines Menschen als Grundlage für die weitere Arbeit zu erhalten.

4.3 Beziehungsbild

Ein aussagekräftiges Bild seiner wichtigen Beziehungen kann der Patient selbst am besten darstellen. In einem Gespräch können Personen genannt werden, die als Zugehörige nicht in einem Verwandtschaftsverhältnis stehen und teilweise noch mehr Bedeutung für den betroffenen Menschen haben als Angehörige. Hier können Freunde auftauchen oder auch verstorbene Menschen, mit denen sich der Patient verbunden fühlt.

Eine gute Möglichkeit kann es für den Bewohner sein, die wichtigen Menschen seines direkten Umfelds selbst in Nähe oder Distanz zu sich darzustellen. Stellvertretend eignen sich Spielfiguren, Knöpfe oder Münzen als Platzhalter die auf einem Tisch verschoben werden können, bis das Bild für den Patienten richtig erscheint. Der Patient benennt selbst die Personen und erzählt, was er über die Beziehung erzählen möchte. Er sortiert die Figuren möglicherweise auch einige Male um, was mit Spielfiguren besser geht als bei einer Zeichnung. Um das Beziehungsbild festzuhalten, kann es danach als Grafik gezeichnet werden. Möglicherweise will der Patient den Personen dann auch Symbole zuordnen die ihm aussagekräftiger erscheinen als ein Name.

Maria stellt in ihrem Beziehungsbild (→ Abb. 4.3) mehr dar, als im Genogramm erkennbar ist. Stiefvater und Exmann erscheinen nicht mehr, die Mutter ist weit weg. Der verstorbene Vater ist nicht in der Nähe, aber dennoch in den Gedanken vorhanden. Die ebenfalls verstorbene Schwester ist innerlich näher gerückt – Maria vermutet gewisse Parallelen zur schweren Krankheit ihrer Schwester. Zur Freundin ihres Sohnes hat sie eine sehr gute Beziehung. Die größte Verbundenheit besteht zu ihrem Lebensgefährten und ihrer Tochter. Eine „beste" Freundin steht ihr sehr nah und wird sie oft besuchen. Zu den wichtigen „Persönlichkeiten" ihres Lebens gehört natürlich auch die alte Katze Mira, die sie sehr vermisst.

Dieses Beispiel eines Beziehungsbildes gibt nicht nur viele Gesprächsimpulse, sondern auch noch einige Ideen, welche Begegnungsangebote für

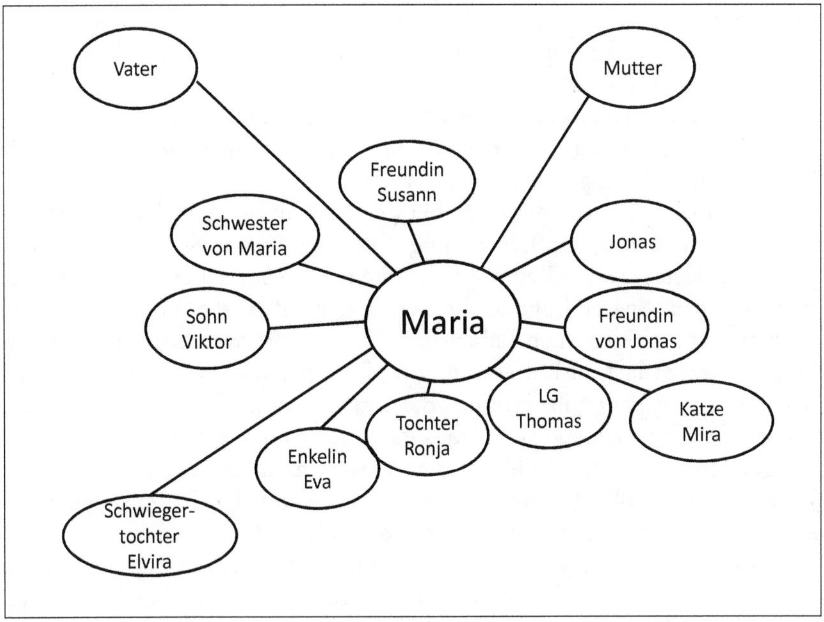

Abb. 4.3: Beziehungsbild von Maria

die Patientin bedeutsam sind. Es wirft auch Fragen auf: Braucht die Mutter Unterstützung in der Trauer um ihr Kind? Sollen die Freundin von Maria und die Freundin des Sohnes bei einer Zustandsveränderung von Maria informiert werden? Braucht es Unterstützung für den Abschied der Enkelin? Kann die Katze zu Besuch kommen? Einige diese Fragen können in dem Gespräch, in dem das Beziehungsbild entsteht, schon geklärt werden. Andere müssen vielleicht an einer anderen Stelle beantwortet werden.

Die Informationen über die wichtigen und tragenden Beziehungen des sozialen Umfeldes werden so, wie sie der Patient selbst mitteilt, Beachtung finden.

4.4 Begegnung und Kennenlernen in der Palliativpflege

Der ganzheitliche Ansatz von Palliative Care will die physischen, psychischen, sozialen und spirituellen Bedürfnisse von Patienten, Zugehörigen und Behandlungsteam beachten. Dazu sind Informationen aus der Biografie, der Krankengeschichte, den bisherigen Therapieerfahrungen, aktuell belastende Symptome und die Aufklärung des Patienten notwendig. Aber auch das subjektive Krankheitsverständnis, eigene Werte und Weltanschauung sowie die sozialen Beziehungen, die physischen und psychischen Ressourcen und Bedürfnissen sind für ein individuelles Kennenlernen nötig.

Das Kennenlernen eines Menschen ist ein persönlicher und dynamischer Prozess, der kaum in einer Erhebung durch Fragebögen zu einem für beide Seiten befriedigenden Ergebnis führt.

In einem Begrüßungsgespräch bei der Aufnahme eines Bewohners, ist Raum für Erwartungen, Befürchtungen und die groben Rahmenbedingungen, für pflegerelevante Lebensgewohnheiten, sensorischen Vorlieben oder Abneigungen. Später können die detaillierten Bedürfnisse des Patienten auch situativ zu einzelnen Lebensbereichen erfasst werden. Zum Beispiel können der Bedarf an Hilfestellung und die persönlichen Gewohnheiten der Körperpflege erst im Rahmen der ersten Grundpflege eruiert werden. Dabei haben die Selbstauskunft des Patienten und die Beobachtungen der Pflegenden eine hohe Priorität. Eine Fremdanamnese durch Angehörige kann eine sinnvolle Ergänzung darstellen. Wenn der Patient sich nicht äußern kann, ist dies oft die einzige Möglichkeit.

In der Palliativpflege treten auf Grund der offenkundig begrenzten Lebenszeit auch neue Themen in den Vordergrund: Trauererlebnisse im sozialen Umfeld, Krankheitsverarbeitung, eigene Trauer und Abschied nehmen, Partner, Kinder und Freunde zurück lassen müssen, das eigene Wertesystem, spirituelle Weltanschauung, nicht mehr erreichbare Lebensziele, zerplatze Träume, völlige Verunsicherung über das „danach“ und viele Fragen, auf die es keine Antwort geben kann. Vertraute Strategien geraten ins Wanken und manche Menschen lernen sich in dieser Situation anders kennen. Nur wenige von ihnen wissen spontan, was sie brauchen, was ihnen gut tut, oder können Orientierungen für den Umgang mit ihren Fragen und Unsicherheiten geben. Palliativpflegende müssen die Bereitschaft haben, sich genau wie der betroffene Mensch, individuell und wertfrei auf die Begegnung einzulassen und müssen es aushalten, wenn Fragen unbeantwortet bleiben.

5 Pflegegrundlagen der Basalen Stimulation in der Pflege

Die Pflegegrundlagen der Basalen Stimulation wurden von Christel Bienstein in Zusammenarbeit mit Andreas Fröhlich entwickelt und in dem Buch „Basale Stimulation in der Pflege: Die Grundlagen" (Bienstein/Fröhlich 2003) beschrieben. Die hier beschriebenen Pflegetechniken sind sinnvoll; wenn sie unter Berücksichtigung der Zentralen Ziele und in individueller Form als *voraussetzungslose Angebote* umgesetzt werden. Der Fokus der Palliativpflege ist die Verbesserung der subjektiv erlebten Lebensqualität. Basale Stimulation ist ein Förderkonzept, aber dennoch haben rehabilitative Ziele nicht die oberste Priorität. Fröhlich beschreibt dies wie folgt:

> „Ein grundlegender Wandel der Sichtweise ganzheitlicher Förderung angesichts schwerster Beeinträchtigung ist das Prinzip des ‚Hier und Jetzt'. Die deutlich reduzierte Lebenserwartung schwerstbehinderter Menschen, die Unsicherheit hinsichtlich der weiteren möglichen Entwicklung macht es notwendig, die Förderung von weit in der Zukunft liegenden Fertigkeiten und Fähigkeiten in Frage zu stellen. Gewiss soll die Zukunft nicht ausgeblendet werden, aber die Gegenwart erhält eine ganz besondere Bedeutung. Wir müssen uns daran gewöhnen, dass rehabilitative Förderpflege nicht mehr nur auf zukünftige Ziele ausgerichtet ist, sondern dass Förderpflege in der Gegenwart etwas Wichtiges ist, nämlich gemeinsame Beschäftigung, Anregung und Kommunikation. Die Legitimation der Förderpflege besteht nicht primär in ihrer Funktionalität, d.h. darin, dass sie bestimmte Rehabilitationsziele irgendwann einmal erreicht. Ihre Legitimation besteht vielmehr darin, dass sie Menschen hier und jetzt in die Lage versetzt, mit anderen in Kontakt zu treten, sich in Aktivität zu erleben, sich zu bewegen, wahrzunehmen und weniger zu leiden." (Fröhlich, in: Neander et al. 1993 Kap. IV-2.3, 2)

Alle Angebote sollten vor der Anwendung beim Patienten selbst erlebt werden, sinnvoller Weise in einem Basisseminar Basale Stimulation in der Pflege.

Es ist immer zu beachten, dass Basale Stimulation keine Technik darstellt, sondern ein Konzept ist, welches individuell für den einzelnen Patienten angepasst wird. Diese Grundlagen bilden also nur den Rahmen für einen Prozess, der interaktiv mit dem Menschen entsteht und immer wieder anders und einzigartig ist.

5.1 Berührung

Für Pflegeberufe ist das Berühren eine alltägliche und legitime Chance, mit fremden Menschen in nahen Kontakt zu sein. Neben den angenehmen Berührungen zur Begrüßung, Mobilisation, Lagerung, Eincremen, Trösten, gehören auch unangenehme Begegnungen mit Wunden, Ausscheidungen und Ablehnung oder Zurückweisung zum breiten Spektrum des Pflegeberufes. Das Medium der pflegerischen Berührung sind in erster Linie die Hände, aber auch andere körperliche Berührungen sind Alltag in der Pflege. Berührungen zum Trösten sind oft Begegnungen des „Gehalten werdens“ und somit eine den ganzen Menschen betreffende Erfahrung, die einen sensiblen Umgang mit dem individuellen Bedürfnis nach *Nähe und Distanz* erfordern.

Berührung steht am Beginn einer Begegnung und somit ist sie auch einer erlernten Sozialisation unterworfen. Dabei spielen wieder die sechs Faktoren, die auch die *Wahrnehmung* betreffen eine Rolle (→ Kap. 2.3):

- *Kommunikation* – Berührung ist ein nicht sprachlicher Austausch und sagt dabei oft mehr als mit Worten ausgedrückt werden kann.
- *Körpererfahrung* – alle Menschen erleben unterschiedliche Berührungen in ihrem Leben und haben so positive wie negative Erlebnisse in ihrer „Berührungsbiografie“ gespeichert.
- *Emotionen* – Berührung berührt nicht nur den Körper sondern auch das Innere des Menschen und kann ambivalente Empfindungen auslösen.
- *Sozialerfahrung* – die Art und Weise wie Berührung erlebt wird, ist stark von der kulturellen und spirituellen Ausrichtung abhängig und der Umgang mit Nähe und Distanz ist motiviert von der prägenden Sozialisation.
- *Kognition* – Wissen und Verstehen der Intention einer Berührung, Differenzieren von notwendigen Berührungen (bei Untersuchungen oder Physiotherapie) und Berührungen als Zuwendung oder Trost verändert die Wahrnehmung von Berührung.
- *Bewegung* – die Art und Weise der Berührung (ruhig, deutlich, professionell) und des Berührt Werdens (zuwenden, entweichen, abwenden) sind – bewusst oder unbewusst eine Ausdrucksform.

> „Die Haut ist nicht weiter entfernt vom Gehirn als die Oberfläche eines Sees von seinen Tiefen. Beides sind verschiedene Orte in einem ungeteilten Medium. Wer die Oberfläche berührt, bewegt die Tiefe.“ (Deanne Juhan, Körpertherapeut)

Eine professionelle Berührung bedeutet auch eine nicht immer von beiden Seiten gewünschte Begegnung. Während Pflegepersonen die Möglichkeit haben, für sich selbst durch das Tragen von Handschuhen eine Distanz zu schaffen, stehen dem zu pflegenden Menschen diese Möglichkeit nicht zur Verfügung. Einen Menschen zu berühren, heißt immer auch, ihn persönlich zu berühren, die Wahrnehmung der Haut ist mit einer emotionalen Komponente verbunden. Die menschliche Entwicklung legt hier den Grundstein, da sich die Haut, die Sinnesorgane und das Nervensystem aus dem gleichen der 3 Keimblätter, dem Ektoderm entwickeln. (Montagu 2000, 7–8)

5.1.1 Begrüßung

Eine ritualisierte Begrüßung mit verbaler Ansprache und einer *Initialberührung* vermittelt einem wahrnehmungsveränderten Menschen den Beginn einer pflegerischen Begegnung. Je stärker seine Wahrnehmungseinschränkung ist, desto deutlicher und zentraler muss diese gleichbleibende Initialberührung sein. Am Körperstamm ist die Wahrnehmung am deutlichsten und auch bei einer Habituation der Körperwahrnehmung spürbar. Um taktile Abwehr zu vermeiden, sollte diese Berührung nicht an den Händen sondern eher am Körperstamm an der Schulter oder am Oberarm erfolgen, da in diesem Bereich die Körperwahrnehmung am längsten deutlich erhalten bleibt.

Der Ort, der für eine Begrüßungsberührung gewählt wird, muss für den betroffenen Menschen gut wahrnehmbar sein und soll nicht irritierend wirken. Es muss sichergestellt sein, dass ihn diese wiederholte Berührung nicht in einer individuellen Intimzone bedrängt. Die Körperwahrnehmung darf nicht von Parästhesie oder Lähmung gestört sein. An der Schulter oder auch am Arm befinden sich bei Palliativpatienten häufig Portkatheter. Diese Stellen sind zwar selten schmerzhaft, aber oft mit einem Verband bedeckt, was eine Berührung diffus erleben lässt.

Schmerzen, traumatischer oder degenerativer Ursache, sowie durch Tumor oder Metastasen müssen am Ort der Initialberührung ausgeschlossen sein. Neuropathische Schmerzen und Berührungsschmerz betreffen bei Schmerzpatienten ebenfalls oft große Hautareale und müssen berücksichtigt werden, damit eine Initialberührung, bei einem ohnehin schon eingeschränkten Patienten, keinen Rückzug auslöst.

Palliativpflege geht kreative und ungewöhnliche Wege. Vielleicht ist für einige Patienten auch der unter einer Decke liegende Oberschenkel eine gute Stelle zum Wecken und Begrüßen.

Die geeignete Stelle muss für jeden Patienten *individuell* gewählt werden und die Beobachtung nonverbaler Zeichen ist oft die einzige Möglichkeit, die Qualität der Berührung wahrzunehmen. Wenn dies gelingt, vermittelt die Berührung dem Patienten Sicherheit und das Gefühl, „persönlich gemeint“ zu sein.

Eine Initialberührung erfolgt nach den Grundsätzen einer *professionellen Berührung* (→ Kap. 5.1.2), mit *deutlichem Druck, einer flächig aufgelegten Hand* und in *angemessenem Zeitumfang* für die Dauer einer Begrüßung. Die Zugehörigen des Bewohners sind von dieser Begrüßung bewusst ausgenommen, da sie ihre eigene, vertraute Art der Begrüßung mit dem Patienten haben. Die Begegnung mit einem vertrauen Menschen mit veränderter Wahrnehmung in einer Krisensituation, kann auch für Zugehörige schwierig und unbekannt sein. Ein Heranführen, Begleiten und sie zu einer persönlichen Begegnung zu befähigen, ist manchmal angebracht, um auch ihnen Sicherheit und Vertrauen zu vermitteln.

5.1.2 Kontinuität und Berührungsqualität

Menschen, die unter Wahrnehmungsveränderungen leiden, befinden sich in einer unsicheren, vielleicht bedrohlichen Situation. Eine kompetente Berührung vermittelt Sicherheit und Orientierung.

Professionelle Berührungsqualität bedeutet eine eindeutige körperliche Spürinformation mit einem klaren Beginn, einer Begrüßung und einem deutlichen Ende als Abschluss der Interaktion. Sie hat einen deutlichen Druck in einem großflächigen Kontakt, einen spürbaren Rhythmus und vermittelt eine wahrnehmbare Intention.

Menschen mit Wahrnehmungsveränderungen können zeitliche Intervalle nicht einordnen. Sie nehmen Kontakt auf und sind präsent in der Interaktion, solange sie eine Berührung wahrnehmen. Wird diese unterbrochen, reißt der Kontakt auch ab, unabhängig von der zeitlichen Dauer einer Unterbrechung. Für einen wahrnehmungsbeeinträchtigten Menschen ist auch eine kurzfristige Unterbrechung mit einer notwendigen Neuorientierung verbunden. Daher muss der *spürbare Kontakt* für den gesamten Zeitraum einer pflegerischen Begegnung bestehen bleiben. Praktisch heißt das, dass eine Hand immer in Berührung mit dem Patienten bleibt. Bei der Körperpflege greifen die Hände der Pflegenden nacheinander von den Händen zur Schulter um. Bei einer ASE bleibt eine Hand am unteren Rücken, während die andere, ohne Kontakt, nach oben geführt wird. Erst nach dem Auflegen der Hand an der Schulter folgt die andere Hand nach oben. Die Hand des Bewohners kann auf dem Unterarm der Pflegenden liegen, während diese beispielsweise die Waschlappen wechselt. Die an der Bettkante liegende Hand des Patienten kann auch dadurch, dass die Pflegeperson sich anlehnt, diese wahrnehmen und so ihre Anwesenheit spüren.

Eine eindeutige Berührung bedeutet für den Bewohner eine *gut spürbare, sichere, ganzflächig aufgelegte und geschlossene Hand, mit nachvollziehbarer Bewegung in Dauer, Geschwindigkeit, Rhythmus und Bestän-*

digkeit. Die Art und Weise der Berührung ist immer abhängig von der Absicht und dem Ziel der Berührung, sie kann Trost und Zuwendung vermitteln, oder einen professionellen und sachlichen Charakter haben. Die Patienten können die Intention meistens ohne Worte spüren. Die *Akzeptanz* des Betroffenen bezüglich Berührung allgemein, seine „Berührungsbiografie“ und der kulturelle Hintergrund, sind wesentliche Informationen für die mögliche Interpretation von Berührung. Die Fähigkeit der Pflegenden zur bewussten Variation der Berührungsqualität, ist Grundlage für die Begegnung. Wenn ein Patient mit taktiler Abwehr reagiert, sollte immer die Berührungsqualität überdacht werden, da eine nicht eindeutige Berührung, ein flüchtiges Streicheln oder eine zu zarte Berührung der Hand, zu Abwehr und Rückzug führen kann. Moia Grossmann-Schnyder (2000) schreibt über Berührung:

- Berühren ist eine der elementarsten natürlichsten Fähigkeiten des Menschen und muss nicht gelernt werden. Wer viel berührt, sollte sich aber der Wirkung seines Berührens bewusst sein und über eine Möglichkeit verfügen, seine Berührungsqualität bewusst ändern zu können.
- Berühren ist Ausdruck von Lebendigkeit und ist Ausdruck der aktuellen Beziehung zwischen Berührendem und Berührtem. Wird die Beziehung geändert, ändert sich die Berührungsqualität.
- Wer seine Berührungsqualität bewusst ändern will, muss nicht sein Tun, sondern seine Intention ändern. Mit der Intention ändern sich Raumgefühl, Muskelelastizität, Motorik, der Wirkungsgrad der Berührung und das eigene Wohlbefinden.
- Aufgrund frühkindlicher Prägungen wird die spezifische Muskelelastizität der Hinwendung und mithin eine gute Berührungsqualität als angenehm empfunden. Sie veranlasst am ehesten, sich der Berührung zuzuwenden. Erst diese Zuwendung aktiviert die Tonusregulation zu Wohlspannung und Wohlbefinden.
- Wer gut berührt, bringt sich selbst als Partner ein und gesteht dem Patienten Eigenaktivität und Selbständigkeit zu. Gut berühren heißt auch, einen Menschen meinen, ihn berücksichtigen, seine Befindlichkeit und seine Reaktionen auf die Berührung wahrnehmen und sich danach richten.
- Gutes Berühren ist der Ausdruck der Begegnungsfähigkeit. Deshalb gelten die Phänomene und Prinzipien guten Berührens nicht nur für die taktile, sondern für jede Form menschlicher Kommunikation (Grossmann-Schnyder 2000, 103).

5.2 Ausstreichungen

Ausstreichungen finden in der Palliativpflege viele Anwendungsbereiche weil sie einfach und wenig zeitaufwendig umzusetzen sind. Als Teil der Waschungen in der Basalen Stimulation und zur Hautpflege können sie in die tägliche Pflege einbezogen werden. Sie können eine positive Wirkung haben bei:

- Angst, Unruhe, Agitiertheit und Anspannung,
- Schmerzen,
- dem eigenen Rhythmusgefühl (Tagesrhythmus, Atmung),
- Krämpfen, Spastik und hohen Muskeltonus,
- Schlafstörungen,
- Bewegungsfähigkeit.

Ausstreichungen können mit einem *Medium* wie Waschlappen, Ausstreichsocken, Baumwollhandschuhen oder Massagehandschuhen erfolgen. In diesem Fall wirken sie körperorientierend und somit beruhigend und ausgleichend. Werden Ausstreichungen mit den Händen, ohne Medium, angeboten, haben sie eine deutlichere Wirkung auf der Beziehungsebene, vermitteln mehr Nähe, Sicherheit und wirken vertrauensbildend. Eine Ausstreichung ohne Medium muss für beide Seiten stimmig sein. Die Einsatzmöglichkeiten für Ausstreichungen und deren Ausführung sind vielseitig:

- Zur *Mobilisationsvorbereitung*. Noch im Bett kann die Ausstreichung der Beine mit einem deutlicheren Druck die Bewusstheit der Beine verbessern. Oder die Beine werden, an der Bettkante sitzend, von der Hüfte bis zu den Füßen, mit einem deutlichen Druck als Abschluss auf dem Fußrücken, ausgestrichen. Dadurch verbessert sich die Wahrnehmung der Beine, dadurch verbessert sich die Stehfähigkeit und der Transfer wird erleichtert.
- Als *Bewegungsanbahnung* vor dem Drehen im Bett kann eine Ausstreichung von der Schulter über den Arm, die Hüfte bis zu den Fußspitzen, die Körperseite, auf die ein Patient gedreht werden soll, spürbar gemacht werden, um Orientierung zu geben. Wenn Arme und Beine bewegt werden sollen, kann dies nach einer deutlichen Ausstreichung geschehen oder die Bewegung wird in eine Ausstreichung integriert. Die Ausstreichung der oberen Extremität kann die Kraft und die Bewusstheit der Arme verbessern und eine autonome und sichere Nahrungsaufnahme und das selbstständige Essen erleichtern.
- Die *„Streichung" vom bewusst wahrnehmbaren Körperzentrum* in die peripheren, möglicherweise habituierten Körperregionen, führt zur Verbesserung der Körperwahrnehmung und der Orientierung.

- Als *gezieltes Angebot* sind Ausstreichungen bei einem hohen Muskeltonus oder bei Spastik sinnvoll. Sie fördern die bewusste Wahrnehmung und Orientierung und können muskuläre Verspannungen lösen. Bei einem schlaffen Muskeltonus bringt eine Ausstreichung Bewusstheit vom Körperzentrum zu den Extremitäten, dies entwickelt ein deutliches Bild des Körpers und fördert die Wachheit und Leistungsfähigkeit der Extremitäten.
- Ausstreichungen können zur Rhythmisierung in Form von ritualisierten Ausstreichungen, als Einschlafritual oder morgens zum Wecken, angeboten werden. Eine Ausstreichung am Rücken kann den Atemrhythmus unterstützend begleiten und Angst bei Atemnot lindern.

5.3 Modellieren

Durch das Nachmodellieren des Körpers ist es möglich, ein deutliches Körperbild wahrzunehmen. Durch den *indirekten Körperkontakt* über ein Kissen oder eine Decke, kann die Berührung großflächig, deutlich und mit angemessenem Druck, körperorientierende Spürinformationen vermitteln. Auf diese Weise kann das Angebot mit einer Distanz, und ohne direkten Hautkontakt, die Körperwahrnehmung fördern. Die Pflegeperson ertastet ein Körperteil durch die Decke oder das Kissen. Der Patient nimmt durch diese indirekte Berührung seinen Körper und die Form seiner Extremitäten wahr. Er kann so ein differenziertes Bild seines Körpers erspüren. Das Modellieren kann vor einer Pflegemaßnahme geschehen, indem die Decke, die entfernt werden soll, auf dem Körper mit leichtem Druck, langsam gerollt wird und so eine nachvollziehbare Spürinformation vermittelt. Nach einer Umlagerung kann der Patient in der neuen Position ankommen, und sich durch das Modellieren zur Position seines Körpers orientieren.

5.4 Körperpflege – Ganzkörperwaschung

In der Pflege findet eine Ganzkörperwaschung (GKW) unter dem Blickwinkel der Körperhygiene statt und dient damit auch dem Wohlbefinden des Menschen. Dem entsprechend gibt es Regeln und Diskussionen über die Technik und die Reihenfolge, sowie die hygienische Durchführung in der Körperpflege. Dies ist in diesem Buch nicht Schwerpunkt.

Der Fokus einer Waschung in der Basalen Stimulation liegt auf einer individuellen, patientenorientierten Pflege, mit dem Ziel, dem betroffenen Menschen Orientierung zu seinem eigenen Körper, aber auch zur materiellen Außenwelt zu vermitteln.

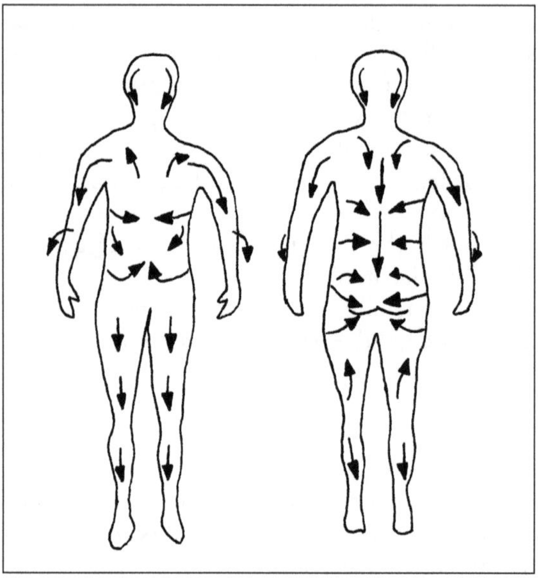

Abb. 5.1: Allgemeine Haarwuchsrichtung

Es wurden verschiedene Variationen einer GKW entwickelt, die als Grundlage dienen und jeweils individuell und aktuell angepasst werden. Die zentralen Ziele der Basalen Stimulation sind richtungsweisend und zeigen individuelle Variationen, die den aktuellen Bedürfnissen des Patienten entsprechen (→ Kap. 3).

Die Eigenaktivität des Patienten wird immer mit einbezogen. Geführte Waschungen oder Teilwaschungen sind auf diese Weise zielführender, als die korrekte Durchführung einer Pflegetechnik. Jede der beschriebenen Waschungen kann als *Ausstreichung* „trocken" oder auch als *Einreibung* zur Hautpflege genutzt werden. Waschungen, wie auch Ausstreichungen, orientieren sich an der *Haarwuchsrichtung.* Eine Streichung in der natürlichen Wuchsrichtung ist eher beruhigend, während eine Berührung gegen die Haarwuchsrichtung eher belebend wirkt.

Bei jeder GKW gelten die Richtlinien für eine gute Berührungsqualität (→ Kap. 5.1.2): klare eigene Intention, deutlicher konstanter Druck, rhythmisch, langsam in eine Richtung streichend und die Körperform umschließend. Diese Berührungsqualität entsteht bei einer Waschung durch die Benutzung von zwei Waschlappen, die eine großflächige und damit eindeutige Spürinformation vermitteln. Darüber hinaus kann mit zwei waschenden Händen der einmal aufgenommene Körperkontakt gehalten werden, in dem die Hände immer nacheinander umgreifen und so Sicherheit vermitteln. Ein sanfter, klarer Druck kann begleitend und beruhigend wirken, ein fester, deutlicher Druck wird eher fordernd und anregend empfunden. Die verbale Kommunikation wird deutlich reduziert, um einer Interaktion über die Hände ausreichend Aufmerksamkeit zu geben. Voraussetzung ist auch, dass ein angemessener Zeitrahmen für Patient und Pflege geplant ist. Nach der GKW kann eine, in der gleichen Art und Weise durchgeführte, Hautpflege die Wirkung auf Orientierungsvermögen und Sicherheitserleben verstärken.

5.4.1 Beruhigende GKW

Indikationen für eine beruhigende GKW in der Palliativpflege sind:

- Angst und Unruhe aufgrund von Schmerzen, Atemnot, Verwirrtheit, Übelkeit und Erbrechen, Schlafstörungen, demenzieller Erkrankung und Bewusstseinsstörungen,
- physische oder psychische Anspannung,
- terminale Agitiertheit.

Ziele (individuell und palliativ):

- Verbesserung der Körperorientierung,
- Förderung der Körperintegrität,
- Vermittlung von Wohlbefinden und Sicherheit,
- Reduktion von somatisch bedingten Unruhezuständen,
- muskuläre und psychische Entspannung.

Material (individuell):

- warme Wassertemperatur,
- weiche Waschutensilien,
- gut ausgewrungene Waschlappen, nicht zu nass,
- zum Abtrocknen können auch Waschlappen benutzt werden,
- eigene, vertraute Zusätze des Bewohners sind sinnhaft.

Vorgehen und Reihenfolge:

- Ankündigung verbal, Wassertemperatur und Waschlappen mit den *Händen ertasten lassen* und so auch nonverbal durch Erspüren der geplanten Pflegemaßnahme Sinn und Bedeutung vermitteln,
- die *Waschrichtung folgt der Haarwuchsrichtung*,
- beginnend an der Schulter, mit *zwei Waschlappen* in einer *umfassenden, langsamen Streichung* bis zu den Fingerspitzen, Hände nacheinander (nicht am Körper) wieder zur Schulter führen,
- bei einer Streichung können auch die Finger einzeln ausgestrichen werden,
- das Abtrocknen erfolgt in der gleichen Weise,
- symmetrisch arbeiten – beide Arme nacheinander waschen,

- Körperstamm vom Brustkorb mit zwei Waschlappen in einer *langsamen Streichung* bis zum Unterbauch, die Hände der Pflegenden nacheinander (nicht am Körper) wieder zum oberen Brustkorb führen,
- die untere Extremität beginnend an der Hüfte, mit zwei Waschlappen in einer *umfassenden, langsamen Streichung* bis zu den Zehen, Hände nacheinander (nicht am Körper) wieder zur Hüfte führen,
- Variation: mit dem Gedanken, dass die Körperwahrnehmung bei Habituation im Körperzentrum am längsten präsent ist, kann die Waschung der Beine am unteren Brustkorb beginnen und in einer Streichung bis zu den Zehen erfolgen. Intimbereich über die Außenseite der Hüfte „umstreichen“,
- der Rücken wird in Seitenlage, oder im Sitzen von Hals und Schultern in Richtung Steißbein gewaschen,
- das Gesicht stellt eine sehr persönliche Zone dar. Hier kann die Waschung auch streichend von der Stirn zum Hals erfolgen, oder als geführte Waschung, zu einem für den Patienten stimmigen Zeitpunkt.
- Die *Intimzonen* sind situativ zu waschen, damit die beruhigende Wirkung dieses Angebotes nicht durch den Eingriff in eine Intimzone gestört wird, z. B.
  - *vor* einer beruhigenden Waschung. Wenn sich der Patient „sauber“ fühlt, kann er sich besser entspannen. Diese Möglichkeit bietet sich auch in der ambulanten Pflege an.
  - *zeitversetzt*, z. B. bei einem späteren Lagewechsel, wenn Abführmaßnahmen geplant sind, oder der Rhythmus des Patienten hinsichtlich des Abführens bekannt ist, und eine spätere Intimpflege nötig wird.
  - kann, wenn es während der Waschung notwendig wird, durch einen *Materialwechsel* mit Einmalwaschlappen und dem Anziehen von Handschuhen eine sachliche Distanz geschaffen werden. Anschließend kann eine beruhigende Hautpflege oder eine Ausstreichung einen guten Abschluss bilden.
- Der Möglichkeit, dass ein Bewohner bei einer beruhigenden Waschung entspannt einschläft, können wir im stationären Hospiz damit begegnen, dass wir ihn in der Entspannung einfach nur zudecken und später ankleiden. Sinnvoll ist es dann, die Zugehörigen darüber zu informieren, bevor sie das Zimmer betreten, damit sie nicht irritiert sind, warum ihr Zugehöriger ohne Kleidung im Bett liegt.

Beruhigende Teilwaschung

Die Unterstützung bei der Körperpflege am Waschbecken macht individuelle Hilfe notwendig. Menschen, die sehr auf ihre Selbstbestimmung bedacht sind, werden infolge der Defizite ihrer körperlichen Fähigkeiten manchmal fahrig und unruhig.

Das bewusst beruhigende Waschen des Rückens, in langen und langsamen Bahnen von den Schultern bis zum Gesäß, das Halten des Körperkontakts durch Umsetzen der Hände, bewirken oft nicht nur eine Beruhigung und ein Innehalten, sondern auch das Aufrichten eines gebeugten Rückens.

Ein warmes Fußbad kann bei Menschen mit Einschlafproblemen eine entspannende Wirkung entfalten. Dieses Angebot ist am Waschbecken und gut auch im Bett in Rückenlage möglich. So kann der Patient anschließend ohne weitere Anstrengung einschlafen. Das Wasser soll gut warm sein, die Waschrichtung folgt der Haarwuchsrichtung und anschließend können warme Socken oder eine flauschige Decke die Wärme lange speichern.

Bei Menschen mit Restless-Legs-Syndrom oder *Polyneuropathie* kann ein gezielt eingesetztes, beruhigendes Fußbad das Gefühl von Schwere und eindeutiger Körperwahrnehmung fördern. Wegen möglicher Sensibilitätsstörungen ist hier ein besonderes Augenmerk auf die individuelle, als angenehm empfundene Wassertemperatur zu legen.

Zitat einer Patienten die unter starker Unruhe der Beine leidet:
„Meine Füße laufen ohne mich weg, wenn meine Beine mich doch noch tragen könnten!"

Sturzgefährdete Menschen intensivieren durch die Wahrnehmungsförderung den Bodenkontakt und bekommen mehr Sicherheit in der selbstständigen Bewegung.

Eine beruhigende Teilwaschung der Arme kann, wie auch eine Ausstreichung, die Bewusstheit für die obere Extremität und so das Gefühl für Sicherheit und Selbstbestimmung in der selbstständigen Bewegung verbessern.

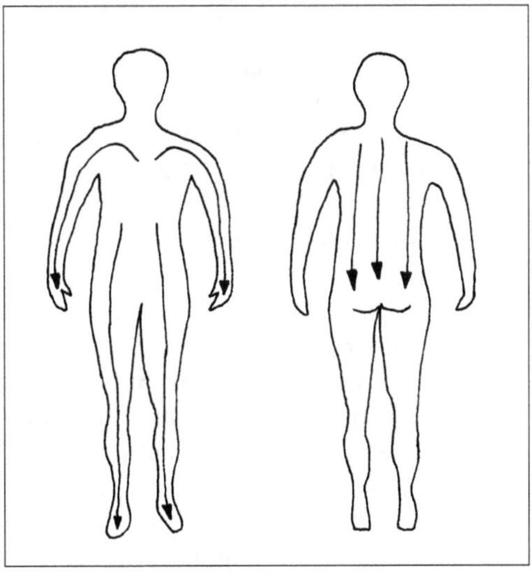

Abb. 5.2: Waschrichtung bei einer beruhigenden GKW

5.4.2 Belebende GKW

Für die belebende Waschung gibt es in der Palliativpflege keine eindeutigen Indikationen oder Kontraindikationen. Sie kann individuell angeboten werden, bei Menschen die ein deutliches *Defizit in der Körperwahrnehmung* äußern, bei Patienten, die an ALS erkrankt sind, oder auch bei Patienten mit *Querschnittsymptomatik*. Eine Anregung ist situativ sinnvoll bei Menschen, die für diesen Tag etwas Wichtiges geplant haben und dazu präsent und konzentrationsfähig sein wollen. Menschen, die an Fatigue (→ Kap. 3.4.1) und Schwäche leiden, können mit einer belebenden Waschung einen aktivierenden Impuls erhalten. Hier ist jedoch eine sorgsame Abwägung des Patientenwillens notwendig, um keine Überforderung oder falsche Hoffnungen zu erzeugen. Für Menschen, die eigentlich „Frühaufsteher" sind, aber krankheitsbedingt morgens müde sind und aktiviert werden wollen, kann das Angebot einen besseren Start in den Tag ermöglichen.

Ziele (individuell und palliativ):

- Verbesserung der Körperorientierung,
- Förderung der Körperintegrität,
- Vermittlung von Wachheit und Leistungsfähigkeit,
- Vorbereitung bei Mobilisation, Transfer,
- Unruhezustände reduzieren durch verbesserte Körperwahrnehmung,
- ritualisierte Aktivierung zur individuellen Rhythmusentwicklung.

Material (individuell):

- lauwarme bis kühle Wassertemperatur,
- raue Waschutensilien,
- sehr nasse Waschlappen,
- zum Abtrocknen können auch raue Waschlappen verwendet werden,
- eigene vertraute Zusätze des Bewohners sind sinnhaft.

Vorgehen und Reihenfolge:

- Ankündigung verbal, Wassertemperatur und Waschlappen mit *den Händen ertasten* lassen, und so auch nonverbal durch Erspüren der geplanten Pflegemaßnahme Sinn und Bedeutung vermitteln,
- die *Waschrichtung ist entgegen der Haarwuchsrichtung*,
- beginnend an den Händen, mit *zwei Waschlappen* in einer *umfassenden, langsamen Streichung* bis zum oberen Brustkorb, Hände nacheinander (nicht am Körper) wieder zu den Händen führen,
- das Abtrocknen erfolgt in der gleichen Weise,

- symmetrisch arbeiten – beide Arme nacheinander waschen,
- Körperstamm vom Unterbauch mit zwei Waschlappen in einer *langsamen Streichung* bis zum Brustkorb, Hände nacheinander (nicht am Körper) wieder zum Unterbauch führen,
- die untere Extremität beginnend an den Zehen, mit zwei Waschlappen in einer *umfassenden, langsamen Streichung* bis zur Hüfte, Hände nacheinander (nicht am Körper) wieder zu den Zehen führen,
- Variation: die Waschung der Beine an den Zehen beginnen und in einer Streichung bis zum Brustkorb (Intimbereich über die Außenseite der Hüfte „umstreichen"),
- der Rücken wird in Seitenlage, oder im Sitzen, beginnend an der unteren Lendenwirbelsäule in Richtung Hals und Schultern gewaschen,
- das *Gesicht* stellt eine sehr persönliche Zone dar, hier kann die Waschung auch streichend vom Hals Richtung Stirn beidseitig gewaschen werden, oder als geführte Waschung zu einem für den Patienten stimmigen Zeitpunkt,
- die *Intimzonen* sind situativ zu waschen, entweder zu einem anderen Zeitpunkt, oder in die Waschung integriert und vielleicht können die jetzt schon aktivierten Patienten diese Bereiche selbst waschen.

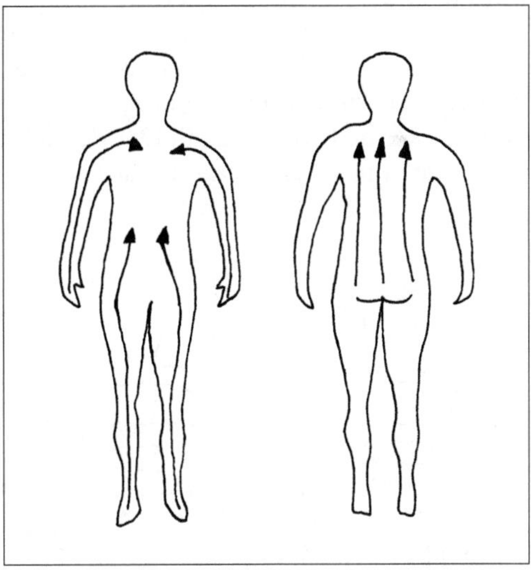

Abb. 5.3: Waschrichtung bei einer belebenden GKW

5.4.3 Neurophysiologische Waschung

Ziel dieser Waschung ist es, Menschen mit einer *seitendifferenten Wahrnehmungsstörung* das Spüren und Erleben der Körperintegrität zu verbessern. In der Palliativpflege steht hier die Verbesserung der Lebensqualität im Vordergrund. Konkret geht es bei Menschen, die an einer Hemiplegie leiden, nicht um eine rehabilitative Maßnahme, sondern darum, ein Leiden im Hier und Jetzt durch eine verbesserte Körperwahrnehmung zu reduzieren. So können zum Beispiel verdrehte und schmerzhafte Sitzpositionen vermieden werden, was die Gestaltungsmöglichkeiten des eigenen Lebens verbessert und eine größere Selbstbestimmung erlaubt. Die selbstständige Nahrungsaufnahme kann bei einer nicht verkrümmten Sitzposition besser gelingen, die Wahrnehmung der Außenwelt ist erleichtert, und eine Begegnung mit Menschen ist angenehmer, wenn man aufrecht sitzen kann.

Die Grundannahme bei dieser neurophysiologischen Waschung besteht darin, dass ein Mensch seine weniger betroffene Körperseite wahrnehmen kann, um eine Vorstellung dieser Wahrnehmung auf die stärker betroffenen Körperbereiche übertragen zu können. Die sensorischen Nerven enden nicht exakt in der Körpermitte, sie überschneiden sich von beiden Seiten. So kann eine Empfindung auch über eine Körperhälfte hinaus gehen. Die Wahrnehmung in den stärker betroffenen Körperarealen kann so mit der Berührungserfahrung der weniger betroffenen Seite verglichen, und korrigiert werden.

Die Waschung *beginnt daher auf der weniger betroffenen Körperseite*, führt über die Mittellinie des Körpers zur stärker betroffenen Seite. Beginnend von der weniger betroffenen Hand zur plegischen Hand, vom weniger betroffenen Körperstamm zum stärker betroffenen Teil des Rumpfes und vom bewusst wahrgenommenen Fuß über die Mittellinie am Bauch zum stärker betroffenen Fuß. Der Bereich der Körpermitte kann bei jeder Streichung mit einer kurzen Pause verdeutlicht werden.

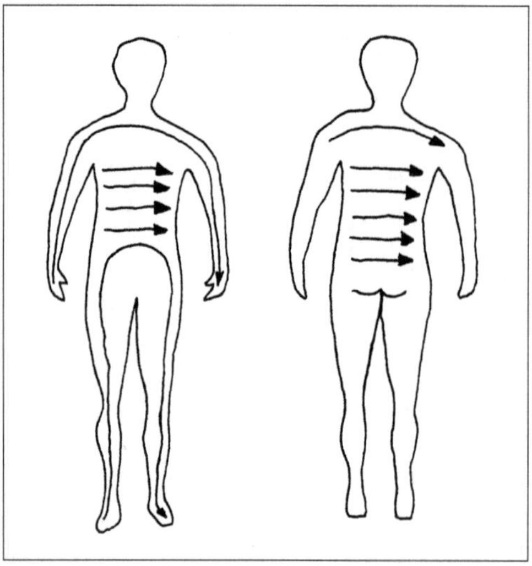

Abb. 5.4: Waschrichtung bei einer neurophysiologischen GKW mit linksseitiger Hemiplegie

Eine erhöhte Spastizität kann beim Nachmodellieren von Fingern und Zehen ausgelöst werden, ebenso sind die Bereiche der Kniekehlen, Ellenbeugen und Handinnenflächen sehr sensibel für das Hervorrufen einer Tonuserhöhung. An diesen Körperstellen sind eine gute Beobachtung und eine vorsichtige Behandlung, aber ebenso eine eindeutige, flächige Berührungsqualität nötig.

Die Pflegeperson steht auf der Seite, die der Patient sicher wahrnehmen kann, bevorzugt auf der plegischen Seite, um die Aufmerksamkeit für diese Seite zu erhöhen.

Wenn der Patient an einem Neglect leidet, muss sichergestellt sein, dass die Pflegeperson sich so positioniert, dass der Patient sie sehen kann. Speziell in der Palliativpflege steht das Ziel „Sicherheit erleben und Vertrauen aufbauen“ vor jedem rehabilitativen Gedanken.

„Als Neglect oder Neglectphänomen (von lateinisch: neglegere = nichtbeachten, vernachlässigen) wird eine neuropsychologische Störung verstanden, die durch eine halbseitige Schädigung im Gehirn (Hirnläsion) hervorgerufen wird. Der betroffene Mensch ist für die der Hirnläsion gegenüberliegende Seite unaufmerksam, das bedeutet, er wird sich dieser Seite weder zuwenden, noch wird er sie beachten oder auf sensorische Reize dieser Seite reagieren. Dies betrifft nicht nur die Wahrnehmung der Umwelt sondern auch eine inkomplette Körperwahrnehmung.“ (Urbas 1996, 61 ff.)

5.4.4 Lemniskatenwaschung

Die von Buchholz und Schürenberg beschriebene Waschung folgt in der Waschrichtung einer liegenden Acht, einer Lemniskate. Für Menschen mit Hemiplegie bietet diese Waschung einen guten Rhythmus in der Wahrnehmung des ganzen Körpers, da beide Körperseiten in gleicher Weise streichend gewaschen werden (Buchholz/Schürenberg 2003, 70).

Die Waschung erfolgt von der weniger betroffenen Körperseite zur mehr betroffenen Seite und wieder zurück. Für die Extremitäten bedeutet das, dass an den Außenseiten von proximal nach peripher und an den Innenseiten von der Hand, bzw. dem Fuß, zum Körperstamm zurück gewaschen wird. Buchholz und Schürenberg beschreiben das Vorgehen bei der Waschung des Körperstammes in der gleichen Weise, wie sie bei der neurophysiologischen Waschung (→ Kap. 5.4.3) erfolgt.

Eine Variation für den Bereich von Brust, Bauch und Rücken ist ebenfalls eine Waschung in der Form einer liegenden Acht. Die Streichungen verbinden mehrere dieser Bahnen, und waschen so den Körperstamm in einer ununterbrochenen Waschung von oben nach unten. Hier entsteht ein, beide

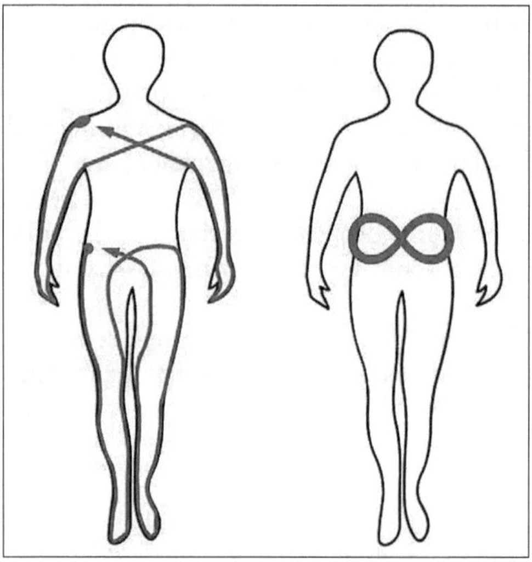

Abb. 5.5: Waschrichtung bei einer Lemniskatenwaschung bei linksseitiger Hemiparese

Körperhälften verbindender Waschrhythmus, der von den Patienten häufig noch eindeutiger wahrgenommen wird, als an den Extremitäten.

In der Palliativpflege ist es sinnvoll, beide Waschungen, die neurophysiologische GKW und die Lemniskatenwaschung mit zeitlichem Abstand anzubieten und die Reaktion des Bewohners zu beobachten, um eine für ihn angenehme Variante zu ermitteln.

5.4.5 Spastiklösende GKW – Diametrale GKW

Ein hoher Muskeltonus kann viele Ursachen haben und die Behebung dieser auslösenden Faktoren sollte immer im Vordergrund stehen. Oft ist Angst ein Grund, sich schützen zu wollen. Dies drückt sich durch die Körperhaltung des betroffenen Menschen aus. Eine selbstgewählte Liegeposition in Embryonalhaltung kann auch Ausdruck von Abgrenzung und einem „Sich verschließen vor der Umwelt“ sein.

Menschen die schwere Wahrnehmungsbeeinträchtigungen erleben, werden zu häufig in eine liegende oder halbliegende Position gebracht, in der ihre Muskeln nur wenig eigenes Gewicht tragen. Medizinische Forschungen bei der NASA ergaben, dass ein Mensch ohne Schwerkraft eher in eine gebeugte Position geht. Daraus leiten die Forscher ab, dass die streckende Muskulatur darauf angewiesen ist, Impulse zur Streckung durch das Körpergewicht zu erhalten, während die beugende Muskulatur besonders in der Entspannung zum Tragen kommt. Liegt ein Mensch nun fortwährend, verliert die Muskelmasse an Gewicht und Funktionsfähigkeit. Begleitend kommt es zur Steigerung der Beugeaktivität, die dann zu Kontrakturen führt. Hände, Arme und Beine sind nicht mehr in ihrer alten Funktion brauchbar, sie ziehen sich zusammen und der Mensch verschließt sich (Bienstein/Fröhlich 2003, 158–159).

Im palliativen Kontext äußern sich neurologische Störungen häufig in Form von erhöhtem Muskeltonus und Spastizität. Dabei ist immer zu bedenken, dass diese Spastik nicht nur mit einer Einschränkung der Selbstbestimmung, sondern auch mit Schmerzen einhergeht. Die diametrale Ausstreichung kann Schmerzminderung und Entspannung bewirken. Der Grundgedanke ist, die angespannten Muskeln zu entspannen und die weniger aktiven Muskeln anzuregen. Bei einer Beugespastik heißt das: auf die Beugemuskulatur muss durch eine deutliche Streichung mit der Haarwuchsrichtung ein beruhigender Impuls gegeben werden. Die eher passive Streckmuskulatur wird durch eine deutliche Ausstreichung gegen die Haarwuchsrichtung aktiviert.

Diese Ausstreichung wird gleichzeitig und gegenläufig, diametral, ausgeführt. Für alle Körperregionen kann so die stark aktivierte Muskulatur beruhigt und die passive Muskulatur aktiviert werden. Aber nicht jede Spastik ist von beiden Seiten zugänglich, wenn z.B. der Arm ganz an den Körper gedrückt ist, kann nur die Außenseite gegen die Haarwuchsrichtung ausgestrichen werden. Für das Handling ist es einfacher, zuerst beide Streichungen einzeln durchzuführen, bevor man eine diametrale Waschung macht.

In der Palliativpflege ist oft eine isolierte, diametrale Waschung von einzelnen Körperregionen mit erhöhtem Muskeltonus sinnvoll, die in eine beruhigende GKW integriert ist.

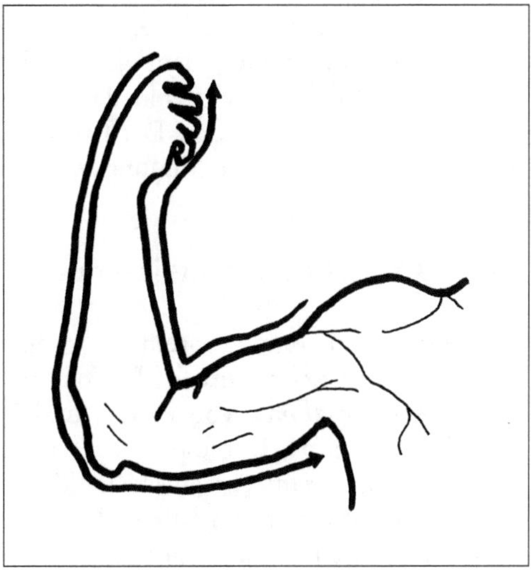

Abb. 5.6: Diametrale Waschrichtung bei einer Beugespastik am Arm

5.4.6 Symmetrische GKW

Gleichgewichtsstörungen kommen sowohl bei längerer Immobilität, als auch bei Hirntumoren, Metastasen und neurodegenerativen Erkrankungen vor. Nicht selten sind Störungen des Gleichgewichtssinnes Teil eines Teufelskreises, in dem sich Bewegungsmangel, Störung der Körperorientierung und Gleichgewichtsstörung gegenseitig verstärken. Durch die bewusste Wahrnehmung der Körpersymmetrie kann das eigene Körperbild verbessert oder auch wiederhergestellt werden. Die symmetrische Waschung oder

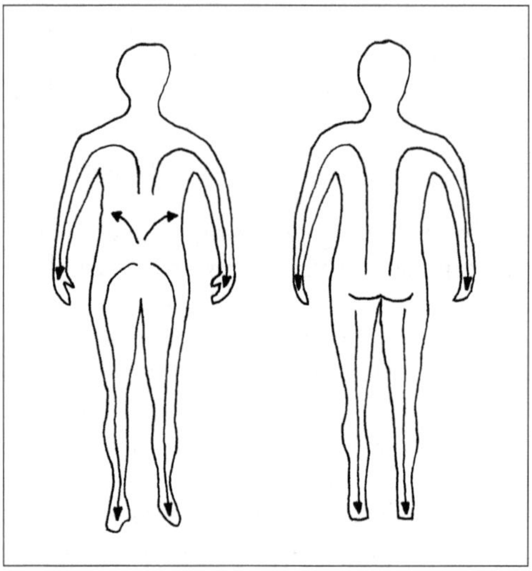

Abb. 5.7: Waschrichtung bei einer symmetrischen GKW

Ausstreichung erfolgt synchron auf beiden Körperseiten. Das heißt, beginnend auf der Körpermittellinie, werden beide Arme gleichzeitig in der gleichen Geschwindigkeit, dem gleichen Druck und in der gleichen Richtung gewaschen. Dadurch kann die Wahrnehmung eines symmetrischen Körperbilds angeregt werden. Der Körperstamm kann überkreuzend gewaschen werden, um eine Verbindung beider Hirnhälften zu fördern.

5.5 ASE – Atemstimulierende Einreibung

Die Atemstimulierende Einreibung ist eine *rhythmische, mit unterschiedlichem Händedruck* arbeitende Einreibung am Rücken. Durch *sich angleichende Atemrhythmen* von Patient und Pflegeperson entsteht eine *nonverbale Interaktion*. In diesem Prozess, der Entspannung und Sicherheit vermitteln kann, entsteht durch die Wahrnehmung der eigenen Atmung sehr viel Bewusstheit und Ruhe. Mit unterschiedlichem Druck ausgeübt, kann die ASE ein begleitendes oder förderndes Angebot darstellen. Ziel der ASE ist die komplementäre Unterstützung in der palliativen Symptomkontrolle (→ Kap. 1.4.1). *Eine ASE kann:*

- eine interaktive und nonverbal-kommunikative Pflege sein,
- den Beziehungsaufbau fördern,
- Stress reduzieren und entspannen,
- Orientierung geben,
- die Atmung rhythmisierend verbessern,
- die Wahrnehmung der Atmung und des Körpers fördern.

Besonderheiten bei der ASE

Bei einer akuten Atemnotkrise ist in jedem Fall eine Bedarfsmedikation notwendig. Menschen, die mit der ASE vertraut sind, nehmen sie vielleicht gerne zusätzlich als Unterstützung an und erleben eine beruhigende Linderung. Bei Menschen mit starker Körperbehaarung wird möglichst viel Creme oder Öl verwendet, damit sich die Haare nicht schmerzhaft aufzwirbeln. Schmerzen im Bereich des Thorax durch Trauma, Rippenfrakturen oder Metastasen sind zu beachten.

Eigene Pflegeprodukte des Bewohners wie Körperlotion oder Körperöl und möglichst warme Hände, sind zur Durchführung sinnvoll.

Positionierung bei der ASE

An der Bettkante oder seitlich auf einem Stuhl (der Rücken muss frei sein) sitzend. Wichtig ist, dass die Füße zum entspannten Sitzen unbedingt sicheren Bodenkontakt haben müssen. Der Patient sollte sich nach vorne abstützen können, z. B. auf eine Stuhllehne, oder auf ein, auf dem Oberschenkel liegendes, großes Kissen. Evtl. unterstützt eine zweite Person den sitzenden Patienten, damit er sich entspannen kann.

Bei der Durchführung in Seitenlagerung kann eine 135°-Position eingenommen werden, die durch ein dickes Kissen vor Thorax und Bauch, angewinkelte Beine und achsengerechter Lagerung des Kopfes mit einem ausreichend großem Kissen bequem und entspannend gestaltet werden kann. In einer solchen Lagerung ist es dem Patienten möglich, während der ASE einzuschlafen, ohne durch erneute Lagerungsmaßnahmen aus der Entspannung gerissen zu werden.

Durchführung der ASE

Der Bewohner wird aufgefordert, die Massage einfach zu genießen. Verbale Kommunikation wird bei der ASE nicht gefördert, oft verstummt diese von selbst.

Der ganze Rücken wird *von oben nach unten* eingecremt. Dabei wird der *Hautkontakt immer aufrecht erhalten,* d.h. beide *geschlossenen Hände* streichen gleichzeitig parallel von oben nach unten und werden dann *nacheinander* vom Körper gelöst – nicht am Körper nach oben führen – und wieder oben am Nacken parallel rechts und links neben der Wirbelsäule aufgelegt.

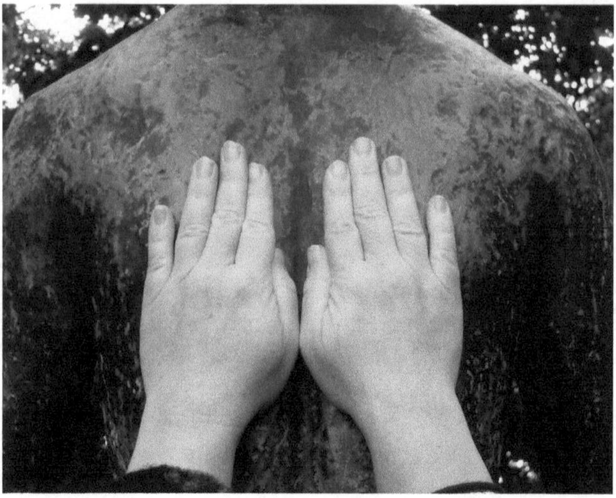

Abb. 5.8: ASE – Exspiration

Die eigentliche ASE beginnt dann mit einer *Ausatmung* des Patienten. Dabei streichen die *geschlossenen Hände mit deutlichem Druck* rechts und links parallel entlang der Wirbelsäule einige Zentimeter nach unten und dann lateral dem Rippenverlauf entlang. Die Hände drehen sich dabei leicht nach außen. Den stärksten Druck üben Daumen und Zeigefinger parallel zur Wirbelsäule aus.

Bei der *Einatmung* streichen sie mit *sanfterem Druck in einer kreisförmigen Bewegung* zurück zur Wirbelsäule. Den stärksten Druck üben die Außenkanten der Hände aus. Während des Hochstreichens an den Flanken kann ein leicht nach oben gerichteter Druck ausgeübt werden, der durch das Heben des Brustkorbs und der Rippen einen Impuls zur Inspiration gibt. Die Hände kommen, etwas unterhalb des Ausgangspunkts, wieder rechts und links der Wirbelsäule an.

Die so entstandene, langsam kreisende Bewegung wird je nach Rückenlänge 4–7-mal wiederholt. Danach werden die Hände *nacheinander – ohne den Körperkontakt zu unterbrechen* – wieder nach oben am Nacken rechts und links der Wirbelsäule angelegt. In dieser Zeit atmet der Patient einen Atemzyklus ohne Begleitung. Die Einreibung soll dem physiologischen Verhältnis von Inspiration zu Exspiration 1:2 entsprechen.

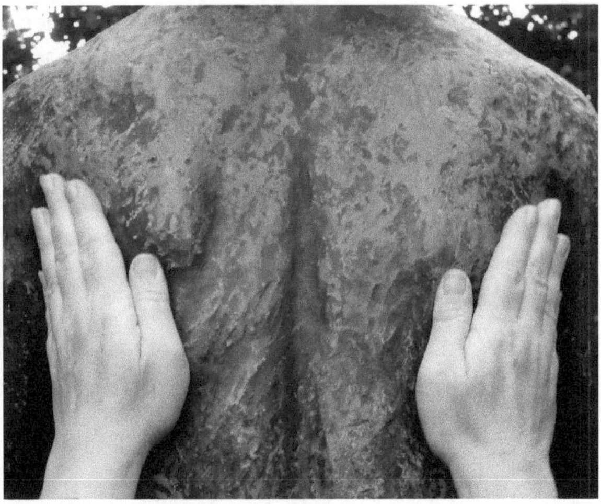

Abb. 5.9: ASE – Inspiration

Der Atemrhythmus der Pflegeperson übt positiven Einfluss auf den Rhythmus des Bewohners aus. Nimmt der Bewohner das Angebot an, synchronisieren sich in der Regel die Atemrhythmen.

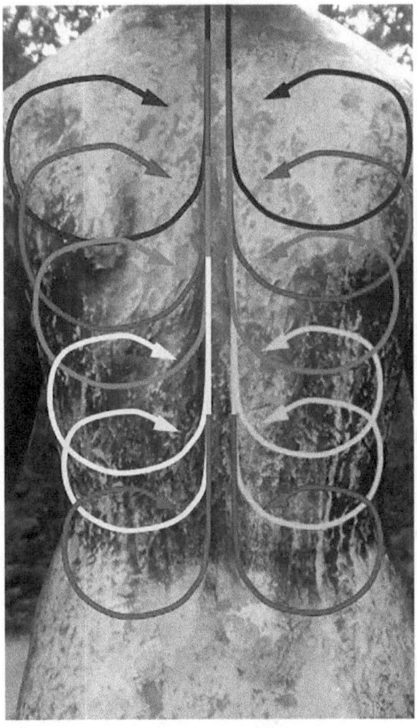

Abb. 5.10: ASE – Richtung der Einreibung

Den Abschluss der ASE bildet wieder eine deutliche Ausstreichung des gesamten Rückens. Auch in dieser Zeit bleibt der Körperkontakt erhalten und die Hände werden nacheinander umgesetzt. Die Dauer einer ASE von ca. 5–10 Minuten ist individuell unterschiedlich und abhängig vom Grad der Entspannung.

Die ASE stellt einen kommunikativen Prozess dar, der Nähe vermittelt. Mit dieser Intention ist der direkte Hautkontakt ein wichtiger Bestandteil. Das heißt, eine ASE ist prinzipiell ohne Handschuhe durchzuführen.

Diese feststehende Regel verfehlt dort das Ziel, wo eine Pflegeperson ein deutliches Unbehagen bei der Durchführung empfindet, das dem betreuten Patienten nicht verborgen bleibt. Die Frage, ob in Einzelfällen bei der Durchführung Handschuhe getragen werden dürfen, liegt im Ermessen der Pflegeperson. Auch die zunehmende

Zahl von Menschen mit multiresistenten Keimen zwingt uns, uns selbst und andere Bewohner zu schützen. Wer Nähe und Geborgenheit vermitteln will, wird das auch mit Handschuhen können.

Die ASE ist auch ohne den direkten Hautkontakt möglich, zum Beispiel über einem Hemd oder einer Decke. So kann sie auch in verschiedenen Situationen angeboten werden, ohne den Menschen zu entkleiden.

Jeder Pflegende muss immer individuell neu entscheiden, wie viel Nähe für beide Seiten angenehm ist.

5.6 Körperorientierung – den Körper in Bewegung und in Ruhe erleben

Wahrnehmung, *Bewegung* und *Kommunikation* sind die Elemente der Angebote in der Basalen Stimulation. Wenn die Bewegungsfähigkeit eines Menschen reduziert ist, ist eine Unterstützung und Förderung der Eigenbewegung sinnvoll. Es besteht auch die Möglichkeit, durch passive Bewegungsangebote die Wahrnehmung des eigenen Körpers in Bewegung zu fördern. Menschen, die zu keiner ausreichenden Eigenbewegung fähig sind, werden durch das Erleben ihres Körpers in Bewegung eine Verbesserung der Körperorientierung und damit Sicherheit erleben. Die Bedeutung von Bewegungsmangel für die Entstehung oder Zunahme von Schmerzen, macht auch die Notwendigkeit von Bewegungsangeboten für Palliativpatienten deutlich.

Die Ruhezeiten können mit einer, auf deutliche Spürinformation der eigenen Körpergrenzen bedachten, Lagerung oder Positionierung die Körperwahrnehmung fördern.

5.6.1 Wiegen der Extremitäten – Schwere und Leichtigkeit erleben

Nicht immer ist es eine große Bewegung, die Patienten mit einer Lähmung, Spastik, mit Krämpfen oder Ödemen, Fatigue oder schmerzhafter Bewegungseinschränkung gut tut. Auch eine kleine, passive und langsame Bewegung, wie sie beim Wiegen von Extremitäten angeboten wird, ist ein vestibuläres Wahrnehmungserlebnis, welches Leben spürbar macht. Dabei liegt eine Extremität in einem Tuch wie in einer Hängematte, wird leicht angehoben und in *kleinen* Schwingungen bewegt (→ Abb. 3.6, Abb. 3.8). Je reduzierter die Eigenaktivität des Patienten ist, desto kleiner sollen die Schwingbewegungen sein. Eine aufmerksame Beobachtung des Patienten gibt Aufschluss über die angenehme Bewegungsgröße.

Durch dieses Angebot verändert sich die Wahrnehmung der behandelten Extremität. Die Aufmerksamkeit für Arm oder Bein nimmt zu und damit auch das bewusste Erleben. Auf eine Spastik kann das entspannend wirken, gelähmte Extremitäten können, durch die Fortleitung der Wahrnehmung, Bewegung erleben.

Menschen, die an Ödemen an Armen oder Beinen leiden, beschreiben oft eine erlebte Leichtigkeit und ein weniger schweres Aufliegen der Extremität nach dem Angebot (→ Kap. 3.2.4). Bei einer Einflussstauung sind die Beine wegen des massiven Ödems sehr schwer, das reduziert die Zeitdauer des Wiegens, aber Patienten, die auch nur für wenige Sekunden diese „Leichtigkeit" und die wenige Bewegung spüren, beschreiben es als angenehm und erleichternd.

5.6.2 Bewegungsanbahnung – kleine Bewegungen als vestibuläres Angebot

Eine Bewegungsanbahnung ist immer notwendig, wenn Patienten *zu wenig Eigenaktivität fähig* sind, oder wenn sie, aus welchen Gründen auch immer, *Angst* vor Bewegung haben. Die Förderung der Körperwahrnehmung ist durch *Ausstreichungen*, durch *Vibration* und durch die *Anbahnung der eigenen Bewegung* möglich.

Die aktive und passive Bewegung der *großen Gelenke* wird von immobilen Patienten oft mit Schmerzäußerungen beantwortet und hat dann auch Angst und Abwehr zur Folge. Ein gezieltes Bewegen der *kleinen Gelenke*, unter der aufmerksamen Beobachtung von Anzeichen von Schmerzen oder Angst, kann eine sinnvolle Bewegungseinleitung darstellen.

Dieses vestibuläre Angebot beginnt sinnvollerweise nach einer deutlichen *Ausstreichung der Extremität* mit dem *Bewegen der kleinsten peripheren Gelenke* und arbeitet sich vorsichtig zu den großen Gelenken vor. Ein besonderes Augenmerk kann auf der vorsichtigen *Mobilisierung der Mittelfußknochen und Mittelhandknochen* liegen. Diese Gelenke in Bewegung zu erleben, ist besonders für Menschen mit einer Muskelatrophie (z. B. ALS) sehr angenehm.

5.6.3 Angelehntes Wiegen

Menschen mit unzureichender Sitzstabilität können sich bei diesem Angebot sicher in einer vertikalen Position in Bewegung erleben. Der Patient kann mit Hilfe im Bett oder an der Bettkante aufgesetzt werden, und sich an die hinter ihm sitzende Pflegeperson anlehnen. Eine wiegende Bewegung kann dem Atemrhythmus des Patienten folgen und so einen Austausch auf einer nicht sprachlichen Ebene ermöglichen. Die deutliche Nähe, das Spüren eines anderen Menschen und das Wiegen, können einen beruhigenden Charakter haben, da vieles an das tröstende Wiegen im Kleinkindalter erinnert.

Es ist zu bedenken, dass dieses Anlehnen für beide Seiten sehr viel Nähe bedeutet. Diese Nähe muss respektvoll sein und von der Pflegperson und vom Patienten gewünscht sein. Es ist auch ein gutes Angebot für Zugehörige, da viel Zuwendung und Intimität entstehen kann. Das angelehnte Wiegen wird auch als „Kangarooing " für Erwachsene bezeichnet.

Kangarooing oder Kangaroo care = Begriff in der Neonatologie, 1979 in Kolumbien aus Mangel an Inkubatoren entwickelte Methode, bei der das Baby auf die Haut von Mutter oder Vater gelegt wird. Die Nähe, Körperwärme und die gemeinsame Bewegung sorgen dafür, dass sich die Atmung des Neugeborenen normalisiert und viele andere vitale Funktionen positiv beeinflusst werden. Bei schwerkranken und sterbenden Menschen kann diese Methode eine ebenso beruhigende Wirkung entfalten. (Pankraz 2010)

5.6.4 Körperorientierende Lagerung

„Das Liegen muss geändert werden!" Zitat einer Patientin.

Lagerung, umlagern, positionieren, Positionswechsel, – viele Begriffe, die das Gleiche meinen, aber oftmals eine unterschiedliche Haltung beinhalten. Das Zitat der Patientin drückt ein Bedürfnis aus, das sowohl einfach klingt, als auch Raum lässt für eine kreative Interaktion.

Nachfolgend wird das Wort „Lagerung" verwendet und zwar bewusst in einer individuellen, ressourcen- und bedürfnisorientierten Haltung.

Das eigene Leben spüren, sich orientieren und den eigenen Körper wahrnehmen zu können, braucht Körperorientierung. Die Habituation durch gleichbleibende Position auf einer weichen Unterlage, führt zu ei-

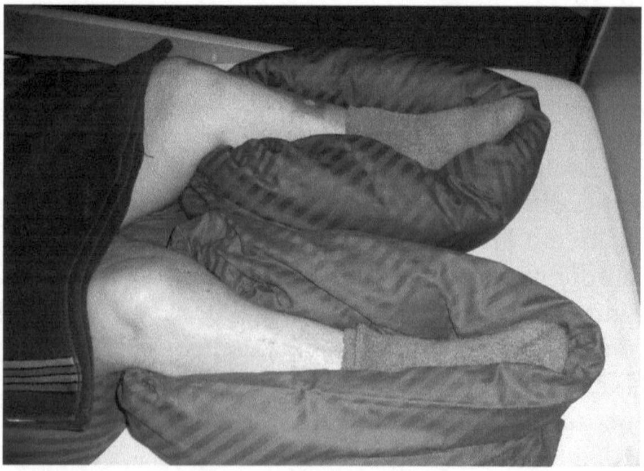

Abb. 5.11: Körperumgrenzende Lagerung der Beine in nach innen geschlagenen Kissen

nem Mangel an Körpergefühl und kann Angst, Unruhe, Verwirrtheit und Orientierungsverlust verursachen. Wechseldruckmatratzen führen, durch die dauerhafte Vibration des Motors, zu einer vibratorischen Überstimulation mit gleichzeitigem Verlust der Körperorientierung.

Körperorientierende Lagerung bedeutet, dass der Patient möglichst am ganzen Körper eine deutliche Spürinformation hat, um seine Körpergrenzen wahrnehmen zu können und sich nicht in der Umgebung der weichen Unterlage zu verlieren. Das kann spürbar werden, wenn der Mensch seinen Körper wie in einem Rahmen spürt. Dabei darf diese Lagerung auch nicht einengend sein, um autonome Impulse zur Bewegung nicht zu unterdrücken.

Die Habituation (→ Kap. 2.5.1) beginnt an den Füßen. So ist es notwendig, das Ende des Körpers, die Fußsohlen gut wahrnehmen zu können. Hier soll auch ein Widerstand spürbar sein, der den Füßen ihre eigentliche Aufgabe und das Wechselspiel von Belastung und Entlastung verdeutlicht. Ein nach innen eingeschlagenes Kissen („Schiffchen") gibt einen Rahmen, unterstützt die Kniebeugung in einer physiologischen Position und gibt dem Fuß einen bewegungsfreudigen, flexiblen Abschluss.

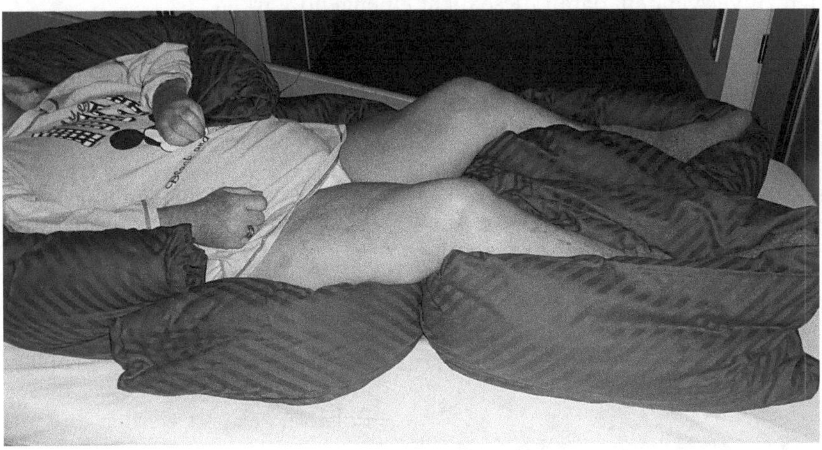

Abb. 5.12: Körperumgrenzende Lagerung mit Rollen und Kissen

In Verbindung mit einer *Lagerungsrolle* die den *Oberkörper einrahmt* und unter den Oberschenkeln endet („Nestlagerung") kann der Patient seine Körpergrenzen wahrnehmen.

Das Zudecken kann *modellierend* erfolgen, um alle Körperareale bewusst zu spüren. Palliativpatienten erleben, bei einer Sicherheit vermit-

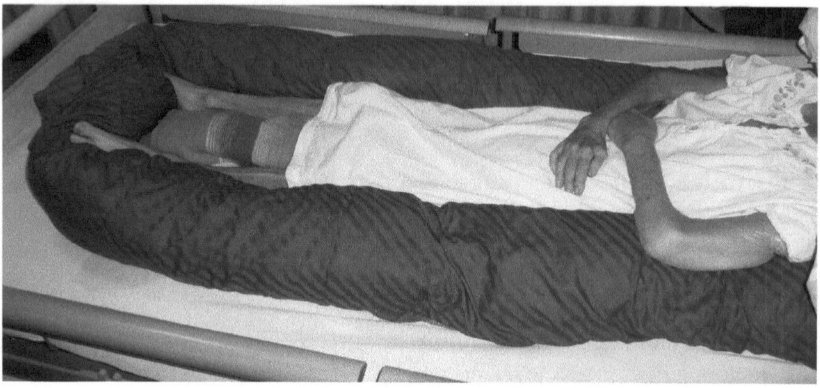

Abb. 5.13: Körperumgrenzende Lagerung – Rückenlage

telnden Nestlagerung, neben einer beruhigenden und körperorientierenden Wirkung zusätzlich eine erleichterte Atmung durch eine Unterstützung der Atemhilfsmuskulatur. Dazu kann der Oberkörper zur Atemerleichterung erhöht positioniert werden. Es ist sinnvoll, dünnere Lagerungsrollen zu verwenden, damit diese nicht einengend wirken.

Eine umgrenzende Lagerung, die die Körpergrenzen erfahrbar macht, vermittelt mit je einer Rolle auf beiden Körperseiten Sicherheit. Sie beginnen an den Schultern und umschließen die Füße, damit das Körperende gut spürbar wird.

In einer Seitenlagerung dient die Rolle am Rücken gleichzeitig als Stütze. Die vordere Rolle stützt die Arme. Viele Patienten halten diese auch gerne fest. Die Beine können ebenfalls bequem und modellierend mit diesen Polstern gelagert werden.

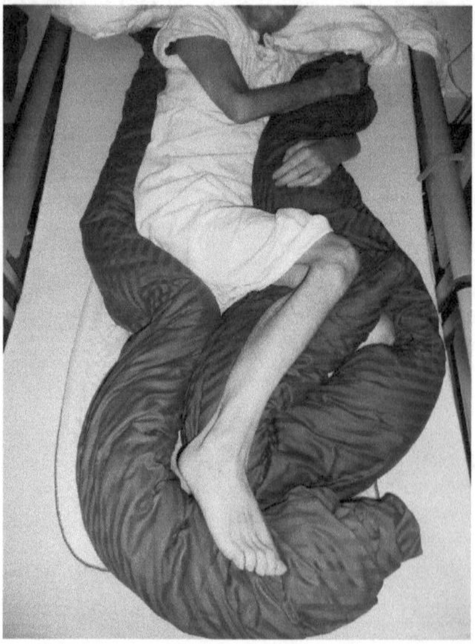

Abb. 5.14: Körperumgrenzende Lagerung – Seitenlage

5.7 Kopf halten und bewegen oder wiegen

Der Kopf ist ein sehr persönlicher Bereich des Menschen und es fällt schwer, ihn loszulassen oder in fremde Hände zu legen. Wenn dies aber gelingt, kann es entspannend sein. Das Gefühl gehalten zu werden, kann ein Loslassen, ein sich fallen lassen bewirken. Das Angebot ist bei folgenden Menschen sinnvoll:

- die an Kopfschmerzen leiden,
- mit Nackensteifigkeit,
- die an Übelkeit und Erbrechen leiden,
- mit Drehschwindel,
- mit Angst, Unruhe und Verwirrtheit.

Bei der Durchführung werden die Hände geschlossen und wie eine großflächige Schale unter den Kopf des Patienten gelegt. Dieser wird nicht angehoben, sondern ruht in den Händen der Pflegeperson. Allein durch die Wärme der Hände kann es schon zu einer Entspannung der Nackenmuskulatur kommen. Sie kann mit ihren Händen spüren und an der Mimik des Patienten beobachten, ob und in wie weit sich der Patient entspannt.

Mit sehr kleinen, langsamen seitlichen Drehbewegungen kann das Gleichgewichtsorgan im Innenohr eine Bewegungsanbahnung erleben.

5.8 Vibratorische Angebote

Die vibratorischen Angebote vermitteln Stabilität und Körperorientierung. Sie wirken anregend, stimulierend und können die Aufmerksamkeit steigern. Palliative Angebote im vibratorischen Wahrnehmungsbereich sind in verschiedenen Bereichen sinnvoll, z. B. zur:

- Mobilisationsvorbereitung,
- Wahrnehmung des eigenen Atemrhythmus,
- Entspannung bei Veränderungen des Muskeltonus wie bei Spastik, Muskelkrampf, Lähmung,
- Strukturierung von Aktivitätszeiten,
- Verbesserung der Körperwahrnehmung.

Angebote der Wahrnehmungsförderung sind auch isolierte vibratorische Angebote, z. B.:

- die *Stimme* des Patienten: reden, singen, brummen, summen, vokalisieren,
- die *Stimme* von Zugehörigen, Pflegepersonen oder Therapeuten,
- Musik- und Percussioninstrumente, Klangschalen, Gong, etc.,

- *manuelle Vibration* durch Pflegepersonen oder Therapeuten,
- eigene, vertraute Geräte wie Rasierer, elektrische Zahnbürste, Massagevibrationsgeräte,
- medizinische Vibrationsgeräte.

Vibratorische Angebote können in unterschiedlicher Weise in die Pflege integriert werden:

- vor der Mobilisation kann *manuelle Vibration* an den Fersen beginnen und aufsteigend gelenknah an den Knochen die Bewusstheit für die untere Extremität verbessern,
- bei der Mobilisation an die Bettkante kann der Patient beim *angelehnten Wiegen* den stimulierenden Effekt von Vibration durch die eigene Stimme erleben, indem die Pflegende, oder er selbst singt, brummt, summt, redet oder erzählt,
- beim Sitzen an der Bettkante oder auf einem Stuhl kann der Patient angeleitet werden, durch Stampfen und Auftreten aktive eigene Vibration zu spüren,
- die Vibration mittels Vibrax® Gerät kann indirekt durch Auflegen über die Matratze fortgeleitet werden und so einen stimulierenden und anregenden Effekt haben,
- mit Bett oder Stuhl auf unterschiedlichen Bodenbeschaffenheiten gefahren zu werden, ist auch ein Vibrationsangebot. Durch die gleichzeitige vestibuläre und visuelle Stimulation können jedoch auch Schwindelgefühle und Übelkeit verursacht werden.

Relative *Kontraindikationen* im palliativen Kontext sind möglich und die vibratorische Wahrnehmungsförderung ist in manchen Fällen zu überdenken, z. B. bei:

- Neigung zu zerebralen Krampfanfällen. Durch die anregende Wirkung und die Aktivierung ist es möglich, Krampfanfälle auszulösen.
- Spastiken. Sie können gelöst, aber auch ausgelöst werden.
- Thrombosen. Sie können mobilisiert werden und eine Embolie verursachen.
- Knochenmetastasen. Es kann zu Spontanfrakturen kommen.

6 Zusammenfassung und Überblick – Angebote der Basalen Stimulation

Die zentralen Ziele zeigen, welche Priorität der Mensch im Hier und Jetzt hat und dienen als Leitlinie für verschiedene Angebote der Basalen Stimulation. Angebote zur Körperwahrnehmung haben Vorrang vor der Förderung der Umweltwahrnehmung. Mit einem angemessenen und individuellen Kommunikationsaufbau, der Orientierung an der biographischen Lebenserfahrung und der individuellen Normalität können mit dem Rhythmus von Aktivitäten und Ruhezeiten im bevorzugten Wahrnehmungskanal Angebote gemacht werden.

Die folgende Übersicht stellt eine ideengebende, stichwortartige Zusammenfassung dar. Mit dem Ziel der orientierenden Wahrnehmungsförderung und dem Respekt vor der Individualität des Menschen können weitere kreative Angebote entwickelt werden.

Somatische Angebote:

- professionelle Berührung, Initialberührung, Ausstreichungen, geführte Eigenberührung, Atemstimulierende Einreibung
- Körpererfahrung durch: Hände, Lotion, Körperöl, Massagehandschuhe, Kissen, Decken, Handtücher, Waschlappen, Temperaturwechsel
- Ganzkörperwaschungen und Teilwaschungen: beruhigend, belebend, symmetrisch, neurophysiologisch, diametral, als Lemniskate.

Vestibuläre Angebote:

- zum Dialogaufbau, im Atemrhythmus, zur Förderung von Wachheit, Aufmerksamkeit, Ruhe – Beruhigung
- beim Umlagern, Bewegungsanbahnung, schiefe Ebene
- angelehntes Wiegen (Wiegen in Seitenlage) und einzelne Extremitäten wiegen
- Positionierungen: aktivierend, umgrenzend (Nest), mit verschiedenen Materialien, situativ im Kontext
- Umpositionierung: rhythmisch, im Atemrhythmus, mit Begrenzungen (Kissen), im Bettlaken.

Vibratorische Angebote:

- Mobilisierungsvorbereitung, Atemförderung, (Körper-) Wahrnehmungsförderung, manuelle Vibration, eigene Geräte (Rasierer), singen, summen, etc.

Taktil-haptische Angebote:

- geführte, begleitende Bewegung und Eigenberührung, Tastpfade, Körpererfahrungen, Pflegeintegrative Angebote.

Orale Angebote:

- Mund, Lippen taktil erfahren, Nahrungsaufnahme, Mundpflege, unterschiedliche Konsistenzen, Temperatur.

Gustatorische Angebote:

- Nahrungsaufnahme, Mundpflege, unterschiedliche Geschmacksangebote, Vorlieben und Abneigungen.

Olfaktorische Angebote:

- Vorlieben und Abneigungen, an gute Erinnerungen anknüpfen, natürliche Düfte.

Auditive Angebote:

- Geräuschreduzierung, bekannte Stimmen/Geräusche, Musik hören oder aktiv machen.

Visuelle Angebote:

- Umfeldgestaltung (Farben/Formen, Bilder/Objekte), Kleidung/Schminke, Orientierung (Kalender/Uhr).

Literatur

Albrecht, E., Orth, Ch., Schmidt, H. (1995): Hospizpraxis. Herder, Freiburg
Auden, W. (2008): Liebesgedichte. Inselverlag, Frankfurt
Aulbert, E., Klaschik, E., Radbruch, L. (2007): Lehrbuch der Palliativmedizin. 2.Auflage, Schattauer

Bausewein, C., Roller, S., Voltz, R. (2010): Leitfaden Palliative Care. Elsevier GmbH, Urban & Fischer, München
Beauchamp, T. L. (1994): Childress J.F. Principles of Biomedical Ethics, Oxford University Press, Oxford
Bienstein, Ch., Fröhlich, A. (2003): Basale Stimulation in der Pflege. Die Grundlagen. Kallmeyer'sche Verlagsbuchhandlung Seelze-Velber
Bienstein, Ch., Fröhlich, A. (2000): Bewusstlos. Eine Herausforderung für Angehörige, Pflegende und Ärzte. Verlag selbstbestimmtes Leben, Düsseldorf
Buchholz, Th., Schürenberg, A. (2009): Lebensbegleitung alter Menschen. Hans Huber, Bern 2003 und 2009
Bundesärztekammer, Deutsche Gesellschaft für Palliativmedizin e. V., Deutscher Hospiz- und PalliativVerband e. V. (Hrsg.) (2010): Charta zur Betreuung schwerstkranker und sterbender Menschen in Deutschland. In: www.dgpalliativmedizin.de/images/stories/Charta-08-09-2010%20Erste%20Auflage.pdf, 27.5.16
Bundesgesetzblatt (2015): Gesetz zur Verbesserung der Hospiz- und Palliativversorgung in Deutschland, Teil 1, Nr. 48. In: www.bgbl.de/xaver/bgbl/start.xav?startbk=Bundesanzeiger_BGBl&jumpTo=bgbl115s2114.pdf#__bgbl__%2F%2F*%5B%40attr_id%3D%27bgbl115s2114.pdf%27%5D__1461577190155, 25.04.2016

Christophorus Hospiz Verein e.V. (2020): Für ein würdevolles Leben bis zuletzt. https://www.chv.org/fileadmin/chv/downloads/CHV_imagebrosch2020_Download.pdf, 09.04.2024
Christophorus Hospiz Verein e.V. https://www.chv.org/fileadmin/chv/downloads/CHV_Flyer_Ambulant2020_Downlaod.pdf, 09.04.2024

Dasch, B., Blum, K., Bausewein, C. (2015): Sterbeorte: Veränderung im Verlauf eines Jahrzehnts. In: Deutsches Ärzteblatt, Jg. 112, 7, 29–30
Deutsche Gesellschaft für Palliativmedizin (DGP)(2015): Mitgliederzahlen und -verteilung laut Mitgliederversammlung der DGP im September 2015. In: www.dgpalliativmedizin.de, 15.6.16
Deutsche Gesellschaft für Palliativmedizin (2012): Pflegeleitbild der Sektion Pflege in der Deutschen Gesellschaft für Palliativmedizin. In: https://www.dgpalliativmedizin.de/images/RZ_120905_Folder_SektionPflege_vec.pdf, 09.04.2024
Deutsches Ärzteblatt 2011 Jg. 108 Heft 7

Ellershaw, J., Wilkinson, S. (2011): Care of the Dying. A Pathway to Excellence. Oxford University Press

Fröhlich, A. (2013): Somatischer Dialog. Ergänzende Gedanken zum „Somatischen Dialog“ Andreas Fröhlich 2012. In: www.andreas-fröhlich.eu/samatischer-dialog/, 15.6.16

Fröhlich, A. (1999): Basale Stimulation – Das Konzept. Verlag Selbstbestimmtes Leben, Düsseldorf

Fröhlich, A. (1996): Wahrnehmungsstörungen und Wahrnehmungsförderung. Universitätsverlag C. Winter, Heidelberg

Glaus, A. (2008): Fatigue bei Krebspatienten, in: Die Internistische Welt. Onkologie Heft 3/2008, Schattauer

Goldenberg, G. (2006). Apraxie. In: Karnath H., Hartje, W., Ziegler, W. (Hrsg.) (2006): Kognitive Neurologie. Georg Thieme, Stuttgart. S. 34–45

Grossmann-Schnyder, M. (2000): Berühren. Hippokrates, Stuttgart

Husebø, S., Klaschik, E. (2009): Palliativmedizin. Springer, Heidelberg

Juchli, L. (1994): Pflege. Praxis und Theorie der Gesundheits- und Krankenpflege. Georg Thieme, Stuttgart

Kern, M., Dörschug, D. (2009): Wundversorgung von Dekubitalulzera bei Palliativpatienten im Spannungsfeld von palliativem und kurativem Handlungsansatz, in: Zeitschrift für Palliativmedizin, 1/2009, Beilage. Georg Thieme, Stuttgart

Kern, M. (2006): Palliativpflege. Richtlinien und Pflegestandards. Pallia Med Verlag, Bonn

Kern, M., Müller, M., Aurnhammer, K. (2009): Basiscurriculum Palliative Care. Pallia Med Verlag, Bonn

Klaschik, E. (2008): Palliativmedizin Praxis. Leitfaden für die palliativmedizinische Alltagsarbeit. Pallia Med Verlag, Bonn

Knipping, C. (2007): Lehrbuch Palliative Care. Hans Huber, Bern

Kolb, B., Whishaw, I. (1996): Neuropsychologie Spektrum Akademischer Verlag, Heidelberg

Küpper-Popp K., Lamp, I. (2010): Rituale und Symbole in der Hospizarbeit. Gütersloher Verlagshaus

Leitlinienprogramm Onkologie (Deutsche Krebsgesellschaft, Deutsche Krebshilfe, AWMF) (Hrsg.) (2020): Palliativmedizin für Patienten mit einer nicht heilbaren Krebserkrankung, Langversion. In: https://www.leitlinienprogramm-onkologie.de/fileadmin/user_upload/Downloads/Leitlinien/Palliativmedizin/Version_2/LL_Palliativmedizin_2.1_Langversion.pdf, 23.12.2023

Löser, A. (2004): Pflegekonzepte nach Monika Krohwinkel. Schlütersche, Hannover

Maier, W. (2011): „Unser Bild von der Demenz sollte nicht ausschließlich negativ sein“, in: Der Tagesspiegel 09.06.2011.

McGoldrick, M. (2016): Genogramme in der Familienberatung. Hans Huber, Bern

Mick, J., Hughes, M., Cohen, M.Z. (2004): Using the BETTER Model to assess Sexuality. Clinical Journal of Oncology Nursing, Vol.8, No. 1, 84–86

Montagu, A. (2000): Körperkontakt. Klett-Cotta, Stuttgart

Müller, M. (2006): Dem Sterben Leben geben. Gütersloher Verlagshaus

Müller, M. (2007): Total Pain, in: Knipping, C., Lehrbuch Palliative Care. Hans Huber, Bern

Neander, K.D., Meyer, G., Friesacher, H. (1993): Handbuch der Intensivpflege, Kap IV-2.3. ecomed Verlagsgesellschaft, Landsberg am Lech

Offit, A. (1991): Das sexuelle Ich. Klett-Cotta, Stuttgart

Pankraz, P. (2010): Kangarooing bei terminaler Unruhe. Zeitschrift für Palliativmedizin 2010, Jg. 11 Beilage, Georg Thieme, Stuttgart

Pickenhain, L. (2000): Basale Stimulation. Neurowissenschaftliche Grundlagen. Verlag selbstbestimmtes Leben, Köln

Rest, F. (2006): Sterbebeistand Sterbebegleitung Sterbegeleit. Kohlhammer, Stuttgart

Saunders, C. (2006): Cicely Saunders. Selected Writings 1958–2004. Oxford University Press, Oxford

Saunders, C., Clark, D. (2005): Cicely Saunders: Founder of the Hospice Movement: Selected Letters 1959-1999. Oxford University Press, Oxford

Saunders, C., Baines, M. (1991): Leben mit dem Sterben. Hans Huber, Bern

Schulz von Thun, F. (1997): Miteinander reden. Rowohlt, Hamburg

Stähli, A. (2004): Umgang mit Emotionen in der Palliativpflege. Kohlhammer, Stuttgart

Student, J.-C. (Hrsg.)(1999): Das Hospiz-Buch. Lambertus, Freiburg

Student, J. C., Mühlum, A., Student, U. (2004): Soziale Arbeit in Hospiz und Palliative Care. Ernst Reinhardt, München

Student, J.-C., Napiwotzky, A. (2007): Palliative Care wahrnehmen – verstehen – schützen. Georg Thieme, Stuttgart

Student, J.-C., Napiwotzky, A. (2007): Was braucht der Mensch am Lebensende? Verlag Kreuz, Stuttgart

Surges, S. M., Brunsch, H., Jaspers, B., Radbruch, L. (2023): Palliative Sedierung: Was empfiehlt die Europäische Gesellschaft für Palliative Care (EAPC)? In: Zeitschrift für Palliativmedizin 2023; 24

Theißing, K. (2011): Pflege und Schmerztherapie. Gesundheitsforum der Süddeutschen Zeitung, 15. Mai 2011

Urbas, L. (1996): Pflege eines Menschen mit Hemiplegie nach dem Bobath-Konzept. Georg Thieme, Stuttgart

Worden, J. W. (2007): Beratung und Therapie in Trauerfällen. Hans Huber, Bern

Zeyen, B., Biedermann, M. (2007): Jahreskongress der Onkologiepflege Schweiz am 29.03.2007 Brust- und Tumorzentrum der Universitäts-Frauenklinik Inselspital Bern

Zettel (2003): Forum Deutsche Krebsgesellschaft e.V. 3/03

Sachregister